简明骨科学

JIANMING GUKEXUE

主 编 乔晓峰 李宏维 贺海怿 张 弢 赵治伟

副主编 纪 翔 关景涛 柴巍巍 史相钦 张荣平

代朋乙 姚俊娜 张 维

编 委（按姓氏笔画排序）

史相钦 河南省洛阳正骨医院（河南省骨科医院）

代朋乙 河南省洛阳正骨医院（河南省骨科医院）

乔晓峰 佳木斯大学附属第一医院

关景涛 佳木斯大学附属第二医院

纪 翔 青岛市城阳区人民医院

李宏维 兰州大学第二医院

张 弢 河北医科大学第三医院

张 维 长春中医药大学附属医院

张荣平 山西省晋城大医院

赵治伟 河南省洛阳正骨医院（河南省骨科医院）

姚俊娜 河南省洛阳正骨医院（河南省骨科医院）

贺海怿 三门峡市中心医院

柴巍巍 河南省洛阳正骨医院（河南省骨科医院）

U0312082

西安交通大学出版社
XI'AN JIAOTONG UNIVERSITY PRESS

图书在版编目(CIP)数据

简明骨科学 / 乔晓峰等主编. —西安:西安交通大学
出版社,2018.6
　ISBN 978 - 7 - 5693 - 0717 - 7

　Ⅰ. ①简… Ⅱ. ①乔… Ⅲ. ①骨科学 Ⅳ. ①R68

中国版本图书馆 CIP 数据核字(2018)第 142106 号

书　　　名	简明骨科学
主　　　编	乔晓峰　李红维　贺海怿　张　弢　赵治伟
责任编辑	杨　花

出版发行	西安交通大学出版社
	(西安市兴庆南路 10 号　邮政编码 710049)
网　　　址	http://www.xjtupress.com
电　　　话	(029)82668357　82667874(发行中心)
	(029)82668315(总编办)
传　　　真	(029)82668280
印　　　刷	西安日报社印务中心

开　　　本	787mm×1092mm　1/16　　印张 13.625　　字数 329 千字
版次印次	2018 年 10 月第 1 版　2018 年 10 月第 1 次印刷
书　　　号	ISBN 978 - 7 - 5693 - 0717 - 7
定　　　价	89.00 元

读者购书、书店添货、如发现印装质量问题,请与本社发行中心联系、调换。
订购热线:(029)82665248　(029)82665249
投稿热线:(029)82668803　(029)82668804
读者信箱:med_xjup@163.com
版权所有　侵权必究

前　言

随着现代科技、基础医学、临床医学的发展，骨科学领域的新理论层出不穷。骨外科很多手术方法和技术发生了重大变化，传统术式持续得到改良，更不断涌现出新的术式，如微创手术和关节镜技术正快速发展和普及。

本书重点讲述了骨科常规检查、骨科创伤及骨科常见疾病等内容，阐述了各类骨科常见病、多发病的发病机制、临床特点、诊断依据、鉴别诊断及治疗手段。此外，依据临床实践经验对诊疗过程中可能出现的问题加以强调，资料新颖，图文并茂，简明扼要，科学实用，可供骨外科医生与相关学科临床医医务人员参考使用。

本书在编写过程中，虽力求做到写作方式和文笔风格的一致，但由于编者较多，再加上时间和篇幅有限，疏漏和错误之处在所难免，期望广大读者见谅，并予以批评指正。

编　者
2018 年 2 月

目 录

第一章 骨科检查概述

第一节 检查原则

骨科检查主要包括问诊、望诊、触诊、叩诊、动诊、量诊,其中,动诊和量诊可为骨科疾病提供重要的诊断依据。

一、全身情况

人体为一个有机的整体,各个部位相互牵涉、感应及反射,不能只注意局部情况而忽略了全身检查。尤其是外伤或病危的重症患者,除了全身可见的大血管出血外,休克及颅脑、胸腔及腹部脏器的损伤更需要紧急诊治。在对局部血管出血做简易处理后,应注意患者生命指征和非骨科并发疾病的诊断,并及时施行全身抢救。

二、充分暴露

体检室应光线充足,被检查者应充分暴露身体躯干及肢体,检查女性患者时,要有其家属或女性工作人员伴随。

三、检查顺序

检查下肢疾病,应先让患者行走,观察患者的姿势和步态,然后按照望、触、动、量的顺序进行检查。应根据患者主诉先检查健侧,后检查患侧;先查患部远端,再查患部局部。

四、多体位检查

多体位检查应包括站立位、行走、坐位、仰卧及俯卧位等各种姿势的检查。

五、双侧对比

人体具有双侧对称性,在检查患侧时应注意与健侧比较,细致观察两者的长度、粗细、活动范围及异常改变等外形。

六、自动和被动活动

应先了解患部的自动活动幅度、力量、范围及疼痛点,然后再检查患部被动活动范围、压痛点、感觉及生理病理反射等情况。

七、手法轻柔

开始检查时动作应轻柔、缓慢,手法应由轻至重,逐渐加大检查按压力度。在冬季,检查者的双手应先温暖,以免冰冷的手刺激患者,引起身体肌肉痉挛。

八、辅助检查

注意不能仅仅依靠物理检查确诊,至少应慎重地进行 X 线平片检查,排除各种难以发现的骨折、骨骼疾病以及关节脱位时并发的关节内骨折等。

第二节　问、望、触、叩、动和量诊

一、问诊

问诊是了解患者发病或受伤过程的重要手段。内容应包括发病的急缓,时间长短;外伤时的高度,先着地的部位,所受暴力的方向;疼痛部位、性质;有无昏迷或呕吐;采用过的治疗方法和药物等。同时要详细询问既往史、家族史及地方病史。如骨关节病变或畸形,要询问其家庭成员和亲属有无类似病变和畸形,其居住地有无地方病,如大骨节病、氟骨症、布氏杆菌感染及包囊虫病等。长期服用激素、吲哚美辛等可能出现骨质疏松,甚至股骨头缺血性坏死。

二、望诊

望诊即对患者进行全身及局部的视测观察。

(一)全身望诊

观察患者的全身营养、发育、神志、神色、体形和体态,局部情况包括皮肤色泽、出汗程度、毛发分布、静脉怒张、躯干及肢体的曲线,轴心的动静态观察包括站立、行走、步态、跑跳、下蹲、坐卧等。

(二)局部望诊

从以下各方面进行目测。

1. 皮肤

观察皮肤的色泽,局部毛发分布,皮肤纹理,色素沉着,瘢痕,溃疡,窦道,创面及创面肉芽组织,分泌物性质,周围组织情况,有无血管怒张以及肢体肿胀、肿块、姿势、畸形与步态等。

2. 畸形

常为骨科的特有体征,如成角、缩短、旋转、凹陷、凸出等多为骨折所致畸形;关节脱位则可出现方肩、下肢外展和内收畸形;上肢可出现肘内翻、肘外翻、垂腕、爪形手、锤状手等畸形;腰椎可出现前突、后突、脊柱侧凸等畸形;下肢有膝外翻、膝内翻、扁平足、马蹄足及内外翻足等畸形。

3. 肿胀

肿胀应观察局部有无红肿、发热,肿胀程度、区域及与周围组织的关系。

4.肿块

应注意肿块的部位、大小、质地、边界、范围及数目等。

5.肌萎缩

常见于骨折后神经损伤、小儿麻痹症和一些神经肌肉疾病。

三、触诊

触诊是对骨、关节、肌肉、肌腱、血管、韧带等触诊,以及压痛和肿块等的检查。

疼痛多为骨科疾患的主要表现,压痛最明显处常是疾病所在,确定压痛部位对诊断极为重要,应反复核实。四肢的骨与关节均能触及清楚,应使肌肉放松,然后做详细触诊,必要时应结合叩击肢体局部或肢体纵轴传导叩痛,若出现阳性体征,常提示有骨折或炎性病变的可能。

(一)压痛

从病变外周向中央区逐步触诊,应先轻后重,准确定位,确定范围及深浅。常见的压痛点有以下各点。

1.颈椎病或颈椎间盘突出症

在患部颈椎棘突偏患侧1.5cm处,产生向上肢放射的疼痛和麻木。

2.颈部肌肉扭伤

多见于落枕,患侧颈部沿斜方肌和菱形肌呈条索状压痛。

3.肩胛肋骨综合征

多位于肩胛骨内侧角的稍上方或稍内下方,并沿颈项上行放射至头枕部,或沿上臂放射至前臂、腕和手部。

4.肋软骨炎(Tietze综合征)

常位于胸骨旁第2~第4肋软骨,尤以第2胸肋关节软骨最多见。

5.冈上肌腱炎

在肩峰外下方的肱骨大结节,压痛点局限。

6.肱二头肌长头肌腱炎

在肩关节前外侧稍下方,相当于肱骨结节间沟处,呈条索状压痛。

7.肱二头肌短头肌腱炎

在肩关节前内侧、喙突的外下部有局限压痛点。

8.肱骨外上髁炎

在肱骨外上髁最高点,压痛点局限。

9.桡骨茎突狭窄性腱鞘炎

在桡骨茎突部,压痛点局限,可向手部及前臂部,甚至上臂部放射。

10.屈指肌腱狭窄性腱鞘炎

在患指掌指关节的掌侧。

11.棘上韧带炎

常局限于脊柱患部棘突或棘上韧带的某一点。

12.棘间韧带损伤

在上下两棘突之间,压痛局限。

13.腰椎间盘突出症

常在棘突间偏患侧 1.5cm 处有深压痛点,并向该侧下肢放射。

14.急性腰扭伤

压痛点广泛,即腰部软组织广泛压痛,尤以髂后上棘为甚。

15.肋间神经痛

沿肋间隙呈条索状压痛明显。

(二)肿块

应触其大小、边界、硬度及波动,表面是否光滑、深浅及与周围组织关系,有无浅表静脉怒张,还应注意周围及全身有无淋巴结肿大等。

(三)异常感觉

患者感觉异常、减退、消失或过敏,以及骨擦音、皮下气肿、成角及重叠等。

(四)动脉搏动

结合局部皮肤温度、色泽以及动脉搏动正常或消失,判断血管是否有损伤。

(五)畸形

应注意是先天性或后天性,瘢痕畸形应注意与深部组织有无粘连,手法复位后畸形是否消失。

四、叩诊

(一)直接叩诊法

主要用于脊柱棘突叩诊和检查各肌腱反射是否正常,是否为亢进、减弱或消失。

1.肱二头肌反射

患者肘部微屈,前臂稍内旋,检查者一拇指置于肘窝中部的肱二头肌腱上,一手用叩诊锤叩击该指,正常为肱二头肌收缩,前臂快速、轻微弹屈。

2.肱三头肌反射

患者肘部稍屈曲,检查者一手托住患者前臂及肘关节,一手用叩诊锤叩击尺骨鹰嘴上方 2cm 的肱三头肌腱。正常为肱三头肌收缩,前臂轻微弹伸。

3.桡骨膜反射

患者肘部半屈,前臂稍外旋,腕关节自然下垂,检查者用叩诊锤叩击桡骨茎突上方。正常为前臂旋前,肘关节轻微弹屈。

4.膝反射

患者卧或坐位,双髋、膝关节屈曲,一侧膝关节置对侧膝上自然下垂,叩击髌骨下方的髌韧带。正常为小腿轻度弹伸。

5.跟腱反射

患者仰卧、膝半屈、下肢外展外旋,检查者一手将患者足趾稍背伸,一手用叩诊锤叩击跟腱。正常为腓肠肌收缩,足向跖面轻度弹屈。

6.脊柱棘突叩击痛

用叩诊锤或拳头直接逐个叩击脊柱棘突,如果出现疼痛则多为脊椎结核、肿瘤、骨折或椎间盘突出等病变。

（二）间接叩诊法

对于骨折或骨病与单纯软组织损伤可运用间接叩诊法相鉴别。

1. 掌骨骨折

将患者掌指关节屈曲 90°，轻轻逐一纵向叩击掌骨头，如果出现掌骨疼痛为该掌骨骨折，如果无疼痛出现则为单纯软组织损伤。

2. 腕舟骨骨折或月骨缺血性坏死

让患者掌指关节屈曲 90°，且手向尺侧偏屈，轻轻纵向叩击第 3 掌骨头，将会在腕部近中线处出现疼痛。

3. 股骨近端骨折或髋关节病变

患者伸直膝关节，轻轻纵向叩击足跟（又称捶跟试验）或直接叩击大转子；也可让患者屈曲膝关节轻轻纵向叩击膝部，髋部有疼痛者多有骨折或关节病变。

4. 脊椎骨折或病变

患者端坐，检查者左手掌按在患者头顶上，右手握拳叩击左手，如果出现疼痛，则此处脊椎有骨折或病变。

五、动诊

动诊是指关节与肌肉的运动检查，有时应结合听诊来协助诊断，肢体活动过程中发出异常响声，若同时伴有症状，则有诊断意义。如膝关节伸屈活动时发出的弹跳响声或交锁，可能为半月板破裂；手指屈伸活动时常发出清脆响声，伴有疼痛，可能为腱鞘炎症。

（一）关节运动检查

可采用与健侧对比的方法，配合望、触、量诊，判断是否正常，且须首先注意主动活动与被动活动的关系。一般先检查主动活动，后检查被动活动，对比两者活动度相差的度数。

做主动活动时，注意各关节的运动方式及其活动范围随年龄、性别和体育锻炼情况的不同而有所不同。关节的活动可做屈曲伸展、内旋、外旋等方向的检查。

1. 正常关节

正常关节主动和被动活动均正常，截瘫、小儿麻痹后遗症、神经麻痹或肌腱断裂等时主动活动不能，被动活动正常。

2. 关节强直

主动和被动活动均受限。

3. 关节僵硬

主动和被动活动均部分障碍。

4. 肌腱粘连

主动活动范围小于被动活动范围。

5. 脑瘫性关节痉挛

清醒时主动和被动活动均障碍，熟睡时被动活动正常。

关节活动的另一类检查是躯干或纵轴的牵拉、挤压活动以及侧方牵拉或纵轴活动，观察有无疼痛及异常活动。被牵拉的组织主要是韧带、筋膜、肌肉肌腱及关节囊等；被挤压的组织则主要是骨与关节以及神经根等。根据骨与关节的解剖结构和生物力学来判断病变所在部位。

（二）肌肉收缩检查

包括静态和动态两种，静态检查时，关节不动但可摸到和看到肌肉的收缩。动态检查时，肌肉收缩作用于关节，使其活动。从关节的抗伸张、抗屈曲及步态等方面了解肌肉的收缩情况。

六、量诊

量诊是指使用简单的工具测量肢体的长度、周径与关节活动范围。

（一）肢体长度测量法

目的在于测量骨的缩短或增长的程度。需将两侧肢体置于对称位置，然后利用骨性标志，测量两侧肢体长度并予比较。测量方法有目测法、X线测量法，临床上最常用的是皮尺测量法。

1.躯干长度

脊柱中立位，自枕外隆凸至尾骨尖部。

2.上肢长度

自肩峰至桡骨茎突尖部或中指指尖，自棘突至桡骨茎突尖部。

3.上臂长度

自肩峰至肱骨外上髁，或自肱骨大结节至肱骨外上髁。

4.前臂长度

自肱骨外上髁至桡骨茎突，或自尺骨鹰嘴至尺骨茎突。

5.下肢长度

自髂前上棘经髌骨中线至内踝下缘，或自脐（或剑突）至内踝下缘。

6.大腿长度

自髂前上棘至髌骨上缘，或股骨大转子至膝关节外侧间隙。

7.小腿长度

自腓骨头顶点至外踝下缘，或膝关节内侧间隙至内踝下缘。

（二）肢体周径测量法

目的在于测定患肢的肌肉有无萎缩或肿胀。取两侧肢体相对应的同一水平面，用皮尺测量后对比，通常测量部位如下。

1.上臂

肩峰下 10cm 处。

2.前臂

尺骨鹰嘴下 10cm 处。

3.大腿

髌骨上缘上 10cm 处。

4.小腿

髌骨下缘下 10cm 处。

(三)关节活动范围测量法

先健侧后患侧,先主动活动后被动活动。

1.目测

嘱患者进行几个简单动作,如上肢上举做 360°的旋转动作,肘关节伸屈,屈肘前臂旋前、旋后,手部握拳、伸掌,下肢下蹲及弯腰后伸等。如能完成,则关节活动基本正常;如过程出现异常,则再个别详细检查。

2.量角器测量法

一般采用中立位 0°的记录方法,即以肢体关节中立位为 0°,测量其伸、屈、展、收角度。对于肩与髋关节,须将肩胛骨或骨盆固定后才能测得准确结果;对于手指,由于关节多,难以一一测量,一般采用总测法。

3.正常关节活动范围的测量

如下所述。

(1)肩节活动范围:中立位(0°)是上肢下垂,肘窝向前;外展 90°、内收 45°;前屈 135°、后伸 45°;内旋 135°、外旋 45°。

(2)肘关节活动范围:肘关节完全伸直为中立位,肘窝向前;无外展及内收活动,前屈 15°、后伸 5°。

(3)前臂活动范围:两上臂紧贴胸侧,屈肘 90°,两手各握一短筷,拇指向上为中立位,旋前 80°,旋后 100°。

(4)腕关节活动范围:手的第 3 掌骨与前臂纵轴成直线,无背伸和掌屈时为腕关节中立位;背伸 70°、掌屈 80°;桡偏 25°、尺偏 35°。

(5)手指各关节活动范围:手指各关节完全伸直、并拢为中立位;背伸 0°;屈曲:拇指掌指关节 45°,指间关节 90°,第 2~第 5 指掌指关节 90°,近侧指间关节 120°,远侧指间关节 60°~80°;拇指外展 80°~90°。

(6)脊柱活动范围:身体直立,头向前平视为脊柱中立位。颈椎正常活动范围是前屈 35°、后伸 35°,左侧屈 30°、右侧屈 30°;腰椎活动范围前屈 45°、后伸 20°,左侧屈 30°、右侧屈 30°。弯腰包括腰部屈曲和髋关节屈曲两个动作。

(7)髋关节活动范围:髋、膝关节伸直,髌骨向上为中立位。后伸 15°、屈曲 90°,屈膝时可屈髋 150°,内收 30°、外展 45°,内旋 40°、外旋 60°。

(8)膝关节活动范围:膝关节伸直为中立位,伸 10°、屈曲 135°。膝关节伸直时无内收、外展及旋转活动,屈膝时小腿内旋 45°、外旋 35°。

(9)踝关节活动范围:足的外缘与小腿垂直为中立位,背伸 25°、跖屈 45°,内收 30°、外展 35°。

(四)肌力测量法

目的是测量肌肉瘫痪程度。

1.测量方法

嘱患者主动收缩指定的肌肉或肌群,而放松其对抗肌,测其对抗引力和不同阻力的能力。

2.肌力分级

肌力共分 6 级。

0 级：肌肉完全无收缩。

1 级：肌肉稍有收缩，但关节无活动。

2 级：关节可在桌面上伸屈活动，但不能对抗地心引力。

3 级：可对抗地心引力，但不能对抗阻力。

4 级：可对抗一定阻力，但较正常肌力差。

5 级：可对抗阻力。

其中 0 级为完全瘫痪，5 级为正常。

第二章 全身检查

第一节 发育与营养

发育常通过年龄、智力和体格之间的关系来衡量,由智力、身高和体重来表示,这在脑性瘫痪患儿的诊治过程中十分常用。发育正常时年龄和体格是均衡的,身体各部长度有一定比例,正常人双上肢外展平伸时,两中指尖的距离与身高大致相等;坐高系指身体上部长度,即自头顶至耻骨联合间的距离,等于身高的 1/2;身体下部长度是指耻骨联合至足底间距离,也为身高的 1/2。

营养主要表现在体重、体态、毛发、肌肉、皮下脂肪、皮肤色泽与弹性。一般认为,身高(cm)－90 或 110,所得数值即为正常成人体重范围,如某人身高 176cm,其正常体重范围应为 66(176－110)～86(176－90)kg。恶性骨肿瘤中晚期、骨与关节结核或化脓性感染疾病中,常见到营养不良的瘦弱体型。

第二节 姿势与步态

姿势是指人体的举止状态,健康人躯干端正,肢体动作灵活,主要靠骨骼结构和肌肉的紧张来维持。当疲劳时则出现肩垂、背弯、蹒跚、无力之态;脊柱侧凸可出现躯干左右扭曲的姿势;肢体不等长往往也有脊柱侧凸以代偿,但行走时跛行尤为明显。

步态即人体行走时的姿态,可因人体各部位的不同病变而出现不同的异常步态。

1. 正常步态

一侧足跟着地至该侧足跟再次着地为一个步态周期,它包括触地负重(触地相)和离地跨步(跨步相)两个阶段。当一侧足着地,对侧足尚未离地时为双足触地相。常速正常行走时触地相占整个步态周期的 60%,跨步相占 35%,每一周期中有两次双足触地相,约占 20%。

2. 疼痛步态

患肢负重时疼痛,步态急促不稳,患肢触地相缩短,双足触地相延长。

3. 肢短步态

肢体短缩不超过 3cm 时,可借助骨盆倾斜代偿而不出现跛行;肢体短缩超过 3cm 时,出现骨盆、躯干向患侧倾斜、摆动,患侧较健侧步距小。

4. 剪刀步态

多见于脑性瘫痪患者,行走时肢体总是插至对侧肢体前方,前后交叉、交错移动,跨步相缩短,双足触地相延长。

5.摇摆步态

多见于先天性髋关节脱位或臀中肌瘫痪。臀中肌的功能是外展髋关节,稳定同侧骨盆,提升对侧骨盆。患侧触地相时对侧骨盆下沉,身体倾向健侧,跨步相时身体倾向患侧。行走时健侧骨盆上下起伏,躯干来回摆动。双侧髋关节脱位或臀中肌瘫痪时,躯干两侧摇摆,又称为鸭步。

6.扶臀挺腰步态

多见于臀大肌瘫痪。患者以手撑住患侧臀部,躯干后仰,挺腰鼓腹行走,身体重心移至髋关节后方,借助髋部前方肌肉与髂股韧带的紧张来保持平衡。

7.压腿步态

多见于股四头肌瘫痪伴有轻度膝关节屈曲畸形。行走时为了患肢伸直负重,患者只能以手掌按压患膝上方才能行走。

8.跨阈步态

多见于腓总神经麻痹。踝关节背伸肌瘫痪呈足下垂,行走时必须高抬下肢才能跨步,以避免足尖触地而跌倒。

9.跟行步态

多见于胫神经麻痹。足不能跖屈而呈背伸和外翻位,表现为勾状足畸形,仅足跟负重,缺乏足弓的弹性。

10.强直步态

一侧髋关节伸直位强直时,患者需转动骨盆才能使患肢向前跨步。双髋关节强直时,除需转动骨盆外,尚需借助膝、踝关节的摆动才能跨出一小步。一侧膝关节伸直位强直时,健侧足跟踮起及患侧骨盆升高,患肢向外绕一弧形才能跨出一步。

11.外"八"字步态

多见于臀肌挛缩症。因臀筋膜及臀肌挛缩变短,髋关节内收受限,下肢外旋,行走时双下肢呈外旋、外展姿态。

第三节　皮肤感觉

主要检查皮肤浅感觉中的痛、触觉及深感觉中的位置觉,根据感觉障碍区域的分布,作为定位和病因诊断的依据之一。必要时再查温度觉与压觉,因为温度觉与痛觉传导途径基本相同,压觉与深感觉大致伴行。但感觉检查带有明显的主观性,要得到真实和客观的检查结果,应注意患者的文化程度、理解能力、诉说方法、思想状况和精神状态等。

一般自上而下,先从感觉正常区开始,逐渐移向过敏区和感觉消失区,两侧肢体同时进行对比检查,注意感觉改变的程度、范围和性质。检查结果应有文字记录和体表图示,以便继续观察比较。

一、感觉检查的内容和方法

(一)浅感觉

浅感觉包括触觉、痛觉和温度觉。

1.触觉

患者闭目,用棉絮轻触患者皮肤,根据皮肤感觉回答结果及接触部位。

2.痛觉

患者闭目,用针尖以均匀的力量轻刺患者的皮肤,嘱其根据皮肤感觉回答结果,对意识不清者或小儿可根据其对针刺的反应,如表情或肢体回缩等判断检查结果。

3.温度觉

用两支试管,一支盛 1～5℃冷水,一支盛 40～50℃热水,分别接触患者皮肤,嘱其回答冷热感。

(二)深感觉(本体觉)

1.位置觉

患者闭目,被动屈伸患者手指、足趾或整个肢体,询问其所处位置。

2.震动觉

用震动的音叉柄放在骨突起部位,检查有无震动感及持续时间。正常老年人下肢的震动觉可减退或消失,是生理现象。

(三)皮层感觉(综合感觉)

1.定位觉

患者闭目,检查者用笔杆轻触患者皮肤,让患者用手指出接触部位。

2.两点分辨觉

用圆规的两个尖端轻刺患者皮肤,如患者能分辨是两个接触点,再缩小圆规两点的距离试之,直到两个接触点被认为是一个接触点时为止。测定患者分辨两点距离的最大能力或最小距离,将其与对侧和正常值比较,可知有无分辨觉障碍及其程度。两点分辨觉正常值是指尖 3～8mm、手掌 8～12mm、手背 30mm、面颊 11.2mm、前胸 40mm、背部 40～70mm、上臂及大腿 75mm、前臂及小腿 40.5mm。

3.图形觉

患者闭目,用笔杆在患者皮肤上画三角、圆形或数字,问其能否识别。

4.实体觉

患者闭目触摸给他手中的物品,如笔、钥匙及火柴盒等,问其能否说出物体的名称、大小、形状及硬度等。

5.重量觉

患者闭目,将大小相同而轻重不同的两个物品放在患者手中,测其辨别重量的能力,皮层感觉的检查须在深浅感觉均正常时才有意义。

二、感觉程度

临床上将感觉能力分为以下 6 个等级。

0 级:感觉全部丧失。

1 级:皮肤深痛觉存在。

2 级:皮肤浅痛觉和触觉部分存在。

3 级:皮肤浅痛觉和触觉存在,感觉过敏现象消失。

4 级:痛触觉存在或恢复至 3 级,皮肤两点分辨觉有某些恢复。

5 级:正常感觉。

三、皮肤感觉与脊髓节段的关系

皮肤感觉由神经呈节段支配,其分布范围与脊髓神经根节段相一致,了解两者的关系,对于神经损伤的定位及确定感觉障碍的范围具有重要的临床意义。人体皮肤感觉区呈脊髓节段分布,临床常用的感觉节段分布定位体表标志如表 2-1 所示。

表 2-1　感觉节段定位体表标志

体表平面	胸骨角	乳头	剑缘突	肋下	脐	耻骨联合	腹股沟	下肢前面	下肢后面	会阴	肛门	生殖器
脊髓节段	胸$_2$	胸$_4$	胸$_6$	胸$_8$	胸$_{10}$	胸$_{12}$	腰$_1$	腰$_1$～腰$_5$	骶$_1$～骶$_3$		骶$_4$～骶$_5$	

四、感觉障碍类型

(一)干性神经损伤

有相应神经分布区感觉障碍,如正中神经、腓总神经损伤等。

(二)根性神经损伤

有相应根性神经分布障碍区,见于腰椎间盘突出症和颈椎病等。

(三)脊髓损伤

受损伤的脊髓传导束所传导的感觉,在受损节段平面以下发生障碍。

1.后索(薄束及楔束)损伤

伤侧受损平面以下本体感觉减退或消失,并出现感觉性共济失调。

2.侧索(一侧脊髓丘脑束)损伤

对侧在损伤平面第 2～第 3 节段以下痛温觉减退或消失,但触觉仍保存,即分离性感觉障碍。

3.半侧脊髓损伤

在损伤节段平面以下同侧本体感觉消失和痉挛性瘫痪,对侧痛温觉消失。

4.脊髓横贯性损伤

在损伤平面以下所有感觉均消失,同时有运动和排尿障碍。此外,在损伤平面以上皮肤感觉可有一段过敏带。

5.后角损伤

受损区节段性痛温觉障碍,但触觉和本体觉仍保存,存在分离性感觉障碍。

6.前连合损伤

为两侧对称性的节段性痛温觉障碍,而该区触觉保留,也属于分离性感觉障碍。

第三章 局部检查

第一节 脊柱检查

一、脊柱特殊畸形

1.角状后突

棘突后突明显,顶部呈尖锐。多见于脊柱结核、骨折和肿瘤。

2.弧形后突

棘突向后隆起,但顶部平缓呈弧形。多见于强直性脊柱炎、佝偻病和姿态性驼背。

3.侧凸

脊柱向侧方凸起,往往同时伴有侧凹。多见于特发性脊柱侧凸、脊髓灰质炎后遗症、腰椎间盘突出症及肢体不等长。

4. Harrison 沟

佝偻病患儿,由于骨与软骨的疾患,发生膈肌在胸廓内侧的运动牵引,导致相当于膈肌附着点的水平使胸壁向内凹陷,形成一个沟或凹槽即为此沟,使胸廓横径缩小,胸骨下部突出,肋骨下缘外翻。

二、脊柱专项检查

(一)Rust 征

在颈部强直、头部运动受到限制时,当身体运动,如从卧位起立或侧卧时,需保护性地先用两手扶持头部以减轻疼痛,此即 Rust 征阳性。常见于结核性脊柱炎、颈椎关节炎或颈椎肿瘤,也偶见于颈椎的外伤性骨折或半脱位。

(二)深呼吸(Adson)试验

患者端坐,双手置于两大腿部,做一次深呼吸,检查者触摸两侧桡动脉搏动,然后让患者屏气,并在颈部过伸位做左右侧弯运动。若患侧桡动脉搏动明显减弱或完全消失,而健侧搏动正常或仅稍减弱即为阳性。临床上,此试验用于对颈前斜角肌综合征的诊断。

(三)颈脊髓、神经根受压体征

1.颈侧屈挤压(Spurling)试验

坐位,头向后仰并向患侧屈曲,下颌转向健侧。检查者双手放在患者头顶向下挤压颈椎,如果出现颈部疼痛且向上肢放射,即此征阳性,多见于颈椎间盘突出症。第 6 颈神经根受压时,麻木或疼痛放射至拇指、手及前臂的桡侧;第 7 颈神经根受压时放射至示指、中指及前臂;

第 8 颈神经根受压时放射至小指、环指及前臂的尺侧。

2. 臂丛牵拉试验

检查者一手按住患侧头部,一手握住患侧上肢将其外展 90°,两手同时向相反方向推拉,如果出现放射性疼痛或麻木感者为阳性,可考虑为颈椎间盘突出症或胸廓出口综合征。

3. 压顶试验

患者端坐位,颈后伸,头偏向患侧,检查者一手托住患者下颌,一手在患者头顶逐渐用力向下按压,出现颈痛或向患侧上肢放射疼痛者为阳性,可考虑为颈椎间盘突出症。

4. Vasalva 试验

嘱患者屏住呼吸并憋气,如果感到颈椎及上肢有反射性疼痛加重,则为阳性。多因颈椎间盘突出或骨折片突入椎管内压迫颈神经根,患者屏住呼吸时,椎管内压力增高而诱发神经根的刺激症状。

(四)拾物试验(Sieur's 征)

在地上放置一物,如果患者不是弯腰拾起,而是屈髋、屈膝、直背,一手撑在膝上作为支撑蹲下去拾拣,则为阳性。多有骶棘肌痉挛,可考虑为脊柱结核。

(五)腰椎脊髓、神经根受压的体征

1. 椎旁叩击征

在患者弯腰或俯卧状态下,用叩诊锤叩击棘突旁 2～3cm 的软组织,如果出现或加重坐骨神经放射性疼痛,或放射至股前部,即为此征阳性,多为该处椎间隙的椎间盘突出症。

2. 直腿抬高试验

在患者仰卧、膝关节伸直状态下,将患侧下肢被动抬高,直至出现肢体疼痛。正常情况下,直腿抬高至 60°～70°时才感到膝后不适,如果仅抬高至 60°以下时已出现肢体或腰部疼痛,则为试验阳性,多为腰椎间盘突出或坐骨神经痛。

3. 加强试验

在做直腿抬高试验出现肢体疼痛后,将肢体少许降低,使肢体疼痛减轻或消失,再用力尽量将踝关节被动背伸,如果出现肢体疼痛,则为加强试验阳性,多为腰椎间盘突出或坐骨神经痛。

4. 弓弦试验

直腿抬高到症状出现时屈膝约 20°使症状消失或端坐位屈膝 20°,此时腘窝处的胫神经和腓总神经相当于弓上的弦,用手指按压腘窝中部的胫神经或腓骨小头近侧的腓总神经数次,臀、股后或小腿麻痛为阳性,多提示为椎间盘突出症。

5. 踇趾背伸肌力试验

抗阻力背伸踇趾,如较健侧弱或低于 V 级为阳性。神经根支配踇长伸肌,故伸踇肌力的减弱标志着腰$_4$～腰$_5$椎间盘突出,有定位意义。

6. Ely 试验

患者俯卧,检查者握住患者踝关节向后屈曲其膝关节,使足跟尽量靠拢臀部,然后使整个大腿过伸,出现疼痛者为阳性。多为腰神经根有病变,腰大肌受刺激或骶髂关节及腰椎有疼痛性损害。大腿前方软组织挛缩时,在进行屈膝的过程中,骨盆将从床面上被提起。

7. 关节屈曲试验

患者俯卧,屈曲膝关节,如在同侧臀部或大腿后侧产生疼痛或加重时为阳性,提示下段腰椎间盘突出。

8.足尖站立试验

患者抬起健侧肢体,患足提起足跟用足尖站立,如果不能站稳,表明踇伸肌腱无力为阳性。

(六)Anghelescu 征

有驼背畸形的脊椎结核患者仰卧床上,头与足跟应紧贴床面,此时如果患者躯干不能前屈为此征阳性。

(七)Gower 征

患者要从仰卧位自己站立起来时,需先翻身俯卧,以四肢支撑躯干,然后再以两手扶持下肢才能逐渐站立起来,多见于进行性腰肌营养不良。

(八)屈颈(Soto-Hall)试验

患者仰卧位,检查者一手按住其胸骨,另一手托起患者头部,使颈椎前屈,这样棘间韧带逐次向下被拉紧,有脊柱损害的患者局部出现剧痛,为此征阳性,同时有本试验和直腿抬高试验阳性者,常表示有根性坐骨神经痛。

(九)悬吊(Trapezet)试验

主要用于鉴别姿势性与结构性脊柱畸形。对于目测有脊柱侧凸的患者,先让其暴露脊背,双手抓住一横杆,使双脚悬空,此时,如果脊柱变直则为姿势性脊柱侧凸。如果脊柱仍然呈侧凸畸形,则多为结构性脊柱侧凸。

(十)弯腰(Adam)试验

患者双足靠拢、膝伸直,上肢自然下垂,向前弯腰近90°。检查者坐在患者的正前方,双眼平视,与患者脊背呈切线位观察,背部不等高及不对称者为阳性,多有脊柱侧凸。

(十一)Varela Fuents-Irala 征

正常的腰大肌轮廓是和第1腰椎与髂前上棘连线平行,当腰大肌有炎症改变时,其轮廓幅度增宽呈凸状而突出于此直线,即此征阳性,对腰大肌上半部病变有诊断价值。

三、骶髂关节检查

(一)骶髂关节扭转(Gasensien)试验

(1)一种检查方法是患者仰卧,健侧髋、膝关节屈曲,由患者双手抱住,患侧大腿垂于床缘外。检查者一手按住健侧膝部,一手按压患侧膝关节使大腿后伸,以扭转骶髂关节,骶髂关节疼痛者为阳性,提示骶髂关节病变。

(2)另一种检查方法是患者健侧卧位,健侧髋、膝关节均极度屈曲,由患者自己用双手抱住,检查者一手按住患侧臀部,另一手握住患肢踝部,使患侧髋关节极度后伸,该侧骶髂关节疼痛者为此征阳性。

(二)腰骶关节过伸试验

患者俯卧,检查者的前臂插在患者两大腿的前侧,另一手压住腰椎棘突,抬起患者大腿,产生疼痛即为阳性。见于腰骶关节疾病。

(三)髋关节过伸试验(Yeoman 征)

患者俯卧,检查者一手压在骶部,一手握住患侧踝关节向上提起,将膝关节屈至90°,使髋关节过伸,如果骶髂关节出现疼痛,即为骶髂关节疾病;如果表现为髋关节疼痛,则为髋关节疾病。

(四)斜扳试验

患者仰卧,检查者一手按住患侧肩部,一手将患侧髋、膝关节完全屈曲,并将膝关节向对侧按压,骶髂关节出现疼痛者为阳性,表示骶髂关节病变。

(五)Neri 征

让患者在站立位时躯干前屈,如果引起患侧下肢屈膝则为此征阳性,主要见于腰骶及骶髂关节病变。

(六)Gillis 试验

患者俯卧,检查者一手掌按在健侧的骶髂关节上以固定骶骨,手指则放在患侧的骶髂关节上进行触诊,另一手则握住患侧踝关节用力上提,使髋关节过伸,如果该侧骶髂关节疼痛或运动受限,则为此征阳性,多提示有骶髂关节炎症。

(七)Goldthwait 试验

患者仰卧,两腿伸直,检查者一手放在患者的下腰部做触诊,另一手做直腿抬高试验,此时骨盆起杠杆作用。在抬腿过程中,腘绳肌被拉紧,随之骨盆和腰椎相继发生运动。在腰椎尚未触知运动时下腰部已经疼痛,提示骶髂关节有损伤,如在触知下腰部运动之后才发生疼痛,提示腰骶关节可能有病变。

(八)Mennell 征

检查者拇指从患者髂后上棘向外侧推压后,再逐渐反向内侧推移加压,如在髂后上棘外侧有明显疼痛时,则臀部有知觉过敏点;如髂后上棘内侧有压痛时,则骶髂关节上方的韧带有知觉过敏。在髂前上棘向后方推移加压疼痛增剧,而在髂后上棘向前推移加压疼痛减轻时,说明韧带有知觉过敏点,即此征阳性。对骶髂关节及其所属韧带的病变有诊断价值。

第二节　上肢检查

一、肩关节检查

(一)肩关节正常体征

1.肩上举

当肩关节外展超过 90°时,须有肱骨和肩胛骨的外旋才能完成。如肩关节不能上举时,多为肩周炎、肩关节僵硬或臂丛神经损伤。

2.肩三角

喙突尖在锁骨中外 1/3 的下方,肱骨头的内侧,与肩峰和肱骨大结节构成等腰三角形。当三角形发生形变时,多为肩关节脱位或锁骨骨折。

（二）肩关节畸形

1.方肩畸形

肩正常外形呈弧形,由肩胛骨肩峰和肱骨大结节构成。肩关节脱位后,肱骨头脱位至锁骨及喙突下方,关节盂空虚,肩峰下肱骨大结节消失,出现方肩畸形。

2.搭肩(Dugas)试验

患侧肘关节紧贴胸壁时,手掌不能搭到对侧肩部,或手掌抬到对侧肩部后,肘关节不能贴近胸壁为阳性。

3.直尺试验(Hamilton 试验)

正常情况下,将直尺紧贴上臂时,不能同时与肩峰和肱骨外上髁接触,若能同时与两者接触,则有肩关节脱位或关节盂骨折。

4.腋周测量(Callaway 试验)

用皮尺从患侧肩峰量起,绕过腋下一圈测得其周径,若它比健侧长,则说明患侧有肩关节脱位。

5.肩 Bryant 征

肩关节脱位时,患侧腋皱襞与健侧比较明显下移。

6.肩 Codman 征

在上肢被动外展后,将手移开使上肢失去支托,此时冈上肌迅速收缩,如产生疼痛,则为冈上肌断裂。

7. Comolli 征

俗称椅垫式肿胀,若肩胛区出现与肩胛骨体部形状相似的三角形肿胀,可持续数日之久,多有肩胛骨骨折。

二、上臂检查

（一）Dawbarn 征

当肩关节外展 30°～70°时无疼痛,超过 70°时疼痛突然出现,继续外展至 120°以上时疼痛又消失,此多为冈上肌肌腱炎、肩峰下滑囊炎、冈上肌不全断裂、冈上肌钙化或肱骨大结节撕脱骨折等。

（二）屈肘(Hueter)试验

将前臂旋后并屈曲肘关节时肩部疼痛,多为肱二头肌损伤。

（三）肱二头肌抗阻力(Yergason)试验

让患者在抗阻力的情况下屈曲肘关节,同时前臂抗阻力旋后,此时肱二头肌处于紧张状态,在肱二头肌腱鞘炎时,肩部前内侧即肱二头肌腱路径感疼痛,即为阳性。

三、肘关节检查

1.肘后三角(Hueter 三角)

肘关节伸直时,肱骨内外上髁与尺骨鹰嘴成一直线,屈肘 90°时,尺骨鹰嘴与肱骨内外上髁之间形成等腰三角形,若此三角形变形或消失,则有肘关节脱位、肱骨内外髁骨折或尺骨鹰嘴骨折。

2. 提携角

提携角又称携带角。前臂旋前时上肢纵轴成一直线,前臂旋后时与上臂之间可有10°～20°的外翻角,即提携角。当其<10°时为肘内翻,>20°时为肘外翻。

3. 肘后轴线(Mapkc 线)

肱骨纵轴线与肱骨内外上髁的连线成直角。若此直角关系发生改变,多为肱骨髁上骨折。

四、前臂检查

(一)前臂畸形

1. 马德隆(Madelung's)畸形

马德隆畸形为先天性疾病,尺桡骨远端间隙增宽,桡骨短,尺骨远端向背侧移位。

2. 枪刺样畸形

当发生桡骨远端伸直型骨折(Colles 骨折)时,远骨折段及手向桡侧移位,从腕部正面观其像插在枪上的刺刀,骨折近端部分像枪筒。

3. 餐叉畸形

当发生桡骨远端 Colles 骨折时,远骨折段及手向背侧移位,从腕部侧面观像餐叉形状。

(二)前臂检查

1. 屈腕试验(Leris 征)

偏瘫侧手及腕被动屈曲时,肘部无正常屈曲运动。

2. 若利试验(Jollys 征)

前臂屈曲、肩关节外展时,上臂不能内收,见于脊髓第7颈椎节段病灶。

3. 克-弗氏试验(Klippel-Weil 征)

牵伸挛缩的手指时,拇指屈曲与内收,为椎体束疾患的指征。

4. 洛日试验(Laugier 征)

见于桡骨下端塌陷骨折。正常情况下,桡骨茎突较尺骨茎突长1～1.5cm,桡骨下端关节面向尺侧倾斜20°～25°。当桡骨出现塌陷骨折时,桡骨茎突向近端移位,与尺骨茎突处于同一水平面。

5. 桡神经(Radialis)征

患侧腕关节不能过度背伸,该侧手不能握拳。

6. 梅宗纳夫试验(Maisonneuve 征)

桡骨远端骨折时,手呈高度的伸展状态即为阳性。

7. 直尺试验

沿肱骨外髁至小指紧贴一直尺,正常情况下尺骨茎突不与直尺接触,如发现尺骨茎突与直尺产生接触时,桡骨远端多有骨折。

五、腕关节检查

(一)腕关节正常体征

1. 鼻咽窝

鼻咽窝又称鼻咽壶,位于腕部桡侧背面,为拇长伸肌、拇长展肌与拇短伸肌腱之间的一个三角形浅窝,在腕关节中立位、拇指外展时明显可见,其深部是腕舟骨。如此窝饱满或肿胀,则多有腕舟骨骨折。

2. 握拳(Finkelstein)试验

正常情况下握拳时,第 2～第 5 掌骨平行排列,其中第 5 掌骨最短,第 3 掌骨最长,其远端较第 2、第 4 掌骨突出约 2mm,如第 3 掌骨远端不突出或有少许回缩,多为月骨脱位或月骨骨软骨病。

3. 伸肌腱牵拉(Mill)征

在肘关节伸直、腕关节掌屈并握拳状态下,将前臂旋前,如果出现肘关节外侧剧痛,多为肱骨外上髁炎(俗称网球肘)。

4. 改良 Mill 征

肘关节伸直、握拳、前臂旋后,腕关节用力背伸并桡偏,检查者一手托住患者前臂,一手握住其手背部向掌尺侧按压,出现疼痛为阳性。

5. 腕背伸抵抗试验

肘关节伸直、握拳、前臂中立位,腕关节背伸,检查者一手托住患者前臂,一手置于患者手背,用力向掌侧按压,出现肱骨外上髁疼痛即为阳性,多为肱骨外上髁炎。

6. 中指背伸抵抗试验

肘关节伸直,前臂及腕置于中立位,诸手指伸直,检查者一手托住患者前臂,另一手中指置于患者中指末节背侧用力向掌侧按压,出现肱骨外上髁疼痛即为阳性,多为肱骨外上髁炎。

7. 墨氏(Murphy)征

将手向桡侧偏斜握拳,由远侧叩击第 3 掌骨头部,如果出现疼痛,多为腕舟骨骨折或腕舟骨缺血坏死。将手向尺侧偏斜握拳时,如果出现第 3 掌骨头部叩击痛,则多为腕月骨脱位、骨折或腕月骨缺血坏死。

8. 伸指试验

正常时中指掌指关节完全伸直为中立位。如果中指掌指关节不能完全伸直,且叩击中指近节指骨远端出现疼痛,多为腕舟骨骨折或腕舟骨缺血坏死,如果无叩击痛则多为腕月骨脱位。

9. 施特吕姆佩耳(Strumpell)征

腕不过度背屈则不能握拳,或被动屈曲肘关节时前臂自动旋前,多见于偏瘫。

10. 手镯(Bracelet)试验

轻压桡尺骨下端侧面引起疼痛者,多患有风湿性关节炎或类风湿关节炎。

11. 腕部阻断血供(Allen)试验

让一名助手用双手握紧患者双拳,驱出患者手部血液,检查者用双手紧压患者双侧腕部桡动脉,使其血流阻断后,再让患者松拳伸手,对比观察两侧手指及手掌的血供恢复速度,以检查尺动脉通畅情况。同法按压尺动脉,可检查桡动脉通畅情况。

12. 握拳尺偏(Finkelstein)试验

让患者取拇指内收握拳姿势,检查者用力将患者腕部向尺侧偏屈,如果引起桡骨茎突部剧痛,多为桡骨茎突狭窄性腱鞘炎,或称 de Quervain 病。因此试验常常牵拉桡神经浅支引起轻度不适,但并非剧痛,应注意鉴别。

13.卡内韦尔(Kanavel)征

当有腕部尺侧滑囊炎时,在小鱼际上方腕横纹近侧 2cm 处有一明显压痛点。

14.蒂内尔(Tinel)征

用手指自肢体远端向病变区轻叩神经干,如果该神经分布区有放射性刺痛或蚁走样感觉,多为该神经有部分损害或为神经中断后的再生和功能恢复,多见于腕部正中神经卡压综合征或各种神经的损伤以及损伤后的神经再生。

15.屈腕试验

患者双肘关节置于桌面上,前臂与桌面垂直,双腕自然掌屈下垂。正常情况下,要经过一定时间后才会出现正中神经分布区的麻木和刺痛感。当患有腕部正中神经卡压综合征时,疼痛迅速出现并加重。

(二)手部检查

1.手的休息位和功能位

手的休息位置是腕关节背伸 10°,第 2～第 5 指呈半握拳状,拇指外展 45°,其远端指腹在示指远侧指间关节水平。手的功能位为腕关节背伸 30°。

2.锤状指

伸指肌腱在末节指骨的肌止处撕脱时,远侧的指间关节不能主动伸直而呈现锤状。

3.爪形手

爪形手为前臂屈肌群发生缺血性挛缩后所特有,腕关节轻度掌屈,掌指关节过伸,指间关节屈曲。

4.爪形指

小指与环指掌指关节过伸,指间关节屈曲。此畸形为正中神经正常而仅尺神经损伤所特有,由于环指、小指屈指深肌也产生了麻痹,神经损伤的部位越高,此畸形越不明显。

5.拇指内收旋后畸形

手休息位时,拇指指腹与示指远节指间关节的桡侧相接触或靠近,即拇指腕掌关节呈轻度外展及旋前,多为正中神经损伤后,外展拇短肌及对掌拇指肌麻痹所致。上述二肌萎缩后,大鱼际部正常丰满的外形消失,并出现明显凹陷。

6.鹅颈畸形

与爪形手畸形恰好相反,拇指表现为指间关节屈曲,掌指关节过伸。其余 4 指或各手指的掌指关节和远侧指间关节屈曲,近侧指间关节过伸,其畸形犹如鹅颈屈曲位。

7.垂腕畸形

当腕部向上前臂直立时,腕关节以外的手及掌部不能直立,向下垂落,多为桡神经损伤所致的典型畸形。

8.夹纸(Froment)试验

当尺神经损伤时,患手拇指与示指要夹紧纸片需屈曲拇指关节末节,由于拇内收肌麻痹,拇长屈肌发挥替代作用所致。

9.手内在肌阳性征

将患手掌指关节伸直或过伸,使骨间肌和蚓状肌处于紧张位,再将指间关节被动屈曲,此时指间关节不易屈曲而弹回至伸直位称为阳性。

10.**赫伯登（Heberden）征**

赫伯登征指关节风湿性关节炎、类风湿关节炎或痛风时，在远侧指间关节处可发现或触及骨性结节。

11.**风湿性（Aschoff）小结节**

风湿性小结节即皮下圆形或卵圆形之小结节，是风湿病诊断依据之一。

12.**弹响拇**

伸展拇指时出现弹响且有疼痛，多见于拇长伸肌、拇短伸肌或拇长展肌腱腱鞘炎。正常人偶尔在伸展拇指时也会出现弹响，并非经常出现且无疼痛，应注意鉴别。

13.**弹响指**

当伸展掌指和指间关节时出现弹响，且伴有疼痛，多为伸肌或屈肌腱腱鞘炎，常为单发，如果同时出现多个手指弹响指时，应考虑类风湿关节炎的可能。

14.**扳机指畸形**

手指屈肌腱腱鞘炎伴有腱鞘狭窄时，屈指后往往不能伸直，手指屈曲呈扳枪机状，当用健手将其伸直时出现响声，也称弹响指。

15.**握手（Ochsner）试验**

将两手手指放开，并相互穿插合抱，所有手指均能屈曲，而只有患侧示指不能屈曲者，为正中神经损伤。

16.**Pinch-grip征**

拇指与示指做对掌功能时，拇指末节过伸而掌指关节屈曲，示指末节过伸，近侧指间关节屈曲呈方形畸形即为阳性，多为骨间前神经综合征所致的拇长屈肌和示指深屈肌腱麻痹。

17.**卡内韦尔（Kanavel）征**

在手部尺侧滑液囊或腱鞘受到感染后，手掌尺侧部及小指根处有明显压痛，即此征阳性。

第三节　下肢检查

一、髋关节检查

（一）库柏内耳（Coopernail）征

骨盆骨折时，会阴部、阴囊或阴唇等处出现淤血斑块者为阳性。

（二）屈展旋伸（fabere）征

将髋关节屈曲、外展、外旋或伸展时，如引起疼痛则表明有髋关节炎症。

（三）托马斯（Thomas）征

患者仰卧，检查方法有3种。

(1)髋、膝关节伸直平卧，正常情况下，腰部紧贴床面。如果腰部处于反弓状态，腰部与床面之间可由一只手通过则为阳性。

(2)患者健侧髋、膝关节完全屈曲，双手抱住膝关节，使腰部平贴床面，正常情况下，对侧膝关节不会屈曲。如果对侧髋、膝关节出现屈曲，多为髋关节及其周围软组织有病变，如髋关节结核、化脓性髋关节炎和髂窝脓肿等。如果是髋关节屈曲畸形,此时髋关节屈曲的角度即为髋关节屈曲畸形角度。

(3)检查者一手置于患者腰后,另一手尽量屈曲患侧髋、膝关节,正常情况下,髋关节屈曲至80°～90°时才感到骨盆开始活动。如果髋关节有病变而活动受限,则屈髋尚不到70°时即可感到骨盆活动。此时患侧股骨与床面之间的角度即髋关节屈曲畸形角度。

(四)"4"字(Patrick)试验

将患侧髋、膝关节屈曲,大腿外展、外旋,将小腿横置于健侧大腿前面,形似阿拉伯数字"4"。正常情况下,受检侧大腿可以贴近床面,若髋关节有病变时,膝关节则上翘不能靠近床面。

(五)詹森(Jansen)试验

患者坐位,患侧踝部不能置于健侧膝上为该试验阳性,多见于髋关节变形性骨关节炎。

(六)滚动试验

患者仰卧,双髋、双膝关节伸直,检查者一手横放于患侧大腿前面,轻轻内外方向反复滚动,如果出现疼痛,则多为畸形化脓性髋关节炎。

(七)髋关节脱位的体征

1.屈髋屈膝外展试验

又称蛙式征。出生后9个月以内的婴儿屈髋和屈膝后,双侧可外展至70°～80°。如髋关节脱位时,外展角度<60°,或听到弹响后才外展至80°为阳性。

2.杜普伊特伦(Dupuytren)征

有两种不同意义:如在骨肉瘤的病变上加压时,产生一种破裂样感觉为此征阳性;若在先天性髋关节脱位时,患儿仰卧位,髋关节屈曲45°,检查者一手固定骨盆,一手握住膝关节反复向前下拉和向后上推大腿,如果感觉到大转子上下明显移动,股骨头像"打气筒"样可上下活动而无疼痛,即此征阳性,又称"打气筒"症、"望远镜"征或套叠症。

3.奥尔托拉尼(Ortolani)试验

此试验用于检查1岁以内的婴儿有无先天性髋关节脱位。检查者一手按住会阴部的耻骨联合以固定骨盆,另一手将膝关节置于屈曲90°位,将髋关节屈曲、外展及外旋,引起髋部弹响者为阳性,多见于先天性髋关节脱位。

4.巴洛(Barlow)试验

此试验用于1岁以内的婴儿。患儿平卧,先使髋关节屈曲,检查者双手握住两下肢,中指放在大转子部位,拇指放在大腿内侧部分对着小转子,轻柔地外展髋关节并在大转子部位施加压力,如果感觉到股骨头向前滑入髋臼内的弹响声,则提示有髋关节脱位。再在小转子部位施加压力,如果感觉到股骨头向后滑出髋臼,说明髋关节囊松弛,关节不稳定,容易发生关节脱位。

5.艾利森(Allis)征

患儿仰卧,双髋双膝关节并拢屈曲,双足底平置床面,双足尖足跟并齐,观察双膝关节顶部高度。正常情况下,双膝关节顶部等高,有髋关节脱位时,患侧膝关节顶部偏低。但双侧髋关节同时脱位时,双膝关节顶部可等高,此征阴性,应注意鉴别。此征的另一意义为股骨颈骨折时阔筋膜松弛,股骨上移所致。

6.休梅克(Shoemaker's)征

从大转子顶部向同侧髂前上棘作一连线,并向腹壁延长(即 Shoemaker 线),正常情况下,此延长线在脐或脐以上与腹中线相交。当有股骨颈骨折或髋关节脱位时,大转子上移,则此延长线在脐以下与腹中线相交,为此征阳性。

7.卡普兰(Kaplan's)交点

分别从双侧大转子顶部,经同侧髂前上棘向腹部引出 Shoemaker 线,此两线的交叉点即 Kaplan 交点,其意义与 Shoemaker 征相同。

8.内拉通(Nelaton)线

患者仰卧位,屈髋 $45°$,在髂前上棘和坐骨结节之间作一连线。正常时,此线通过大转子顶端;当股骨颈骨折或髋关节脱位时,大转子顶端即高出此线。

9.布莱恩特(Bryant)三角

患者仰卧,髋关节呈中立位,从髂前上棘画一垂线,从大转子顶部画一水平线,从髂前上棘至大转子顶部作一连线,形成一三角形,其底线正常约为 5cm,也可与健侧对比。如大转子向上移位,则此底线<5cm 或较健侧为短。

(八)单腿独立(Trendelenburg)试验

用一侧肢体站立时,因臀中、小肌拉紧,对侧骨盆抬起,臀纹上升以保持身体平衡,此为正常。当有脊髓灰质炎后遗症、髋关节脱位或股骨颈骨折,下肢站立时因臀中、小肌松弛,对侧骨盆不能抬起、反而下沉,臀纹下降即为阳性。步行时为了保持平衡,骨盆必须过度倾向患侧,故呈鸭步行走。

(九)克累曼(Cleeman)征

股骨骨折伴有下肢短缩时,膝关节上方的肌腱松弛,皮肤出现较多的皱纹,即此征阳性。

(十)戴佐(Desault)征

正常的股骨大转子能完成大半个圆形的回转活动,如果不能按正常范围回转时即为此征阳性。见于髋关节损伤,多发生于股骨颈囊内骨折。

(十一)兰戈里阿(Langoria)征

当股骨颈囊内骨折或髋关节脱位时,因股骨近端上移而造成髋关节周围肌肉松弛,表现为大腿伸肌呈迟缓状态,即此征阳性。

(十二)路德洛夫(Ludloff)征

当股骨小转子骨折时,由于附着于小转子的髂腰肌收缩无力,让患者端坐于椅子上抬举大腿时,不能完成此动作,即为阳性。

(十三)髂胫束、臀肌挛缩的体征

1.奥伯(Ober)试验

患者取健侧在下、屈髋、屈膝侧卧位,患肢在上,屈膝 $90°$。检查者一手固定骨盆,另一手握住患侧踝关节,在髋关节外展情况下,尽量将髋关节过伸,然后松开踝关节,患侧下肢不能下落即为阳性。是因髂胫束挛缩引起髋关节屈曲外展畸形所致,多见于先天性髂胫束挛缩和臀肌挛缩症。

2.髋内收试验

患者健侧卧位,上方健侧肢体屈膝 90°,在尽量内收髋关节的同时屈曲髋关节,在屈髋行程中,膝关节若在其中任何一点不能触及下方肢体或床面,即为阳性。主要是阔筋膜张肌和臀肌挛缩所致,多见于臀肌挛缩症。

3.弹响试验(弹响髋)

如下所述。

(1)患者仰卧,双髋、双膝关节中立位并拢,检查者双手握住患者小腿,在双下肢靠拢的情况下,屈曲患者膝、髋关节,当股骨大转子部出现弹响时,即为此征阳性。

(2)患者侧卧位,将上方肢体尽量内收,并屈膝、屈髋时,大转子部位出现弹拨响声即为阳性。

以上是因为大转子后缘挛缩的臀大肌束在屈髋时,滑动弹向大转子前方所致,多见于臀肌挛缩症。

4."二郎腿"征

受检者坐位,正常情况下一侧膝关节可交叉放在另一侧膝关节上,这种姿势被称为"二郎腿"。如果一侧膝关节不能交叉放在另一侧膝关节上,即称此征阳性。多见于髂胫束挛缩和臀肌挛缩症。

5.双膝交叉试验

受检者仰卧,双髋、双膝关节中立位。正常时双下肢可内收至双小腿交叉,双膝关节重叠,当双小腿不能内收至相互交叉即为阳性。多见于臀肌挛缩症。

6.并膝下蹲试验

受检者双足和双膝并拢站立,屈膝下蹲,正常时可屈膝 150°达到完全下蹲,小腿后侧能触及大腿后侧;而臀肌挛缩症患者并膝时不能下蹲,只能屈膝 45°~100°不等,而在双膝分开后方可完全下蹲,此即阳性。多见于臀肌挛缩症。

(十四)屈髋试验(Fajerztain 征)

坐骨神经痛时,屈小腿后仍可屈髋,但伸直小腿则不能屈髋,患侧小腿伸直时,屈曲健侧髋关节也可引起患侧疼痛。

二、膝关节检查

(一)膝关节畸形

1.膝反屈

正常膝关节可过伸 5°~10°,如超过此限度即为膝反屈。多见于先天性畸形和脊髓灰质炎后遗症。

2.膝关节外翻

正常情况下,双髋双膝伸直,双膝关节内髁靠拢时,双侧内踝也相互接触。如果两侧内踝不能靠拢,即出现了踝间距,称膝关节外翻,简称膝外翻。

3."X"形腿

如果双侧膝关节均出现了膝外翻,则称为"X"形腿。

4."K"形腿

如果单侧膝关节出现了膝外翻,则称为"K"形腿。

5.膝关节内翻

正常情况下,双髋双膝伸直,双侧内踝靠拢时,双膝关节内髁也相互接触。如果两膝关节内髁不能靠拢,即出现了膝间距称膝关节内翻,简称膝内翻。

6."O"形腿

如果双侧膝关节均出现了膝内翻,则称为"O"形腿。

7."D"形腿

如果单侧膝关节出现了膝内翻,则称为"D"形腿。

8."S"形腿

此畸形多为"O"形腿未能得到及时治疗,畸形进一步加重演变而来。其胫骨多表现为"O"形腿,而股骨下段则表现为相反方向的"C"形腿,形成"S"形态,故称"S"形腿。

(二)膝关节专用检查

1.股四头肌抗阻试验

患者仰卧或端坐,膝关节伸直,检查者将患侧髌骨向远侧推挤,让患者进行股四头肌收缩动作,如果出现剧痛则为此试验阳性,提示该侧髌骨患有髌骨软骨软化症。

2.半蹲试验

患者屈膝90°呈半蹲位,然后将健侧下肢提起,如果患侧膝关节出现疼痛,不能继续维持半蹲位,则为此试验阳性。多为髌骨软骨软化症。

3.半月板损伤的体征

(1)蹲走试验:让患者蹲下并行走,或左或右不断变换方向,如果因为疼痛不能充分屈曲膝关节,蹲走时出现响声及膝关节疼痛为阳性。多为半月板后角损伤。

(2)特林布尔-费歇尔(Trimbell-Fisher)试验:患者屈膝仰卧,检查者一手以拇指紧压于患侧膝关节间隙处触诊,另一手握住患侧小腿做内旋和外旋活动,若拇指触及活动性物体,且能在胫骨髁上滑动即为阳性,提示为半月板损伤。

(3)富歇(Fouche)试验:患者屈髋、屈膝仰卧,检查者一手握住患侧踝部转动小腿,如果出现疼痛为阳性,多为半月板损伤。向内旋转试验阳性时,多为内侧半月板损伤;向外旋转试验阳性时,多为外侧半月板损伤。

(4)凯洛格(Kellogg-Speed)征:是专门检查半月板前角损伤的一种方法。检查者一手握住患侧小腿对膝关节进行被动的伸直与屈曲活动,另一手拇指尖在内侧或外侧半月板的前角处触诊按压,如触及局限的压痛点,则多为内侧或外侧半月板前角损伤。

(5)回旋挤压(Mc Murray)征:患者仰卧,检查者一手按住完全屈曲的患侧膝关节进行触诊,另一手握住同侧踝关节,使足跟紧靠臀部,在将小腿极度外旋外展的同时,逐渐伸直膝关节,如出现弹响或疼痛即为阳性,多为内侧半月板破裂。在将小腿极度内旋内收的同时,逐渐伸直膝关节,如出现弹响或疼痛也为阳性,多为外侧半月板破裂。

(6)膝关节过伸试验:检查者一手握住小腿,一手按压髌骨使膝关节过伸,如果出现疼痛即为此征阳性。多为半月板前角损伤或关节游离体卡夹于关节内。

(7)膝关节过屈试验:患者仰卧,检查者一手握住患侧小腿,尽量使足跟紧靠臀部以尽量屈膝关节,如果出现疼痛即为此征阳性。多见于半月板后角损伤。

(8)研磨(Apley)试验:患者俯卧、屈膝90°。检查者一手握住患足,边用力向下加压,边转动足跟及小腿,使膝关节产生研磨,出现疼痛即为阳性,多见于半月板损伤。

(9)半月板重力试验:患侧卧位,臀部垫高,使下肢离开床面,让患者自己做膝关节的屈伸运动。这时由于肢体重力的作用,内侧关节间隙开大,外侧关节间隙缩小,如果出现疼痛或响声则为阳性,提示为盘状软骨。

(10)第1斯坦曼(Steinmann)征:在不同角度屈曲膝关节并向内或向外旋转小腿时,如果出现疼痛即为此征阳性,可根据疼痛部位确定半月板损伤部位。

(11)第2斯坦曼(Steinmann)征:在伸膝时,膝关节间隙前方有压痛,并随着膝关节的屈曲而压痛点向后移动,多提示有半月板前角损伤。

(12)特纳(Turner)征:由于内侧半月板损伤刺激隐神经的髌下支,在膝关节内下方产生皮肤感觉过敏区或痛觉减退。

(13)布拉加尔(Bragard)征:半屈膝时,膝关节间隙有压痛,旋转小腿时压痛加重。

(14)查克林(Caklin)征:伸膝关节收缩股四头肌时,可见股内侧肌萎缩及肌肉松弛,多见于半月板损伤后,患肢跛行导致的股四头肌萎缩。

4.膝关节韧带损伤的体征

如下所述。

(1)抽屉试验:端坐或仰卧,屈膝90°。检查者双手握住小腿上段,将其向后推压,如果胫骨能向后推动则为此试验阳性,多为后交叉韧带断裂;再将小腿上段向前牵拉,如果胫骨能向前拉动也为此试验阳性,多为前交叉韧带断裂。

(2)拉赫曼(Lachman)试验:仰卧位,屈膝20°~30°。检查者一手握住股骨下端,另一手握住胫骨上端作方向相反的前后推动,如果前交叉韧带有缺陷可出现胫骨过度地向前异常活动(注意与健侧对比),正常的髌韧带向下凹陷的形态消失而变成向前突出。胫骨前移可分为三度,Ⅰ度前移<5mm、Ⅱ度移动5~10mm、Ⅲ度移动>10mm。

(3)侧方应力试验:先将膝关节完全伸直位,然后屈曲至30°位,分别作膝关节的被动外翻和内翻检查,与健侧对比。如超出正常外翻或内翻范围,则为阳性。外翻应力试验阳性者为内侧直向不稳定,反之则为外侧直向不稳定。

(4)膝内侧副韧带牵拉试验:膝关节伸直位。检查者一手置于膝关节外侧,将膝关节向内侧推压,一手握住同侧下肢踝关节向外侧牵拉,如果膝关节内侧疼痛,则此征阳性,提示有膝内侧副韧带损伤。

(5)膝外侧副韧带牵拉试验:膝关节伸直位。检查者一手置于膝关节内侧,将膝关节向外侧推压,一手握住同侧下肢踝关节向内侧牵拉,如果膝关节外侧疼痛,则此征阳性,提示有膝外侧副韧带损伤。当膝外侧半月板损伤时多并发膝外侧副韧带损伤,应进行此项检查予以证实。

(6)轴移试验:仰卧,膝关节伸直位。检查者一手握住患侧足部轻微内旋,另一手置于患侧膝关节外侧,使膝关节在轻度外翻力作用下逐渐屈曲,若在屈曲大约30°时,出现胫骨的突然向后移位,胫骨由向前的半脱位状态突然复位则为阳性,常提示前交叉韧带损伤。

(7)旋转试验:将膝关节分别置于90°、45°和0°位,做内、外旋活动并与健侧对比。如果一侧旋转范围增加,并非旋转不稳定,则表明韧带的断裂或松弛。

(8)伸膝试验(Pisani征):如膝关节间隙前部的包块在伸膝时消失,多为半月板囊肿。

(9)浮髌试验:端坐或仰卧位,膝关节伸直位。检查者一手按压在髌骨近侧的髌上囊上,将髌上囊中的液体挤压至关节腔内;另一手的示指和中指将髌骨快速下压,如果感到髌骨碰击股骨髁,即浮髌试验阳性,提示膝关节内至少有 50mL 的积液或积血。

(10)斯氏(Strunsky's)征:检查者一手握住患侧小腿,一手握住患足并突然将其弯曲,正常情况下无疼痛。如果足前弓有炎症或损伤,则引起剧烈疼痛,为此征阳性。

(11)普拉特(Pratt)征:肢体在挫伤或挤压伤后,受伤肌肉将出现坏疽时,其最初表现为局部的肌肉变为僵直,即为 Pratt 征阳性。

(12)西蒙兹、汤普森(Simmonds、Thompsons)试验:俯卧,双足下垂于检查床缘。挤压腓肠肌,正常情况下足可跖屈,如不能跖屈则多为跟腱断裂。

(13)奥布来达(O'Brien)试验:将一针头自跟腱处皮肤插入跟腱内,将足跖屈,正常情况下针头与跟腱移动方向相反,如果针头与跟腱移动方向一致,多为跟腱断裂。

(14)福尔克曼(Volkmann):指一种先天性胫距关节(踝关节)脱位畸形。

(15)基恩(Keen)征:腓骨 Pott 骨折时,踝部直径变粗大,即为此征阳性。

(16)特劳特(Traut)征:患风湿性疾病的闭经期妇女,其胫骨下 1/3 前面有压痛者为此征阳性。在月经正常妇女以及月经不调的非闭经妇女,无此表现。

三、踝关节检查

1.平底足

正常人站立时,足内侧呈弓形,也即足的内侧纵弓下方可插入一个手指,轻度平底足则足弓下降,手指不能插入,但足弓尚未着地。较重的平底足则足内缘着地,舟状骨明显向内隆起甚至接触地面,足呈外翻和外展姿态,跟腱向外偏斜。平底足的特点是足的纵弓低平或消失,足底扁平无弹性,有疼痛症状者称之为平足症,检查其鞋底则内侧磨损较多。柔软性的平底足在不负重的情况下足弓外观和弓部的各方向活动均正常,但站立时足弓即塌陷;痉挛性平底足则活动受限,不负重的情况下也有明显畸形,应检查腓骨肌有无痉挛及拍摄足部 X 线片以了解有无跟距和跟舟骨桥。

2.马蹄足

站立时仅以前足掌着地,后跟高高抬起不能落地,跟腱有明显挛缩畸形。

3.勾状足

多见于胫神经麻痹、腓肠肌瘫痪、跟腱松弛、足不能跖屈及内翻力弱等,足前部仰起背伸并外翻呈勾状畸形。

4.内翻足

站立或行走时,仅以足外侧或外侧足背负重,跟腱向内偏斜。马蹄足多与内翻足合并存在,并称为马蹄内翻足。

5.外翻足

畸形与内翻足相反,足内侧纵弓塌陷,足跟向外偏斜。

6.仰趾足

站立时,负重以足跟为主,有时前足掌不着地,这一畸形多由腓肠肌及比目鱼肌瘫痪引起。

7.高弓足

足弓较正常人高,前足下垂,但仅少数患者出现疼痛症状。

8.踇外翻

踇趾向外侧偏斜＞25°,较重者位于第 2、第 3 趾下面将二趾顶起。此时可并发第 2、第 3

趾的锤状趾畸形。足横弓变宽低平,因而在足底掌部可产生胼胝。第 1 跖骨内翻,跖骨头明显向内侧突出,严重者可有骨赘和滑囊形成,摩擦发炎后则形成滑囊炎肿。一般正常人均有轻微的踇趾外翻,但无任何症状。

9. 锤状趾

表现为跖趾关节背伸,近侧趾间关节屈曲,且在趾背常有胼胝形成,常见于第 2 趾。

第四节　骨关节与神经损伤的特有体征

骨折、关节脱位及各种神经损伤有其特殊的体征。

1. 骨折的特有体征

(1)异常活动。

(2)骨擦音。

(3)许氏(Hueter's)征。

长骨骨折后,骨折处由纤维性组织连接,或骨折断片间有软组织嵌入,用听诊器检查骨传导,传导震动出现中断现象即为阳性。

2. 关节脱位的特有体征

(1)弹性固定。

(2)关节盂空虚。

3. 桡神经损伤的体征

(1)掌指关节不能伸直。

(2)拇指不能背伸和外展。

4. 尺神经损伤的体征

(1)爪形指畸形。

(2)拇指不能内收。

(3)第 2～第 5 指不能外展和内收述。

(4)小鱼际肌萎缩。

5. 正中神经损伤体征

(1)第 1～第 3 指间关节不能屈曲。

(2)拇指不能对掌。

(3)大鱼际肌萎缩。

6. 腓总神经损伤的体征

(1)足下垂畸形。

(2)足背感觉麻木。

(3)足不能背伸。

7. 胫神经损伤的体征

(1)足不能跖屈。

(2)足底感觉麻木。

第四章 骨科影像学检查

第一节 常用X线检查

骨与关节的辅助检查主要是医学影像学检查(包括常规X线检查、造影检查、CT、MRI、放射性核素显像、肌电图及体感诱发电位检查等)以及关节镜等检测方法。X线检查不仅能显示病变的范围程度,而且还有可能做出定性诊断。但必须指出,不少骨、关节疾病,X线表现比病理改变和临床表现出现要晚,因此初次诊断结果阴性,不能排除早期病变的存在。如炎症的早期和肿瘤在骨髓内浸润就有可能无重要发现,诊断中应加经注意,并应根据临床拟诊,依不同疾病的发展规律,定期复查,才能发现病变,并做出可靠的结论。如果定期复查仍为阴性,则可有把握地排除疾病,也有初次X线检查能发现病变而不能明确诊断,经过复查后才能做出定性诊断。

常规X线检查分荧光透视(简称透视)和摄片。透视是利用X线的穿透和荧光作用,直接进行诊断的一种常规检查方法。透视经济简便,能观察到解剖和功能的双重改变,可在短时间内随意观察所需检查的部位,即可明确有无病变存在,起到过滤作用,还可用于金属异物的寻找与定位、外伤性骨折与脱位的整复及内固定术中定位,但也存在影像不够清晰,细微病变难以显示清楚和留下长久性记录的缺点,需与摄片及其他检查方法相配合,避免发生误诊及漏诊。

一、应用价值和限度

骨骼含有大量的钙盐,密度高,与其周围的软组织形成鲜明的对比,而在骨骼本身的结构中,由于周围的骨皮质密度高,内部的骨松质密度低,也具有鲜明对比。因此,常规X线检查在骨伤科疾病的应用最为广泛,具有快速、安全的特点。它不仅能显示病变的部位、范围、性质、程度及与周围软组织的关系,为治疗提供可靠的参考,还可以在治疗过程中指导骨折脱位的手法整复、牵引、固定和观察治疗效果,为病变发展及其预后做出判断。此外,还可以用X线检查观察骨骼生长发育的情况以及观察某些营养和代谢性疾病对骨骼的影响。由于X线检查对骨伤科疾病的诊断非常重要,所以骨伤科医师必须熟练掌握X线检查的理论知识和X线读片方法,更好地指导临床治疗。

X线检查虽有不少优点及使用价值,但亦存在某些限度。由于X线检查只能从影像的变化来判断,而不能完全反映伤病的实质变化情况,有不少病变的X线征象往往比病理改变和临床表现出现要晚。如急性化脓性骨髓炎,早期破坏的是骨内软组织而不是骨小梁结构,所以早期X线检查可无明确的骨质变化;又如类风湿关节炎的早期病变均在滑膜韧带,还未影响骨质,X线检查亦难看出变化;关节积血、积液还是积脓,常规X线检查无法区别。总之,初次检查结果阴性,并不能排除早期病变的存在,应依据不同疾病的发展规律,定期复查,方可能发现病变。有时初次 X 线检查能发现病变而不能确诊,经过复查后才能做出定性诊断。X 线检查不可单纯依赖,一定要密切结合临床资料,例如发病急缓、症状轻重和体征特点等,方能明确诊断。

二、检查申请和位置选择

X 线检查通常都由临床医师申请,属会诊性质。正确投照,能够及时获得正确的诊断,防止误诊及漏诊,避免经济损失和减少病员的痛苦。因此,临床医师应根据病员的起病情况、体征及相关实验室检查资料认真填写 X 线检查申请单,包括简要病史及体查、检验结果、检查目的、X 线投照体位等。

(一)X 线检查常规位置

1. 正位

正位又分前后正位和后前正位。所谓"前后"和"后前"是指 X 线的走行方向,X 线经患者是从前向后即为"前后"位,反之为"后前"位。

2. 侧位

侧位即侧方投照,与正位照片结合,即可获得立体完整影像。

3. 斜位

因侧位片上重叠阴影大多,有时需照斜位片。如颈椎斜位片能显示椎间孔的情况;腰椎斜位片便于显示椎弓根;骶髂关节在解剖上是偏斜的,只有斜位片方能看清骶髂关节间隙。

(二)X 线检查特殊位置

1. 轴位

常规正、侧位 X 线片上不能观察到该部位的全貌时,可加照轴位片,如髌骨、跟骨的正、侧位上常显示不清病变,而轴位片上可获确诊。

2. 斜位

除常规斜位外,有些部位需特殊斜位才能显示,如肩胛骨关节盂、腕舟状骨、腕大多角骨、胫腓骨上关节等。

3. 切线位

颅骨、肋骨的病变,在正、侧位上常难确切了解病变情况,加照病灶切线位片则利于显示病变情况。

4. 开口位

第1、第2颈椎正位被门齿和下颌重叠,无法看清,开口位 X 线片可以看到环椎脱位、齿状突骨折和发育畸形等病变。

5. 双侧对比 X 线片

双侧对比 X 线片为诊断骨损害的程度和性质,有时需健侧同时照片进行对比,如儿童股骨头骨骺疾病,一定要双侧对比方可看出。肩锁关节半脱位、踝关节半脱位、踝关节韧带松弛等,有时也要健侧对比方能做出诊断。

6. 脊柱运动 X 线检查

颈椎或腰椎,除常规投照位置外,为了解椎间盘退变情况、椎体间稳定情况等,可采用过度伸展或屈曲体位进行侧位投照,对诊断有很大帮助。

7. 断层摄影检查

利用 X 线焦距的不同,使病变分层显示影像以减少组织重叠,可以观察到病变中心的情况,如肿瘤、椎体爆裂性骨折等。现在已基本上被 CT 检查所代替。

三、阅读 X 线片

1. X 线片的质量评价

阅读 X 线片首先要评价 X 线片的质量如何,质量不好的 X 线片常常会使有病变显示不出来,或没有病变区域看似有病变,会引起误差。只有质量好的 X 线片才能协助诊断。好的 X 线片黑白对比清晰,骨小梁、软组织的纹理清楚。还要排除 X 线片上有无手印等污染。

2. 骨骼的形态及大小比例

由于 X 线检查时对各部位检查的 X 线焦距和片距是一定的,所以 X 线片上的影像大体也一致,只要平时掌握了骨骼的正常形态,阅片时对异常情况很容易分辨出来,大小比例虽然按年龄有所不同,但也大致可以看出正常或不正常,必要时可与健侧做对比。

3. 骨结构

(1)骨膜:在 X 线下不显影,只有骨过度生长时才出现骨膜阴影,恶性肿瘤可先有骨膜阴影,雅司病、青枝骨折或疲劳骨折后也常会出现阴影。如果在骨皮质外有骨膜阴影,应考虑上述病变。

(2)骨皮质:是致密骨呈透亮白色,骨干中部厚而两端较薄,表面光滑,但肌肉、韧带附着处可有局限性隆起或凹陷,是解剖上的骨沟或骨嵴,不要误认为是骨膜反应。

(3)骨松质:长管状骨的内层或两端、扁平骨如髂骨、椎体、跟骨等均系骨松质。良好 X 线片上可以看到按力线排列的骨小梁;若排列紊乱可能有炎症或新生物。如果骨小梁透明皮质变薄,可能是骨质疏松。有时在骨松质内看到有局限的疏松区或致密区,可能为无临床意义的软骨岛或骨岛,但要注意随访,以免遗漏了新生物。当在干骺端看到有一条或数条横形的白色骨致密阴影,这是发育期发生疾病或营养不良等原因产生的发育障碍线,也无临床意义。

4. 关节及关节周围软组织

关节面透明软骨不显影,故 X 线片上可看到关节间隙,此有一定厚度,过宽可能有积液,关节间隙变窄,表示关节软骨有退变或破坏。骨关节周围软组织如肌腱、肌肉、脂肪虽显影不明显,但它们的密度不一样,若 X 线片质量好,可以看到关节周围脂肪阴影,并可判断关节囊是否肿胀,腘窝淋巴结是否肿大等,对诊断关节内疾患有帮助。

5. 儿童骨骺 X 线片

在长管状骨两端为骨骺,幼儿未骨化时为软骨,X 线不显影;出现骨化后,骨化核由小逐渐长大,此时 X 线片上只看到关节间隙较大,在骨化核和干骺端也有透明的骺板,当幼儿发生软骨病或维生素 A 中毒时,骺板会出现增宽或杯状等异常形态。

6. 脊椎 X 线片

(1)上颈椎开口位:要看齿状突和侧块两侧是否对称,齿状突有无骨折线,侧位寰椎的位置,寰椎前弓和齿突前缘的距离,成人不超过 3mm,幼儿不超过 5mm,若超过可能有脱位。寰椎后弓结节前缘和第二颈椎棘突根前缘相平,否则是脱位。齿突后缘和第二颈椎体后缘相平,如果不平,可能是骨折脱位。其他颈椎正位呈两侧稍突起,此是钩椎关节;若此突起较尖而高,甚或呈鸡嘴样向侧方突出,这在临床上可压迫神经根或椎动脉,应当引起重视。

(2)颈椎侧位片:先看椎体、小关节的排列,全颈椎生理弧度是否正常,有无中断现象,还要看椎间隙有无狭窄,椎体缘有无骨质增生,运动照片上颈椎弧度有无异常,椎体间有无前后错动形成台阶状。还要测量椎管的前后直径,椎弓根的横径,过大可能是椎管内肿瘤,过少可能是椎管狭窄。后纵韧带骨化只有侧位 X 线片上能看到。颈椎前方为食管、气管,侧位片上椎体和气管间软组织阴影有一定厚度,若增厚应怀疑有血肿或炎症。

(3)胸腰椎正侧位片:要注意椎体形态,椎弓根的厚度,椎弓根的距离。若椎弓根变狭窄,椎弓根距离增大,可能为椎管内有新生物,正位片上要注意全长脊柱是否正侧,椎体是否正方或有无异常的半椎体,还要注意两侧软组织阴影,寒性脓疡常使椎旁出现阴影或腰大肌肿胀。下腰椎正位片还要注意有无先天异常,如隐性骶裂、钩棘、浮棘、腰$_5$横突不对称、腰椎骶化或骶椎腰化等。椎间隙有无狭窄,以侧位片较清晰。

侧位片先看排列弧度,常见下胸椎后凸较大,多为青年性骨软骨炎的后果。下腰椎有时会看到过度前凸,这是腰痛的原因,此种患者仔细观察常发现并有滑脱或反滑脱,可能是椎间盘退变的后果。看椎体有无变形,下胸椎二、三个楔状或扁平可能是青年性骨软骨炎的后果。单个的变形以外伤多见,但转移病变也不能除外。椎体的骨小梁在质量良好的 X 线片应当看得清,若看不见或呈透明样,可能有骨质疏松症。椎间盘的厚度应当上下一致,而且愈到腰$_3$、腰$_4$、腰$_5$,其厚度愈大,对比之下若某一节段狭窄,可能是病变。下腰部看到有滑脱,则还要进一步检查有无崩裂或先天发育异常。斜位腰椎片可以帮助诊断。斜位片上可以看到小关节和关节对合情况,小关节面致密或不整齐,可能是小关节有创伤性关节炎或小关节综合征。腰椎运动侧位 X 线片,可发现椎体间其一节段有过度运动或不稳情况,以决定治疗方案。

第二节　常用造影检查

对于缺乏自然对比的结构或器官,可将高于或低于该结构或器官的物质引入器官内或其周围间隙,使之产生对比以显影,此即造影检查。引入的物质称为对比剂也就是常称的造影剂。它能扩大 X 线检查范围。

一、概述

(一)造影剂

按密度高低分类高密度造影剂和低密度造影剂两类。

1.高密度造影剂

高密度造影剂为原子序数高、比重大的物质。常用的有钡剂和碘剂。钡剂为医用硫酸钡粉末,加水和胶配成不同类型的钡混悬液,主要用于食管及胃肠造影。碘剂分为有机碘和无机碘两类。将有机碘水剂类造影剂注入血管内以显示血管和器官,已有数十年历史。经肾排出,可以显示肾盂及尿路,直接注入动脉及静脉可显示血管,还可行 CT 检查。70 年代以前采用离子型造影剂,此为高渗性离子造影剂,可以引起毒副反应。70 年代已开发出非离子型造影剂,它具有相对低渗性、低黏度、低毒性等优点,减少了毒副反应,适于血管造影、中枢神经系统检查及增强 CT 扫描,但费用较高。

水溶性碘造影剂有离子型如泛影葡胺,非离子型有碘海醇、碘普罗胺和碘帕醇等。

无机碘有碘化油,目前已较少使用。

2.低密度造影剂

低密度造影剂为原子序数低、比重小的气体如二氧化碳、氧气、空气等。

(二)造影方式

有直接引入和间接引入两类。

1.直接引入

包括:①口服法:如食管和胃肠钡餐检查。②灌注法:如钡剂灌肠、窦道和瘘管造影、逆行泌尿道造影及子宫输卵管造影等。③穿刺注入法:直接或经导管注入器官或组织内。如心血管和脊髓造影。

2.间接引入

以静脉注入碘对比剂后,造影剂经肾排入泌尿道内,而行尿路造影。在造影剂中钡剂较安全,而碘造影剂过敏较常见,有时较严重,需引起重视,及时防治。

二、关节造影

关节造影是为了进一步观察关节囊、关节软骨和关节内软组织的损伤状况和病理变化,将造影对比剂注入关节腔并摄片的一种检查,常用于肩关节、腕关节、髋关节和膝关节等。

由于应用造影剂不同,显影征象也不一样。应用气体造影称之阴性对比造影法,碘剂造影称之阳性对比造影法,如果二者同时兼用则为双重对比关节造影,常用于膝关节。

(一)肩关节造影

肩关节造影通常将阳性造影剂注入关节腔内,以诊断肩关节内、关节囊和周围某些软组织损伤与病变。

1.适应证

(1)肩关节疼痛和功能障碍者,可能系肩关节周围炎、腱鞘炎、肌腱脱位或半脱位者,可以考虑行关节造影。

(2)肩关节外伤后,不明原因的关节疼痛和功能障碍,可能系肩袖或关节囊损伤,亦宜行关节造影检查。

(3)选择性研究肩关节疾患,采用关节造影做进一步观察。

2.禁忌证

凡关节有炎症,新鲜关节内骨折及穿刺部位皮肤有炎症和碘过敏者不宜做造影。

3.造影技术

(1)穿刺入路选择:通常有两种进路选择,即前方穿刺和后部穿刺。

(2)造影:穿刺针头进入关节腔后,将造影剂(泛影葡胺或其他水溶性造影剂)15～20mL注入。在透视或电视荧光屏上观察,并立即拔出穿刺针,穿刺部稍许加压,防止造影剂外溢影响造影显影图像(图4-1)。

(3)摄片:一般取前后位、肩关节轴位和内、外旋位摄片4张。

(4)造影征象:造影剂充盈整个关节,关节囊表现与关节腔相一致的形似袋状密度增高阴影。肩胛盂和肱骨头软骨处与该解剖结构相应的密度减低区。在轴位片上,肱骨的结节间沟显示清楚,外旋位,关节囊呈半圆形充盈;外旋位上,显示为弯曲管状阴影,中央密度减低为肱二头肌腱阴影。如果发现有异常,则为该部结构病损所致。

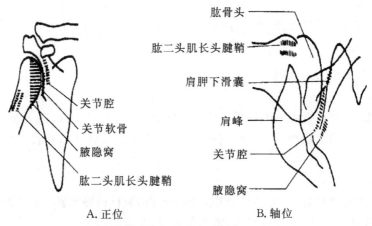

A.正位   B.轴位

图4-1   肩关节造影

(二)腕关节造影

腕关节由桡骨远端、关节盘、舟状骨、月状骨、三角骨和关节囊及周围的韧带所组成。由于近排腕骨和桡骨远端运动功能复杂,其损伤机会也较多,常形成不明原因的慢性疼痛。某些损伤借助普通 X 线片平片不能做出诊断,而需借助造影技术。

1.适应证

腕部外伤后,未能查出明确损伤部位,经长时非手术治疗,仍有软组织肿胀,肌力减退并有旋转受限;时有放射疼痛和压痛者,可行关节造影。

2.造影技术

(1)穿刺:通常采用腕背部于腕月状骨和桡骨远期之关节间隙进入。穿刺时,宜将腕关节掌侧屈曲30°,使桡骨向后突起便于触之。

(2)造影:可选用水溶性造影剂,并适当抽1％～2％普鲁卡因1～2mL 混合一起注入。一般情况,腕关节腔可容纳 4～5mL。在电视下观察更有益于造影剂量的掌握。

(3)摄片:造影剂注入后应立即摄片,常规拍摄腕关节前后位、后前位、侧位和斜位片。

(4)造影征象:①正常腕关节正位片,显示近侧关节面为弧形线状致密形至尺侧呈"Y"型,并在尺侧可出现球形的影为尺侧窝。②三角软骨破裂,在尺侧密度减低区为三角软骨,多为梭形。三角软骨与桡骨分离即谓"断尖"现象;部分缺损和裂隙等现象(图4-2)。

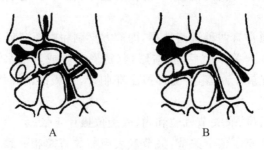

A   B

图4-2   腕关节造影

（三）髋关节造影

1. 适应证

髋关节造影主要适用于先天性髋关节脱位。某些轻度的髋关节脱位，普通X线平片难以发现异常，但造影常可提示病理变化。造影可显示关节囊变化和髋臼和股骨头软骨状况等。

2. 造影技术

（1）穿刺部位的定位：在髋关节穿刺前应做好穿刺部位的定位，选择好穿刺点。通常取髋关节前侧穿刺。

（2）造影：应用泛影葡胺或其他水溶性造影剂，通常4～6mL即可充盈整个髋关节。拔除穿刺针后，活动髋关节，使造影剂均匀分布并充盈。

（3）摄片：宜拍摄髋关节前后位、侧位及外展前后位片。

（4）造影征象：正常髋关节，股骨头为圆球形，其表面与髋臼弧度相对应，髋臼底部造影剂比较均匀，并无任何充盈缺损。先天性髋关节脱位，髋关节关节囊呈葫芦状，臼底由软组织充填，有充盈缺损（图4-3）。

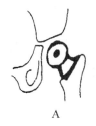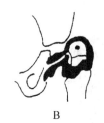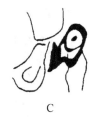

A   B   C

图4-3　髋关节造影

（四）膝关节造影

膝关节损伤和疾患比较多见，但对一些没有肯定症状和体征的临床诊断常遇到困难，单据临床检查诊断也往往不够正确。采用膝关节造影可以提高其诊断准确率。

造影可用气体或碘液。但目前多用二者并用的关节双重对比造影。具有反差大、对比度强，容易显示关节内的病损变化。

1. 适应证

（1）临床检查未能明确的关节内病损，如半月板和交叉韧带等。

（2）对已经确定膝关节内病损，其性质或确切部位不够明确者，宜施行造影做进一步确定。

2. 禁忌证

凡关节感染性疾患，关节内新鲜骨折和出血者不能行造影。

膝关节造影的适应证选择和术中操作应十分注意无菌技术，由造影引起膝关节感染乃至病变时有发生。

3. 造影技术

（1）术前准备：普鲁卡因、碘过敏试验，皮肤及有关器械之准备。关节穿刺过程按无菌操作要求。

（2）穿刺和造影：患者取平卧位，常规消毒，铺无菌巾，选好穿刺点（一般在髌骨中点平面的髌侧缘），皮内注射少量1%普鲁卡因后直接穿刺入关节腔内，如有积液则尽量抽尽（关节腔内可注入 1‰普鲁卡因 1mL),然后注入 60％康锐或碘他拉葡胺 4～5mL,再注入氧气 30～50mL(以膝关节膨胀起为度)。注射完毕拔针。消毒纱布覆盖穿刺孔。伸屈膝关节活动 7～8 次。

(3)摄片:按照各种观察目的,采用一定体位和 X 线投照角摄片。如做股胫关节造影,则患者侧卧位,观察侧在上,膝伸直约 170°,先于皮肤画出胫骨平台上缘关节间隙。踝部加压牵引,固定好膝部,X 线从水平方向切过关节间隙摄片。每侧一般取中立位,内旋 45°位及外旋 45°位摄片。必要时加摄其他需观察部位的相应体位特殊系列 X 线片。

(4)造影征象:正常的膝关节造影片上,能清楚地显示内、外侧半月板,关节软骨,滑液囊,髌下脂肪垫和交叉韧带等结构。半月板损伤,可在损伤处表现为充盈缺损,呈线状或碎裂状。

三、脊髓造影术

脊髓造影又称之椎管造影,作为诊断椎管内占位性病变和因外伤所致椎管形态变化,脊髓造影是一种常用和有效的检查手段。自 1919 年 Dandy 首先应用造影对比剂做椎管造影以来,造影技术不断得以改进,造影剂的研制和选择应用日趋完善。

关于脊髓造影术的评价,通常认为当临床和普通 X 线检查在病变定位有困难时,应用造影技术具有独到的作用(图 4 - 4)。

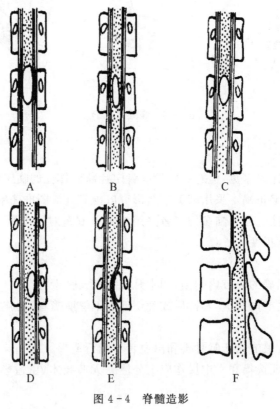

图 4-4 脊髓造影

(一)脊髓造影术的目的

1.确定病变的位置和范围

为了明确椎管内病变,如脊髓内、外压迫以及脊柱解剖结构的损伤和病变所形成的神经压迫(椎间盘、骨赘和骨折片等)。为了确定病变节段水平和病变范围,例如椎管狭窄的部位和范围及损伤后椎管形态变化,以此作为临床治疗前后的辅助判断。

2.诊断和鉴别诊断时采用

鉴别引起脊髓病的某些不易鉴别的病理因素,如脊髓本身的病变,或椎管内病变等加以区别。CT扫描时,为了增强脊髓与占位性病变的相互之间对比度,将水溶性造影剂注入蛛网膜下隙后,在CT扫描的横断层面上可清晰显示硬膜囊内、外的结构。

3.探索性研究

采用高质量水溶性造影剂注入椎管内(蛛网膜下隙),研究椎管动态条件下形态或容量变化。这种研究常在腰椎或颈椎造影同时进行,也可在尸体上研究。

(二)脊髓造影的适应证和禁忌证

1.适应证

(1)采用其他检查手段不能明确的脊髓内或脊髓外的病变,经脑脊液流变学检查证明蛛网膜下隙有梗阻,但病变部位和范围又不十分明确,应选择造影做出诊断。

(2)经临床检查病变性质不明确,脊髓内、外或椎管结构(椎体后缘、椎间盘、黄韧带和关节突等)的病变,选择造影有助于确诊。

(3)多节段的神经损害:椎管内肿瘤约有4%是多节段占位;多节段的椎间盘突出也不少见。这种病变在临床上有时很难做出判断,在极少数情况下椎间盘突出和肿瘤共存。采用全脊髓造影非常有必要。

(4)为确定某些椎板切除术后,患者的症状复发原因,也宜选择造影术。这种手术后变化,常是蛛网膜炎、神经根粘连、硬膜囊瘢痕压迫或椎间盘突出复发,造影可显示其病理的变化。

2.禁忌证

(1)全身情况差,不胜负担脊髓造影检查操作的刺激。

(2)对于穿刺局部皮肤有炎症和碘剂过敏者。

(3)某些无手术指征,或不宜手术的病例不宜选择。

(三)造影对比剂及其选择

1.空气

空气是较早使用的造影对比物,但迄今仍有少数病例对碘剂过敏者而需要造影者所应用。以氧气为最理想。空气造影具有刺激性小,在较短时间内完全吸收,又是髓内病变的一种良好的对比剂。根据造影部位多用于下腰椎和颈椎,每次注入后,由于气体不能直接与脑脊液混合,而脑脊液被气体所排挤占据并替代才能显影。

造影时气体的用量通常40~80mL,据部位不同,可作调整。但注入的速度不宜太快。气体不能自由穿过蛛网膜下隙,增加该腔压力而产生头痛。在X线下对比强度弱,对于神经根袖显示不清,极外侧型椎间盘突出,可能被遗漏;各种非梗阻性损害,例如粘连性蛛网膜网,血管畸形等显示并不满意。

2.碘本脂

碘本脂是一种含碘的油脂酸造影剂,该造影剂对比性强,对硬膜囊充盈较好,X线显示清楚。其不良反应也较明显,停留在蛛网膜下隙时间较久,吸收缓慢。滞留在蛛网膜下隙,长期刺激可引起继发性蛛网膜炎;虽然该制剂粘连度低于碘油,但在蛛网膜下隙充盈分布和扩散不甚满意,尤其在神经根袖常不能达到良好的充盈。目前已经废弃不用。如果临床上需要造影检查,又无条件选择高质量水溶性造影剂时,应用碘本酯后,应在造影术同时或手术中将其吸取。

3.甲泛影酰胺

甲泛影酰胺是一种水溶性三碘造影剂,属于非离子碘复合物,在溶液中不解离,具有比离子碘水溶性造影剂较低的渗透压。此种造影剂具有易吸收,对比度清晰及充盈良好等优点,这些是离子碘造影剂无法可比拟的,造影后易出现兴奋,失眠;神经根刺激症状,如感觉过敏、腰腿痛一过性加重;有时会出现脑刺激症状,如恶心、呕吐及体温上升等。多在 1～2 天内消失。造影剂用量:腰骶部为 10～14mL(170mg/mL),胸脊髓 10mL(200～250mg 碘/mL),但含碘总剂量不得超过 300mg,在配制时必须加以注意。

4.碘海醇

碘海醇是一种新型极高水溶性造影剂。并具有低化学毒性,人体对其耐受性比甲泛影酰胺要强。比重略大于脑脊液,碘海醇的黏稠度与人体血液基本相似,注入蛛网膜下隙,很快与脑脊液混匀,分布均匀,硬膜囊和神经根袖都可获得良好的充盈,X线显示清楚,细微变化也能显示出来。该剂在蛛网膜下隙被吸收,并以尿的形式排出体外。注入后 2 小时排出 83%,一周后排出 96%,体内不存留。不良反应极小而且轻微。

(四)颈椎椎管造影

颈椎椎管造影有两个途径:腰椎穿刺椎管造影和小脑延髓池穿刺椎管造影。前者为上行性造影,后者为下行性造影。腰椎穿刺容易操作且安全,但造影剂在蛛网膜下隙行程长,容易弥散,集中于颈椎显影有时不理想;小脑延髓池穿刺难度稍大,有一定危险性,但造影显影比较好。

1.腰椎穿刺颈椎管造影

通过腰椎穿刺并注入造影对比剂,上行至颈椎,以显示颈椎部位病变。

术前准备:造影前禁食。检查穿刺部位皮肤,必要时剃毛。术前 30～60 分钟注入安定5mg。

操作技术:患者侧卧于略呈倾斜的 X 线摄片床上。选择腰$_{4～5}$或腰$_{3～4}$棘突间隙作为穿刺点。消毒及局部浸润麻醉后,选用 20 号或 22 号腰椎穿刺针作穿刺,证实针头完全进入蛛网膜下隙(抽出针芯后脑脊液流畅),留取脑脊液 2 份各 3～4mL,备做常规和生化检查。将备用的碘海醇抽取 10mL(每毫升含碘量 350mg 或 300mg)注入蛛网膜下隙(针头斜面向头侧),并要求 10 秒钟内注射完毕。立即在 X 线电视荧光屏上观察造影剂分布状况,然后将摄片床迅速倾斜,便造影剂流向颈段,并准备摄片。造影剂先头抵上颈椎时即施摄片,更换体位摄取各种位置 X 线片。如果电视屏幕上显示不清晰时,待造影剂集中延髓池和上颈椎后,调整床位使造影剂自上而下再通过一次摄片。球管片距 80～100cm,以 75～85kV(千伏)和 80～85mA(毫安)的条件进行摄片。

造影术后,肌内注射安定 5mg,患者取半卧位和或头高卧位 4～6 小时。

2.小脑延髓池穿刺造影术

属于下行性造影,通常适用于蛛网膜下隙完全梗阻、腰椎退变或畸形严重、腰椎穿刺失败者以及腰椎穿刺部位皮肤感染者须另辟造影途径。

术前准备同腰椎,尚须剃去枕颈部头发和汗毛,至少头部后侧半部。

操作技术：患者侧卧位，颈椎略弯曲，头和侧面部下方垫以小枕头，使小脑延髓池与脊髓位于同一水平面。常规消毒皮肤，局部浸润麻醉。助手固定患者头部。术者以左手拇指触摸确定枕外粗隆与第二颈椎棘突之间凹陷；右手持针，于其间连线之下2/5上界刺入，沿眉弓与外耳门连线平行之正中方向缓缓刺入。通常在针尖刺入3.5cm之后，再每刺入0.5cm时，将针芯取出一次，看有无脑脊液流出，防止穿刺过深，避免伤及延髓。自皮肤至小脑延髓池距离，成年人为3.5～5.0cm，小儿2.5～3.0cm。小脑延髓池深1.0cm。如果穿刺相当深而无脑脊液流出，则应拔针矫正方向，重新穿刺。

留取脑脊液，并注入造影剂（同腰椎穿刺造影）。

目前，多采用电视荧光屏监视穿刺，便于观察造影剂在蛛网膜下隙流，对掌握摄片时机极为有利。

3.颈椎管造影的征象

颈椎管造影应在造影剂注入后，立即进行观察，在电视荧光屏上了解碘柱在蛛网膜下隙运动和流速，并能看到在正常和病变条件下造影剂通过或梗阻状况，在透视观察的同时作摄片。颈椎椎与腰椎管造影不一样，在造影剂注入后，很难较长时间保持相对稳定状态，随体位变化流动速度也会改变，摄片的瞬间至关重要，往往影响影像的质量。

(1)颈椎椎管造影的正常表现：脊髓蛛网膜下隙上起于枕骨大孔区的小脑延髓池，下达骶$_{2～5}$水平，形成盲端。在上端即枕骨大孔区呈漏斗状，下颈段和上胸段略宽些，中胸段微狭窄，下胸段又开始变宽，以腰段最宽。

1)正位征象：正常正位造影X线与椎间隙管结构相一致出现节段性变化，在椎弓根水平椎管腔横径最窄，在椎间隙水平管腔横径最宽，并向两侧突出，形若"峰状"，这是由于脊神经根袖形成的突起，在颈椎接近水平横向，而腰椎则呈30°～60°角。因此，在颈椎椎间盘水平碘柱显示较宽，呈现双峰状突起。

2)侧位征象：造影对比剂在颈椎侧位蛛网膜下隙呈柱状影像。在椎体水平面略向前凸，而在椎间盘水平略向椎管内凹陷，但没有像正位那样的节段性增大或狭窄征象。

如果在电视荧光屏观察和X线摄片并非标准侧位，则造影的影像就会歪曲，甚至出现假象，因此，拍摄标准侧位（造影剂显示硬膜囊前缘与椎体后不相重叠）十分重要。

(2)颈椎病的造影征象：颈椎病的造影征象与病变部位、严重程度有关，但多在病变节段表面充盈缺损或不全梗阻（在动力性摄片时也行完全梗阻征象）。

四、椎间盘造影

椎间盘髓核造影是指将造影对比剂通过穿刺直接注入髓核内，借以显示髓核的形态和病变状况。

椎间盘造影临床上使用有不同看法，有人认为此造影术无危险，并认为并发症仅有0.5%～1%，但更多经验表明，椎间盘造影操作复杂，尤其两个或两个以上椎间盘造影，引起不良作用较多，此外造影的范围受到限制，这一点远不如脊髓造影，造影的征象判断有时很难。因此，除了特殊原因以外，最好不做椎间盘造影。

(一)适应证

(1)临床上不能明确的下腰痛伴神经根性疼痛，并疑有椎间盘突出症者。

(2)神经根压迫症手术中，欲了解髓核病损情况，可同时做髓核造影检查。

(二)禁忌证

(1)对于椎间盘突出的可能性极小者。

(2)怀疑其他病变,例如肿瘤或炎症者不宜施行髓核造影者。

(3)碘过敏、全身情况差及穿刺部位有炎症者。

(三)入路选择

(1)硬膜外穿刺法:此法适用于腰椎,以腰$_5$骶$_1$为好。于棘突旁椎板下缘穿刺,但不穿过硬膜,即达到椎间盘的后侧。

(2)经硬膜穿刺:适用于腰$_3$至骶$_1$之间。在选定造影椎间盘相邻二棘突间刺入,穿刺时贯通硬膜,但易损伤马尾神经。

(3)侧方穿刺:适用颈椎和腰$_{1～2}$。在棘突旁4～5cm,向中线方向斜行刺入,循经椎间孔前外侧直刺入椎间盘。

(四)造影方法

1.术前准备

必须拍摄全腰椎正侧位X线片,以明确有无其他病变和畸形,以避免穿刺定位的错误;术前给予适当的镇静剂,碘过敏试验和皮肤准备。

2.操作技术

据造影部位不同,穿刺的入路选择不同。以下腰椎椎间盘髓核造影经硬膜穿刺为例,患者侧卧位,头颈和髋膝屈曲。采用双套针或单针穿刺。进针之前仔细阅片,准确判断棘突、椎间孔和椎间盘相互关系。于棘突下缘与椎间盘属同水平时,穿刺的方向应在棘突下缘垂直刺入;如棘突大又向下呈钩状、则穿刺宜向上方倾斜刺入。

穿刺操作过程中如能在电视荧光屏上观察其位置和深度则更为有利。因为随时可以调整刺进方向。刺破黄韧带,贯穿硬膜囊后壁和前壁即有抵抗为后纵韧带。对准方向再推进1.5cm后即进入髓核。

注入造影剂:应用含碘浓度略高的造影对比剂,在透视下注入。正常椎间盘可容纳0.3～1mL,在推入时阻力大,并少有疼痛症状发生;相反,如椎间盘有病变时则注入剂量较多,有时多达3mL。

摄片:穿刺针头可不取出,以避免造影剂外漏。常规拍摄以造影椎间盘为中心的正侧位和左右斜位片。拔出穿刺针头。

术后处理:卧床1～2天即可下地活动,必要时使用常规剂量抗生素预防感染。

(五)造影征象及评价

腰椎椎间盘造影征象判断,主要根据三个表现做出评价,即造影剂的剂量,注入后症状的再现和椎间盘组织的X线表现。造影剂量多常表现椎间盘突出或变性。造影剂注入后无明显疼痛,但再注入困难则表示髓核正常,注入后有疼痛常说明髓核变性或突出。髓核造影征象如下。

1.正常征象

沿椎体上下缘分布两个充盈造影剂阴影,不进入纤维环,两条造影剂阴影在椎间盘中央有一不规则条影相互连接,呈"领扣"状外观;有时呈球状髓核征象,多为青少年,或成分叶状髓核,以成年人多见。

2.椎间盘突出征象

造影剂可显示程度不同的突出,严重者可突向椎管也可以向前方过伸为单支状、多支状和粉碎状等。

五、窦道及瘘管造影

窦道或瘘管是由于某些病变所形成的异常通道,可分为先天性和后天性两大类。后者是存留于病变部的死骨、异物、感染的坏死软组织,甚至遗漏于病变内的纱布条、引流管的碎片都可能造成异常通道长期不愈合。窦道及瘘管造影术是指利用造影剂检查身体各部的瘘管或窦道,如慢性骨髓炎、结核病或其他病变所引起,用以测知其位置、范围来源及其分布情况,有助于手术治疗。

(一)造影剂

应用于瘘管或窦道的造影剂必须无毒性反应和无刺激性,黏稠度中等,否则在注入时容易从瘘管或窦道流出而影响造影成功。通常采用40%碘化油剂,其剂量依瘘管或窦道的大小而增减,一般为10～20mL,足够令瘘管或窦道造影。

(二)造影技术

先将造影剂吸入20mL或较小更大的注射器中,将注射器内空气排出,然后将注射器直接插入瘘管中,并将瘘管口的周围用无菌纱布围住,防止注射器时造影剂向外溢出,如有能上能下流的橡皮管,注射器也可接于橡皮管的外端。将造影剂缓慢注入。造影剂应在透视控制下注射至全部瘘管充盈为止,注射完毕后注射器仍应插在瘘管内或用其他方式防止造影剂外溢,然后即可进行摄片。

(三)投照技术

为了解瘘管或窦道的大小和位置等的详细情况,必须摄取直角的两张片,胶片的大小按照瘘管的范围而定,中心必须对准暗盒中心并与之垂直。

第三节　CT检查

一、概述

CT是computed tomography的简称。自1972年首先由Hounsefield将CT临床应用于头部扫描之后,1974—1975年Ledly等进一步制作全身扫描机,使这种原来只用于头部的扫描机扩展到全身各个部位,从而开始了对脊柱的研究。早期由于其对软组织成像不够清晰,因而只限于检查脊柱的骨组织,随着CT装置设计的迅速改进,到目前已由原始的第1代发展到第4代高分辨力扫描机,螺旋CT机也已供临床应用。

二、CT机的基本结构

第1代(原始型)CT机,采用密集平行X线射束,聚焦在单个检测器上,射束及检测器均安装在一个桥形架上,做平移-旋转式扫描(translate/rotate),使 X 线射束通过窄道横穿过患者某一选定部位层面。整个桥形架完成第一个平移扫描后,旋转 1°角,再做另一个方向扫描,如此反复连续平移-旋转,直至转完 180°,从而获得数十万测量数据,将这些资料输入电子计算机进行处理,构成一个横断面图像。由于只有一个检测器,扫描的次数多,时间长,需 5~10 分钟,甚为缓慢(图 4-5A)。

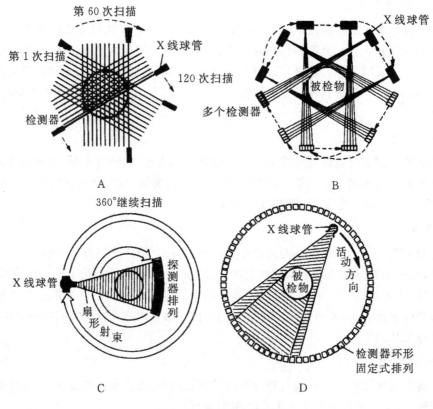

图 4-5　CT 扫描示意图
A、B. 平移-旋转式;C、D. 旋转-固定式

第 2 代扫描机,改用扇形射束和多个检测器,每次扫描转动角度由 1°增加到 10°,能做头部及全身扫描,时间明显缩短,每次需 20~120 秒(图 4-5B)。

第 3 代扫描机,用宽扇形射束,检测器数目增加(多达 600 个),可以连续转动 360°,扫描时间缩短到 5~10 秒(图 4-5C)。

第 4 代扫描机,使用与第 3 代相同的宽扇形射束,数百个检测器固定排列成环状。只需转动 X 线管即可扫描,每次时间缩短到 2~5 秒(图 4-5D)。

三、螺旋 CT

螺旋 CT(spiral computered tomography)采用了单方向连续的滑环技术,利用滑环来处理旋转部分与静止部分的馈电及信号传递。SOMATOM PLUS 螺旋 CT 成像系统,属高压滑环式,这种螺旋 CT 的优点在于扫描时间可达 1 秒,大大缩短层间的延时,并发展了一系列新技术,如体积扫描(通称螺旋式扫描)、可增加造影剂利用率的动态多次扫描和快速扫描序列、动态屏幕等,是当今较先进的 CT 扫描机之一。

1.螺旋式扫描方式

螺旋式扫描是在机架连续旋转的同时,以一定的速度使患者做纵向运动,X 线连续曝光,并连续采样收集数据(图 4-6)。此种扫描不再是对人体某一层面采集数据,而是围绕患者螺旋式地能够在几秒钟内采集较大容积的数据。常规扫描与螺旋扫描的本质区别在于,前者得到的是人体的二维信息,而后者得到的是人体的三维信息,故螺旋扫描方式又称之为体积扫描。螺旋 CT 扫描获得的是三维信息,且其工作效率更高,在信号处理上就比二维信息的处理有丰富得多的内容和更大的灵活性,可以得到真正的三维重建图像而不会有任何重组成分,可根据需要在所扫描的体积内对任意面、任何位置进行重建,还可以在重建的三维图像中把某一部分组织或器官从图像中去掉。三维数据的采集使 CT 的血管成像(CTA)成为可能,与磁共振血管成像(MRA)相比,它没有运动、吞咽、呼吸和血流伪影,可识别钙化斑等,已有人用来检查肾动脉狭窄、血管病及内支架、移植血管等情况,对某些病例完全可以代替常规的血管造影。扫描速度的提高,除了提高时间分辨力之外,也减少运动伪影,并可以实现憋一口气在 16~24 秒内就完成一个较长部位(器官)的扫描,如肺部的扫描即可在憋一口气情况下完成,这对外伤患者、儿童等尤为重要。

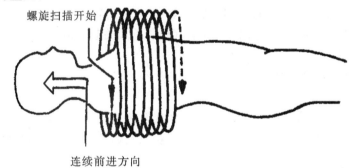

螺旋扫描开始

连续前进方向

图 4-6　螺旋式连续扫描示意图

螺旋 CT 扫描过程中,如果扫描区域比较长或患者不能屏住呼吸时,可导致采集的数据失去连续性。扫描方法包括单螺旋(single helix)、双螺旋(double helix)扫描。虽然有许多方法可以连接原始资料,但数据处理非常繁琐,系统磁盘必须能够贮存 300 个未被压缩的原始资料文件,约 300 兆字节,占据计算机许多空间,因而螺旋扫描应仔细选择扫描参数,尽可能一次完成。

2.螺旋 CT 和普通 CT 的比较

目前普通 CT 主要存在以下缺点:①尽管采用薄层连续或重叠扫描,冠状面或矢状面成像的空间分辨力仍不能达到诊断要求。②相邻两层扫描间隔时间内轻微的呼吸运动即可使扫描层面不连续,容易遗漏较小的病变,并且降低二维或三维重建图像质量。③增强扫描时需要团注,造影剂在间质内弥散相对较低,减低了肿瘤和周围正常组织之间的对比,而且为了维持较长时间的强化效果所需要的剂量很大。如果不能进一步提高扫描速度,很难克服上述不足。

螺旋 CT 正是通过改变扫描方式提高扫描速度,与普通 CT 相比螺旋 CT 主要有以下优点:①一次屏气扫描层数达 9~24 层而没有呼吸运动伪影,因而冠状面或矢状面重建的空间分辨力高,较小的病变不会因呼吸运动而漏扫,二维或三维图像质量得到改善。②选择适当造影剂量可以显示血管,使 CT 血管造影成为可能。③如果患者不能维持最大功能体位,可进行快速体层扫描。④不需要重复扫描及重叠扫描,因而患者接受辐射剂量减少。⑤动脉体层扫描可鉴别伪影。扫描速度的提高,可明显缩短检查时间。如床进速度 1cm/s,30cm 检查区域仅需 30 秒。

螺旋 CT 虽然有以上优点,解决了普通 CT 扫描存在的某些问题,但还是存在着自身的缺点。螺旋 CT 的 X 线球管热容量要求 2 百万～4.2 百万热单位,阳板冷却速率达 1.0 百万热单位/分钟,其使用寿命才能和普通球管相当,因而不能无适应证地滥用螺旋 CT 连续扫描。一次连续扫描时间不超过 12～24 秒,扫描范围也应有一定限度,两次扫描时间间隔需要 8～12 分钟,特殊情况下如严重呼吸窘迫综合征患者,螺旋 CT 仍不能完全消除呼吸伪影。

四、CT 检查方法与主要技术参数

1.检查方法

(1)平扫:即不注射造影剂的普通扫描,常用于外伤、骨折、骨关节病等。

(2)造影增强:即通过静脉注入碘造影剂后进行的扫描,常用于骨肿瘤或肿瘤样病变的诊断以及骨感染性疾病和软组织疾患。

(3)特殊扫描:主要包括:①CTM,即脊髓造影 CT 扫描,常用于椎间盘突出和椎管内肿瘤的检查。②CTA,即关节造影 CT 扫描,常用肩、髋、膝等大关节的检查。

2.主要技术参数

(1)定位图:扫描前最好有检查区域的 X 线平片作为参考,可用来确定骨性病变,决定扫描范围、平面及方式、角度等。

(2)层厚与层距:常规为 5mm。当小的骨骼病变及确诊骨异常时,需采用 1～2mm 层厚,如颞骨、岩锥等骨折及骨病。关节软骨、滑膜、半月板以及颈、胸椎间盘的扫描常规层厚为 1～2mm。

(3)窗口技术:是分析数字化图像的重要方法。即选择适当的窗宽和窗位来观察图像。窗宽是指 CT 图像上所包括 16 个灰阶的 CT 值范围;窗位又称窗中心,相当于所显示的灰阶中心,常以所检查脏器的 CT 值作为窗中心进行观察。观察骨关节 CT 图像常用窗口技术有 2 套:①观察软组织的"软组织窗",窗宽＋300Hu,窗位＋60Hu。②观察骨质的"骨窗",窗宽＋1500～＋2000Hu,窗位＋300～＋450Hu。

3.骨关节 CT 扫描的优、缺点及指征

①骨、肌肉内细小病变(2～5mm)的显示是 CT 扫描的优势。②结构复杂的骨、关节(骨盆、脊柱以及胸锁、踝、腕关节等)正常解剖及变化的显示。③传统 X 线可疑病变如关节面细微骨折、软组织小脓肿、髓内肿瘤造成骨破坏及软组织受侵情况的观察,CT 由于分辨力高且无结构重叠而显示较佳。④关节囊内滑膜增生、关节软骨(半月板)完整性观察。⑤对骨破坏区内部及周围结构的显示。⑥CT 值对判断骨内、关节内真空或脂肪具有决定性诊断意义。⑦骨关节疾患术后随访,如骨折后石膏固定 CT 扫描不受影响。⑧体内、骨内金属异物及骨皮质对图像有干扰,易形成伪影,应尽量避免。

4.骨关节 CT 扫描的注意事项

①扫描前应仔细阅读 X 线平片,以了解临床的主要目的,依不同目的选择适当的扫描方法和技术。②观察骨折时,要注意扫描平面是否与骨折平面垂直或成角。③背、臀部较小的软

组织肿块,可采用俯卧位并加标记扫描。④四肢骨关节病变最好双侧同时扫描,以对照观察。⑤一些特殊结构的骨,可根据要求,采用不同的扫描平面或体位。⑥骨关节系统扫描单纯骨内病变,一般无需增强。

五、CT在骨科临床中的应用

(一)创伤

CT扫描检查创伤的目的有3个方面:①明确有无创伤。②了解软组织血肿情况。③为手术方案提供依据。

1.躯干创伤

(1)胸锁关节骨折脱位:CT扫描是诊断胸锁关节前后脱位及骨折最理想的检查方法,增强扫描可显示骨折、脱位(尤其是后脱位)周围大血管损伤的情况。

(2)寰椎骨折:寰椎骨折常规X线不易显示。CT扫描不但能显示明确的骨折线,还可显示骨折片移位程度及寰枢椎脱位,了解椎管有无受压变形等。

(3)齿状突骨折:CT扫描显示齿状突与前结节关系极重要。齿状突与前结节关系正常者,脊髓损伤轻微,反之脊髓损伤较重。

(4)寰枢椎脱位:CT扫描不但能显示寰枢椎前后脱位,更重要的是能显示旋转脱位,并了解是否同时并发骨折及椎管受累等情况。

(5)颈椎横突孔骨折:CT既能显示横突孔骨折、移位情况,又能了解是否同时伴有椎动脉的损伤。

(6)脊椎骨折:脊柱的结构可分为前、中、后三柱:前柱包括前纵韧带、椎体和椎间盘的前2/3,中柱包括椎体和椎间盘的后1/3及后纵韧带,后柱包括椎弓、椎间小关节及韧带。脊柱骨折后的稳定性取决于中柱是否完整。

按Mcafee和Magerl分类,其CT表现如下。①累及前柱的椎体压缩骨折:CT除可见横形骨折线外,尚可见椎体上下缘窗台状骨片前移,构成"双边征"。椎管和椎弓根无损伤。②骨盆骨折:CT检查的目的有骨盆边缘骨折,骨折线是否累及骶髂关节;骨盆环骨折及脱位情况,X线平片显示不佳者;耻骨联合骨折及对后尿道损伤观察。③累及前中柱的不完全性爆裂骨折:平片见椎体高度减小,前后径增宽,CT能显示椎体后部及碎片突入椎管的情况及排除椎体完全性爆裂骨折。④完全性爆裂骨折(累及三柱):CT可显示椎弓的骨折、小关节脱位或半脱位。如伴有旋转作用时,CT可准确地显示椎体及椎弓的骨碎片移位及(或)椎间盘突出所致椎管狭窄的情况。⑤向前过屈的机遇性骨折:由过屈暴力所致;屈曲-分离损伤;做CT检查的主要目的是观察椎管内有否骨碎片存在。

2.四肢创伤

(1)肩关节脱位:尤其是后脱位,还可了解是否伴有骨折及移位情况。

(2)肱骨小头骨折:肘关节轴位扫描即可显示肱骨小头骨折,骨折线常通过滑车前方,形成一游离骨片,冠状面重组可显示骨片移位方向,为手术治疗提供有意义的指征。

(3)腕舟骨骨折:CT既能显示舟骨各种类型骨折,又能了解有无缺血坏死征象。但扫描时应注意腕关节呈侧位,扫描平面与舟骨平行,1~2mm薄层连续扫描。

(4)髋关节脱位:CT能清楚显示髋关节脱位方向,尤其是中心性脱位,而且能确定髋臼及股骨头是否有骨折以及骨折片所在位置、错位是否明显等。

(5)胫骨平台骨折:胫骨平台骨折为垂直压力骨折。尤其当患者病史明确而X线片不能显示骨折者,CT扫描必不可少,它既能显示骨片凹陷程度,又能了解周围软组织及韧带有无损伤。

(6)膝关节半月板损伤:CT扫描对半月板损伤价值较大,现已基本取代了膝关节充气造影检查。扫描时应注意双侧同时扫描,对比观察。薄层(1mm)密扫,可清楚显示半月板形态、密度及边缘轮廓等改变。半月板损伤时则可见其形态不规则、边缘毛糙、局部密度不均匀减低等,且连续多个层面都能显示,同时还可以观察是否伴有骨折。

(7)跟骨骨折:跟骨骨折时,CT扫描主要是观察跟距关节、跟舟关节损伤情况。扫描方法为距小腿关节冠扫和轴扫同时进行。

(二)骨关节疾病

1.躯干

(1)寰枢关节退行性变:常规X线片不易显示,CT能显示寰枢关节骨质增生和移位、变形等改变。

(2)颈椎钩突关节退行性变:钩突侧方增生肥大,是椎间孔狭窄的原因之一。CT能观察钩突关节增生、关节间隙狭窄及关节面下囊变等病变。

(3)骶髂关节退行性变:由于X线平片显示欠清,诊断很困难,常漏诊。CT的应用对骶髂关节的骨质增生、硬化、关节面破坏可有较详尽的了解。

(4)椎间盘退行性变:①椎间盘膨出:该病变几乎都发生于腰椎,CT表现为在椎体边缘之外出现对称的规则的环形软组织影,它可以造成相应椎管硬膜囊及神经根的受压。②椎间盘突出症:又称椎间盘疝。最多发生于腰椎,尤以腰$_{4\sim5}$和腰$_5\sim$骶$_1$椎间盘最常见;其次为颈椎间盘;胸椎椎间盘突出罕见。少数为急性外伤所致。根据发生部位,CT表现可分为中央型和旁中央型两类。前者以压迫硬膜囊,后者压迫神经根为主。疝块在CT上表现为凸出椎间盘边缘的"局限性"软组织影,形态边缘多不规则,其密度较高,可以钙化;也可脱离成游离体,其间接CT征象是硬膜囊外脂肪层不对称或消失,神经根移位,硬膜囊变形等。

(5)椎小关节病:多发生腰椎及颈椎中下段。表现为关节突肥大、骨赘形成、关节软骨及软骨下骨质破坏、关节腔内积气即"真空现象"、滑膜囊肿等,CT上均可清楚显示。

(6)脊椎狭窄症:多为脊椎内骨性通道狭窄或软组织肥厚、间盘突出等所致,可分先天性和继发性。①先天性椎管狭窄:常发生于颈$_{3\sim6}$和腰$_{2\sim4}$,CT主要表现为椎弓根变短,椎管矢径减少,椎板增厚。因椎管矢径正常范围较大,不能单纯依靠矢径测量数值诊断椎管狭窄,椎管面积与硬膜囊面积比值较矢径更有意义。CT上硬膜囊外脂肪层消失是诊断的一个重要依据。②继发性椎管狭窄:原因有椎间盘膨出、突出,黄韧带肥厚,后纵韧带钙化,椎小关节病,感染等。③椎间孔和侧隐窝狭窄:椎间孔又称神经根孔,腰椎间孔狭窄常为小关节突增生内聚及椎体骨赘所致,颈椎间孔狭窄则多见于钩突增生。侧隐窝又称神经管,神经根通过它进入椎间孔,其狭窄最主要的原因是小关节增生肥大。CT上,侧隐窝矢径正常应大于3mm,小于2mm肯定狭窄,2~3mm为可疑狭窄。

2.四肢骨关节病

(1)肘关节滑膜及韧带钙化:肘关节外伤很常见,有时外伤后可造成滑膜增生、骨化,因其结构复杂且伸直困难,普通X线很难显示。CT扫描可见最典型表现为鹰嘴窝内有卵圆形的多环状骨化,致尺骨鹰嘴不能进入其内,肘关节不能伸直。

（2）月骨缺血坏死：CT 扫描的目的是为了早期诊断和明确有关的继发性改变，CT 显示骨质疏松、增生硬化和小囊性变较 X 线平片敏感。

（3）股骨头缺血坏死：CT 扫描目的：①观察骨小梁变化。②观察股骨头内小面积骨质疏松及小囊性变和小碎裂。③观察新生骨情况，尤其是骨小梁的变化，早期见骨小梁密度增高、清楚、锐利，新生骨致密或无骨小梁结构。坏死囊变、塌陷骨折是否发生于关节持重面是一很关键的问题，如发生于持重面则易产生临床症状，否则较轻。

（4）髋关节骨性关节炎：CT 检查的目的是为了关节炎的早期诊断和严重的关节炎术前检查，以利于确定手术方案及术前准备。CT 最常见的征象有：髋臼前后唇增生，髋臼加深，滑膜增生、骨化使股骨头增大、变形，圆韧带窝周围骨化。

（5）膝关节退行性变：CT 检查目的与髋关节类似，CT 扫描时应注意观察股骨髁的骨质改变、关节面下小囊状变，此外，还应注意观察滑膜有无增生、骨化等改变。

（三）骨关节感染

1. 急性血源性骨髓炎

早期 CT 表现为髓腔密度减低，周围软组织肿胀，脂肪间隙变薄、移位等。亚急性期则可见骨质破坏、高密度死骨及软组织脓肿形成。

2. 慢性骨髓炎

CT 检查的主要目的是寻找小死骨、无效腔及有无小的软组织脓肿。

3. 脊柱结核

脊柱结核三大基本 X 线征象是：椎体骨质破坏、椎间隙狭窄和椎旁脓肿。CT 扫描除能显示这些征象之外，更重要的是能发现：①骨质破坏的范围，数目及部位。②椎间盘的破坏。③椎管内受压情况。④椎弓根、小关节等附件的累及情况。⑤椎旁脓肿的大小、范围、数量、位置，死骨及钙化的多少，脓肿与周围结构的关系等。

4. 膝关节结核

关节结核分滑膜结核、骨结核和全关节结核。CT 扫描的目的是观察滑膜的改变、早期骨与软骨的破坏情况和关节积液，如配合关节造影 CT 扫描显示更佳。

（四）骨肿瘤与肿瘤样病变

骨肿瘤的诊断依赖于骨科学、放射学、病理检查三者的互为结合、印证，缺一不可。X 线常规检查是基础，CT 检查则应有目的进行。①对一些复杂的骨或关节肿瘤，CT 扫描有价值，如骶尾骨、骶髂关节、肩、髋、膝、骨盆、脊柱等部位。②对组织或肿瘤的钙化，CT 很敏感。③CT 对诊断骨肉瘤的分型有较大帮助，且能显示细小的变化，如细微的病理骨折、缺损、破坏等。④CT 能显示肿块与周围骨、血管、神经、肌肉等的关系及浸润情况，对手术提供有意义的参考。⑤CT 对软组织肿物的诊断价值极高，能区分肿物的囊性、实性、脂肪、钙化等。⑥对骨肿瘤，CT 扫描的正确估价非常重要，骨肿瘤的 CT 诊断总的不如平片，因此必须结合普通 X 线平片进行综合诊断，以提高诊断正确率。

1. 良性骨肿瘤或肿瘤样病变

（1）骨巨细胞瘤：CT 检查的主要目的是观察：①骨破坏有无膨胀现象。②骨包壳有无中断或缺损。③肿瘤周围有无软组织肿物。④肿瘤内有无异常骨、钙化及液化坏死灶。⑤骨破坏周围有无新生骨。⑥特殊部位的肿瘤与血管、神经的关系。

（2）脊柱骨软骨瘤：骨软骨瘤好发于四肢干骺端，X 线易诊断，但发生在脊柱的骨软骨瘤 X 线平片不易显示，CT 扫描必不可少。CT 扫描的主要目的是观察肿瘤向椎管内生长和脊髓受压情况以及观察软骨钙化情况，其表现与 X 线平片相似。

（3）骨囊肿：CT 扫描主要是观察骨破坏区内的结构是否为液体成分，骨皮质有否变薄、中断、骨折，碎片是否进入病变区内；儿童患者尚需观察其干骺端有无骨破坏。骨囊肿的 CT 表现为均匀一致的低密灶，正常骨小梁结构消失，CT 值近似于水；伴病理骨折时，CT 值稍高，这是由于出血所致。

（4）动脉瘤样骨囊肿：CT 检查显示病灶呈囊状膨胀性骨破坏，其内充满液体，CT 值 10～40Hu，其包壳完整，内密度均匀，无异常钙化，常可见骨间隔。尤其对脊柱的病变，可显示病变与周围组织的关系，观察椎管及硬膜囊受压情况。

2. 恶性骨肿瘤

（1）多发性骨髓瘤：CT 检查的目的及意义是：常规 X 线显示正常骨结构或骨质疏松的椎体，CT 常能显示髓内松质骨破坏，表现为大量的多发的骨内破坏灶、局部骨小梁消失，有时可见到皮质破坏及周围软组织肿块，此外能显示纵隔内的软组织肿抉。软组织肿块经治疗后可以缩小，因此，CT 检查对该肿瘤疗效观察非常有意义。

（2）骨转移癌：脊柱与骨盆是骨转移瘤的好发部位，X 线平片常因骨结构重叠、肠气及内容物影响或病灶较小而显示不清，CT 扫描完全能克服这些不足，既可明确有无骨破坏，又能显示破坏及周围软组织肿物的范围、大小及近邻结构受侵情况，且显示病灶的数目较 X 线平片更多。对脊椎转移癌，CT 不仅显示以上改变，更重要的是还可以明确肿瘤是否侵犯椎管及硬膜囊受压情况。当然，CT 扫描亦有一定限度，如轻微的骨膜反应 CT 不如 X 线平片清楚，四肢长管状骨的骨转移瘤 CT 扫描价值不大。

（3）骨肉瘤：CT、表现为偏心性骨质破坏，以成骨为主者可见破坏区呈大片絮状不规则高密度瘤骨，并发虫蚀样破坏，边缘不清，常见层状骨膜反应及放射状骨针。以溶骨性破坏为主者，病变区呈大片状溶骨性破坏，并可见"骨膜三角"或"袖口征"；若侵犯周围软组织，则形成软组织肿块，其内可见不规则高密度瘤骨。

（4）软骨肉瘤：CT 表现为肿瘤局部呈溶骨性骨破坏，边缘不清，并见团状、环状或棉絮状不规则高密度钙化，并发斑片状软骨内骨化；肿瘤也可侵犯软组织形成肿块。

（5）骨纤维肉瘤。较少见。中央型显示骨髓腔及皮质呈浸润性或大片状溶骨性破坏，边缘不规则，其内可见少量骨质增生及少许层状骨膜反应，骨皮质不规则破坏。周围型呈偏心性溶骨性破坏，周围软组织肿块较大。

（6）尤文瘤：CT 显示肿瘤沿骨干纵轴蔓延，呈不规则溶骨性破坏，皮质、髓腔同时受累，病灶可轻度膨胀，形成一薄层骨壳，破坏区外缘毛糙，并可见放射状骨膜新生骨（骨针），有时呈多层状骨膜反应增生。

3. 椎管肿瘤

分髓内肿瘤、髓外硬膜内肿瘤和硬膜外肿瘤。需 CT 平扫加 CTM 才能显示，并结合脊髓造影进行诊断。CT 能显示肿瘤坏死、囊变、出血、钙化等改变，还能观察邻近椎管骨质破坏情况。CTM 显示肿瘤有一定特征性：髓内肿瘤的 CTM 表现为脊髓呈局部梭形肿大，蛛网膜下隙狭窄或消失；髓外硬膜内肿瘤 CTM 表现为硬膜囊内局部充盈缺损和脊髓被推向对侧移位；硬膜外肿瘤 CTM 表现为硬膜囊和脊髓均被推向对侧移位。

4.脊索瘤

好发部位是骶尾部,占 50%;其次为颅底部,占 35%;其余 15%发生在脊柱其他段。CT 上可见软组织肿块呈分叶状,50%～90%有钙化,几乎全部有骨质破坏并破坏椎间盘,骨质缺损边缘可有硬化,此外尚可观察对周围结构的推移、压迫及侵犯等情况。

(五)软组织病变

1.血管瘤

CT 扫描的目的是为了使病变显示更清楚(尤其是增强扫描),为治疗提供详尽的有关肿瘤部位、侵犯的范围和与周围组织的关系等信息。CT 对血管内的静脉石显示极敏感,且增强扫描有明显强化等,对诊断有价值。

2.脂肪瘤

CT 检查的目的在于确定肿物的位置、范围及与周围血管和神经、骨骼等的关系,以利于决定治疗方案。脂肪瘤 CT 值较低,平扫在 -80～-130Hu。恶性脂肪瘤密度较高,且不均匀,边缘不规则并可见浸润性生长。

3.神经纤维瘤

好发于脊柱旁沟。CT 扫描可完整显示肿物的形态,尤其向椎管内生长的情况,且能清楚显示脊髓受压、移位情况,同时 CT 能明确邻近骨质破坏、缺损、椎间孔扩大等情况。增强扫描时肿块明显强化,肿块较大者中心可有液化坏死灶。

4.血肿

CT 检查可明确血肿的部位、范围,增强扫描则可显示血肿与周围结构的关系。新鲜血肿 CT 上为高密度,随后逐渐变低,1 个月以后发生囊变。

5.骨化性肌炎

CT 扫描的目的是观察有无陈旧骨折症,明确异常钙化,灶周围有无软组织肿物,这点与肿瘤的鉴别极有价值。骨化性肌炎的异常骨钙化影周围无软组织肿块,其边界清楚。其内可见少量骨纹结构。

6.滑液囊肿或软组织囊肿

CT 扫描可清楚显示病变的部位、形态、囊肿大小、囊壁薄厚、囊内密度及周围骨质改变等,CT 表现为直径多为 2cm 以下小圆形囊样灶,其内密度均匀,此外附近关节可见骨性关节病改变。

第四节　MRI 检查

磁共振成像术(magnetic resonance imaging,MRI)在医学诊断中的应用是 80 年代的新技术,被誉为继 CT 后在临床放射学领域中又一重大成就。磁共振成像技术近年来发展异常迅速,图像质量在许多方面已超过 X 线、CT。目前已用于除消化道及肺周边部分以外全身各部位的检查。在脑、脊髓、盆腔、骨松质、心包、胆囊、淋巴结肿大等临床诊断和研究中,已成为重要的手段。在骨科领域,用于椎间盘病变及累及骨髓腔的骨松质病变的检查效果优良。磁共振成像术具有无辐射损害,成像参数多,软组织分辨能力高和可随意取得横断面、冠状面或矢状面断层图像等独特优点,在医学各领域诊断技术中占重要地位。

骨骼肌肉系统全身分布广泛,检查要求不同。MRI 成像具有良好的分辨率和对比度。根据需要可采用不同的线圈和序列。

目前常用的磁振扫描射频脉冲序列有以下几种。

(1)饱和回收(saturation recovery)或 SR:重点反映质子浓度 P。

(2)反转回收(inversion recovery)或 IR:重点反映弛豫时间 T_1。

(3)自旋回波(spinecho)或 SE:重点反映弛豫时间 T_2。

线圈有:体线圈,脊柱线圈,头线圈,颞颌关节线圈,颈线圈和 RI 线圈,膝线圈,C_1、a、C_3 线圈和 E_1 线圈。

一般来讲,线圈都为专用线圈,特殊情况可替代,但效果欠佳。体线圈用来进行骨盆和髋关节的扫描;脊柱线圈主要用于脊柱的扫描;颞颌关节线圈用于颞下颌关节的扫描。四肢的 MR 扫描用 RI 线圈。头线圈可用于踝关节和足的扫描。

扫描平面:冠状面、矢状面、轴位、斜位图像。总的原则,以显示解剖关系明确、病变清楚和其与周围组织关系鲜明,有利于诊断治疗为原则,尤其是手术治疗患者,为手术提供帮助。

成像序列:常规自旋回波、快速自旋回波、梯度回波、反转恢复快速小角度激发成像。

成像方法:脂肪抑制、水抑制,水成像,MR 脊髓造影,MR 血管成像。

常规自旋回波是应用最早、最常使用的一个成像序列。水在 T_1WI 表现为低信号,在 T_2WI 表现为高信号;脂肪在 T_1WI 表现为高信号,在 T_2WI 表现为中等信号强度,T_2 的权重越重,脂肪的信号强度越低;骨皮质由于含水极少,在各种扫描序列上均表现为低信号;软骨组织含水较多,表现为 T_1WI 稍低信号,T_2WI 稍高信号;骨髓的信号随年龄的不同而不同,儿童的骨髓为红骨髓,含水较多,为长 T_1、长 T_2 信号影(T_1 为低信号、T_2 为高信号),待长至成人时,除一些扁骨外,长管状骨的骨髓均为黄骨髓,其信号特点与脂肪相同;成人的骨髓有时红骨髓和黄骨髓的含量不同,信号也发生一定程度的改变,如椎体在 T_1WI、T_2WI 上表现为等信号。SE 序列 T_2WI 类似于关节造影,对于脊柱来讲类似于脊髓造影。

快速自旋回波是在常规自旋回波的基础上发展起来的一种成像方法。它的基本信号改变与常规自旋回波相同,所不同的是脂肪的信号在 T_2WI 上为稍高甚至高信号。

梯度回波扫描是快速成像最常用的一种方法。它的优点是成像时间短,快速小角度激发成像,快速扫描。提高信号比。

反转恢复法:它实际上是真正地表现被检组织 T_1 值大小的图像。它可以通过选择不同的 T_1 值,从而抑制不同的组织。传统的反转恢复法扫描时间比较长,现在较常用的扫描方法为 FLAIR。

脂肪抑制:为抑制脂肪的手段,常与其他扫描序列联合应用。常采用预饱和脉冲或反转恢复法抑制脂肪的信号。脂肪抑制图像上,凡是含水的组织成分,均表现为低信号。这种方法可以用来证实脂肪的存在,以区别在 T_1WI 上均表现为高信号的脂肪和亚急性出血。

水抑制:水抑制的原理与脂肪抑制相同。采用的方法也相同。现在较常用的一种水抑制方法是 FLAIR 成像序列。水抑制图像上,含水的组织成分表现为低信号。

水成像:这种方法实际上是重 T_2 成像,TE 一般在 100ms 以上,其他组织在磁场内已经完全衰减,只有 T_2 时间较长的水的信号。它主要用于脊髓造影。好的 MR 脊髓造影像,可清楚地显示硬膜囊、神经根袖。

IR 序列:骨折患者加扫此序列,利于观察骨折端对周围软组织的损伤程度。

MRM：属水成像的一种，其临床意义需进一步研究。

MRA：为一种无损伤性血管造影，主要显示大血管。对于中小血管则不能显示，但血管肿瘤可显示团块状稍高信号病变。

一、磁共振成像的特点

磁共振成像诊断术之所以具有吸引力，在于其本身具有一些独特的优点。与X线CT及核素医学诊断术相比，MRI信号含有多种成像参数，不仅能重建受检部位的解剖学图像，而且在一定程度上可反映其生理及生化状态，而X线、CT、超声波和核医学成像只靠一种参数，信息不及MRI丰富。磁共振成像是一项非侵袭性诊断技术，无辐射损害。图像质量在许多方面已超过X线、CT，或至少可与CT相媲美。MRI不论在空间分辨能力或反差分辨能力方面均优于超声，图像质量比超声成像好很多。

磁共振扫描可随意切取检查部位的冠状面、矢状面及横断面的断层图像。通过激发不同的射频脉冲序列和改变射频脉冲持续时间及脉冲的间隔时间等方法，可以获得重点反映P、T_1或T_2等不同成像参数变化为主的加权图像，如果组织间的对比度主要是由于各种组织的T_1差异所引起的，而与组织间T_2的差异基本无关时，称这时的图像为T_1加权，同样，由于各种组织之间T_2差异所形成的影像对比，而与T_1的差异基本无关时的MR图像就称为T_2加权。在实际的成像实践中，MR图像所反映的各种组织的对比度既依赖于各种组织间T_1差异，又取决于各种组织间T_2的差异，这种图像称为T_1、T_2混合加权，当然还有质子密度加权的概念。

MRI的主要优点如下。

(1)非侵袭性检查手段，无辐射损害危险。

(2)成像参数多，诊断信息多。

(3)可随意切取横断面、冠状面及矢状面的断层图像。

(4)软组织分辨能力好，明显优于X线、CT，且无骨性伪影。血液或其他体液流动情况亦能观察到，可以不用对比剂。

MRI亦有其局限性，不能完全代替X线及其他成像技术。对骨骼系统病灶和钙化灶的显示不如X线、CT。空间分辨能力仍低于X线、CT。扫描所需时间较长，不适用于不断运动的部位如肺周和消化道等部位的检查。此外，对体内带有顺磁性金属者如人工关节、血管夹、起搏器等，也不宜做MRI检查。

二、临床应用指征

1.颅脑

优于X线、CT。硬膜下血肿较薄时，由于靠近颅骨，CT往往漏诊，后颅窝的病变，经常不能发现，而MRI可以显示。脱髓鞘和变性过程如多发性硬化，X线CT根本不能发现，而MRI显示良好，MRI对脑瘤、脑水肿和脑缺血病变检诊效果也很好。

2.脊髓

用MRI检查脊髓无需脊髓造影或注射对比剂。对脊髓肿瘤、水肿、囊肿、脱髓鞘和缺血性病变均可诊断，对脊髓空洞症的诊断尤有价值，因为MRI可在脊髓无扩张情况下发现其囊性病变。

3.骨盆

MRI 能清晰地显示盆腔器官、组织及其病变，对盆腔肿瘤的诊断有特殊意义。对男性患者，结合临床可较准确地诊断和鉴别前列腺癌与前列腺炎。对女性患者，能辨别子宫内膜与肌层；采用 SE 序列，甚至能在二者之间显示出一弱信号的中间带，这对判断肌层有否受累有帮助。MRI 可显示阴道和子宫颈，有助于确定肿瘤位置。直肠阴道之间的筋膜也能够辨认。显示膀胱不必用对比剂，尿可与脓或血液相鉴别。

三、MRI 在骨髓运动系统的应用

MRI 可以清楚地显示出关节骨质、关节软骨、半月板、关节囊、韧带、血管、神经等，对这些组织的显示可以获得有关解剖，特别是生理生化方面的信息，从而为病理情况下的创伤性渗出、骨折、韧带损伤、肿瘤的诊断提供了基础影像和诊断指征。四肢关节的 MRI 一般选择三个冠状面、矢状面各轴状面，根据需要可选择斜面，对某一个关节，某个切面可能无意义，而其他的切面则有临床意义。

目前 MRI 多以组织中的氢核质子的变化为信号来源，软组织氢核密度大，发出的信号多，分辨能力好。皮质骨缺乏信号，显示能力不如 X 线、CT，但骨折缝隙仍可显示。

骨松质含大量骨髓，骨髓含脂量高，FID 信号强。因此，累及骨髓的肿瘤、变性、感染和代谢病，在 MRI 图像中均可详细显示。MRI 还可显示病变侵入软组织的程度。

脊柱是 MRI 临床应用的重要领域，可获取直接的多平面图像而不像 X 线、CT 那样会产生影像衰变。观察脊髓和神经根可不用椎管内对比剂。不足之处是骨皮质及钙化灶均不产生磁共振信号。断层厚度亦不及 CT 精细，采用体线圈的 MR 扫描机，断层厚度一股为 8～15mm，采用表面线圈可提高到 4mm，而 X 线、CT 断层厚度可薄至 1mm。断层厚可能使一些微细病变不能显出。

脉冲序列的选择对脊柱检查十分重要，有些病变只能用特殊的技术才能显示出来。

在 T_1 加权图像中，枕骨大孔前缘可被矢状突上方的高强度脂肪信号描出，其后缘不易辨认，因为颅骨皮质缘本身无信号。脊髓在中线矢状面图像中特别清楚，为中强度信号。脑脊液的 T_1 长，在 T_1 加权图像发现为低强度信号。

正常椎体充满骨髓，在 T_1 加权图像中，信号强度高于椎间盘，且均匀一致。枢椎齿状突信号低于其他椎体。椎间盘大体均匀。硬脊膜外脂肪信号强度高，产生极好的软组织反差，紧贴硬脊膜囊和环绕神经根。采用表面线圈尚可辨认黄韧带。

在 T_2 加权图像中，脑脊液信号显著加强。正常椎间盘髓核信号一般高于纤维环。腰椎间盘髓核常显示一较低强度信号缝隙，可能表示纤维环组织凹入。

MRI 在椎间盘疾患的诊断中能发挥重要作用。T_1 和 T_2 加权图像都可以显示椎间隙变窄。T_2 加权图像对椎间盘变性最敏感。正常情况下纤维环含水约 78％，髓核含水 85％～95％，但在变性椎间盘二者的含水量均下降至 70％左右，以致这两部分在 MRI 图像中变得难以区别。由于所有突出的椎间盘几乎都有变性，此种现象就更具临床意义。采用 T_2 加权 MR 矢状面检查脊柱，能迅速排除根间盘疾病。

MRI 可直接识别突出的椎间盘物质，还可间接地从脊膜囊前方的硬脊膜外压迹或椎间孔脂肪影的变化、消失诊断椎间盘突出症。在 T_2 权图像通常能分清脑脊液与变性的椎间盘，从而可估计椎管变窄程度。

MRI 在椎管狭窄症中显示压迫部位及范围的精确度可与 X 线 CT 和脊髓造影术媲美。尤其当椎管高度狭窄时,脊髓造影可能得不到关键部位的满意对比,而 T_2 加权 MRI 可较好地观察到脊膜管的硬膜外压迹。MRI 能显示蛛网膜下隙完全阻塞时梗阻的上、下平面,用不着在梗阻的上、下椎管内注入对比剂。有学者认为 MRI 对神经根管狭窄的诊断特别有效,硬脊膜外脂肪和侧隐窝内脂肪减少是诊断神经根受压的重要标志。不过,大多数研究资料表明,X 线、CT 在鉴别骨、软组织或椎间盘组织在椎管狭窄中的相对作用方面,较体线圈 MRI 为优。薄层表面线圈 MRI 区别椎间盘、黄韧带及骨皮质的效果较好。

颈椎病时 MRI 能迅速排除枕骨大孔疾病和髓内病变等其他病因,但迄今常用的体线圈 MRI 对颈椎病检查的效果显然不及 X 线 CT 和脊髓造影。矢状面 MRI 屈、伸位动态检查可观察颈椎排列。由于脑脊液衬出了神经组织的外貌,T_1 加权图像可显示椎骨半脱位对蛛网膜下隙及颈脊髓的影响。此法在颈椎创伤和类风湿关节炎病例已广为应用。MRI 屈、伸位动态检查用于颈椎融合术前、后有助于确定融合部位及了解融合部是否稳定。

椎骨或椎间盘的感染在 MR 图像显示特殊变化。受累椎骨或椎间盘在 T_1 加权图像显示信号强度一致性降低,而在 T_2 加权图像显示信号增强,同时髓核内的缝隙消失。如有椎旁脓肿,MRI 可明确显示。总之,MRI 对椎骨骨髓炎及椎间盘感染的诊断比 X 线平片和 CT 灵敏。特异性优于核素扫描。

MRI 所具有的能显示整个脊髓和区分脊髓周围结构的能力有助于脊髓内、外肿瘤的诊断,很容易看出脊髓外形或直径的异常变化,并能确切区分肿瘤实质和囊性成分。髓外硬脊膜内肿瘤表现为脊膜囊内软组织包块,可使脊髓移位。硬脊膜外肿瘤可使脊膜囊移位,并常见骨质异常改变或同时出现椎旁包块。多平面成像对神经纤维瘤的诊断特别有用,硬脊膜囊的扩张以及肿瘤的硬脊膜内、外成分都可以描绘出来。脂肪瘤在 T_1 及 T_2 加权 MR 图像中显示特有的强信号。

脊椎肿瘤不论原发或继发,其弛豫时间 T_1 及 T_2 均延长。因此在 T_1 加权图像表现为信号减弱,在 T_2 加权图像表现为信号增强。椎体血管瘤在 T_1 加权图像信号强度中等。MRI 对椎体放射效应颇为敏感,照射后在 T_1 加权图像信号有所增强,与肿瘤复发有别。

对急性脊柱创伤行 MRI 检查可不翻动伤员而获得各部骨结构与脊膜囊及脊髓之间相互关系的信息,也可显示蛛网膜下隙阻塞和脊髓肿胀。问题是体线圈 MRI 有时不能显示微细骨碎片。此外,磁共振成像需较长时间。而且如果患者体内有金属固定物,对安全和效果有影响。这些问题限制了 MRI 在急性脊柱伤中的应用。用 MRI 追踪观察脊髓创伤可显示脊髓萎缩、血肿吸收。脊髓坏死及随之而来的脊髓空洞等变化。

应用 MRI 检查关节具有明显优势。随着表面线圈及小型 Helmholz 线圈的发明,可以详细显示关节内部,甚至胜过关节造影。MRI 是检查股骨头缺血性坏死的敏感方法,效果优于 X 线、CT、核素检查。

MRI 可显示膝关节前、后交叉韧带和侧副韧带,可用于急性韧带伤,特别是完全性韧带撕裂的诊断。对无显著移位的撕脱伤或不完全撕裂难以辨认。膝关节韧带发出低强度信号,在 MR 图像依靠具有较强信号的关节液和周围软组织的衬托对比才得以识别。半月板也是如此,采用 MRI 检查半月板效果欠佳。总之,膝关节影像要结合临床或手术所见加以解释。

对滑膜病变作过初步观察,MRI 尚不能预测滑膜病变的组织学特性。

第五章 创伤患者的围手术期处理

"围手术期"（perioperative period）一词始见于20世纪70年代国外文献中，其后国内逐渐有人使用。围手术期一般是指以手术治疗为中心，包含手术前、手术中及手术后的一段时间，这并不等同于一个外科患者的全部住院期，尤其是在我国，两者更不等同。1988年第一届外科围手术期学术讨论会曾对围手术期的概念加以讨论，并做出如下解释："围手术期是指从确定手术治疗时起，至与这次手术有关的治疗基本结束为止的一段时间"。

第一节 术前处理

一、患者准备

(一)患者心理准备

创伤骨折患者大多数由于突发事故而受伤入院，突然的打击使患者不仅承受躯体的痛苦，还要忍受巨大的心理压力。对于接受手术这种治疗方式，往往都存在恐惧和担忧。同时对医院条件、医护人员技术水平也有相当关注和顾虑。缓解和消除患者焦虑的最好方法是建立良好的医患关系。医护人员要尊重患者、理解患者，要表现出对患者疾苦的同情。通过和蔼的态度、有礼貌的言谈，让患者感受到被尊重和保护，对医护人员产生信任，从而更好地配合治疗或手术。

(二)患者生理准备

1. 适应性锻炼

对于创伤较大的手术或是某些特殊的下肢手术患者，术后需要卧床，故术前要练习床上大小便方法。骨折手术后为防止肌肉废用性萎缩，需进行功能锻炼，术前就应教导患者正确的锻炼方法。

2. 备血与输血

手术患者术前都必须行血型鉴定和交叉配合试验。应充分估计术中出血量，以配备好足够的血制品，配置血制品量时"宁多勿缺"。对于骨盆骨折等无法应用止血带而创伤又大的手术，应准备术中自体血液回输。对于择期手术可在术前2周，抽取患者的血液存放在血库备用。

3. 预防感染

手术是一种创伤，对机体有一定的损害。因此所有手术均存在有感染的可能，故术前需尽一切可能方法降低此风险。如术前应采取各种措施提高患者体质；严格掌握无菌原则，包括保护患者术前不与有感染者接触；局部皮肤有破损时，应设计避开创面的切口等，从而降低感染风险。预防感染的另一个重要方法就是预防性应用抗生素,术前半小时静脉应用抗生素可有效防治术后感染。开放性骨折,早期大剂量广谱抗生素的应用可明显降低术后感染率。

4. **热量、蛋白质和维生素**

营养不良在骨科创伤患者中较为少见,但术后因为某些原因如创伤、失血或感染等可以导致营养不良,从而可能导致伤口延迟愈合、感染率增高及骨折延迟愈合或不愈合等。

正常情况下,成人每日基础能量的消耗量(BEE)按照 Harris-Benedict 公式计算为:

男性:BEE＝×4.18kJ

女性:BEE＝×4.18kJ

其中 W＝体重(kg),H＝身高(cm),A＝年龄(岁)。

维持量为口服 1.2×BEE(kj),静脉 1.5×BEE(kj)。

Vanlanschot 等经研究认为按 Harris Benedict 公式计算的需要量再经临床校正系数校正后可以接近用间接热量测量计测定的能量需要量。每日所需能量的临床校正系数为当体温＞37℃时,每升高 1℃加 12％,严重感染或脓毒血症、新近有大手术、骨折或严重创伤等增加 10％～30％,烧伤增加 50％～150％,呼吸窘迫综合征增加 20％。由于骨科患者大多可以通过口服补充能量,仅在少数情况下需经静脉予以补充。因此,适当增加蛋白与脂肪的摄入量可基本达到营养要求。个别消耗较为严重的病例,可以适当通过静脉内给予复方氨基酸、脂肪乳等。

5. **水、电解质平衡**

骨折患者大多并非急诊手术,一般情况下,食物及饮水可以达到水及电解质摄入量的平衡要求。因此,大多骨折患者术前无需输液。但当严重创伤,如挤压伤、严重骨折、多发创伤、休克等情况发生时,大量液体潴留在组织间隙内及创面渗出而导致严重脱水,组织的损伤导致钾、钠、镁、钙的分布及代谢发生异常,从而导致水电解质的失衡。此时,纠正水、电解质平衡是治疗中相当关键的步骤。

6. **其他**

手术前夜应检查全部工作,患者体温升高或女性经期应延期手术。手术前夜可给患者镇静剂,患者进手术室前应排尽尿液,必要时留置导尿。应取下患者的活动义齿,以免麻醉、手术中脱落或被误咽。患者佩戴于四肢的首饰应取除,以免影响术中消毒和摄片。

(三)骨折临时固定

牵引和石膏固定是骨折治疗的一种常用手段,相当一部分创伤骨折患者采用这种非手术疗法而获得满意的结果。同时,牵引与石膏固定也可作为术前的临时固定,不仅可以减轻患者术前痛苦,还可避免骨折端移位而产生的"二次损伤"。当患者存在多处伤、复合伤,或者患者高龄、存在有基础疾病而不能立即手术时,更有临床价值。

1. **石膏绷带**

可根据病情的需要进行不同的固定方式,主要包括石膏托、石膏夹板及石膏管型 3 种。躯干特殊石膏如髋人字、肩人字石膏等是管型石膏固定的特殊类型。进行石膏固定时,必须超关节固定。同时要防治石膏固定的各种并发症,如骨突部位的石膏压疮、神经麻痹等。

2. **皮肤牵引**

借助胶布、牵引布套等贴于伤肢而进行牵引。皮肤牵引力量较小,可进行持续或短时牵引。本方法设备要求简单,为无创性牵引。局部皮肤有破损、炎症、水泡等时不宜采用。牵引重要一般在3kg以下。

3.骨骼牵引

应用最多,术前术后均可应用。

(1)骨骼牵引的适应证:①成人长骨不稳定性骨折如螺旋、粉碎、斜形等骨折的位置维持。②骨折部有皮肤损伤的骨折复位维持。③开放性或感染性骨折,危重伤员暂不宜做其他固定者。④手术之前、之后的位置维持等。

(2)骨骼牵引的注意事项:①要注意防止针眼处感染,应及时更换敷料及针眼处每日滴75%乙醇溶液以保持局部干燥及消毒杀菌。②牵引期间要注意调整牵引重量及定期X线检查观察牵引处情况,以防牵引过度或牵引不到位。③骨牵引时间一般4～8周,不宜太久,牵引期间应注意其他非制动关节的被动与主动功能锻炼,注意肢体肌肉的锻炼,以防肌肉的废用性萎缩。

(3)常用骨骼牵引:见表5-1。

表5-1 常用骨骼牵引的进针点、牵引重量和适应证

部位	进针点	牵引重量	适应证
尺骨鹰嘴牵引	从内向外	2～4kg	肱骨颈、肱骨干、髁上、髁间粉碎骨折,陈旧性肩关节脱位复位前牵引
股骨髁上牵引	从内向外	体重的1/7～1/10或更重	骨盆、股骨、髋部骨折与脱位
胫骨结节牵引	从外向内	体重的1/7～1/10	骨盆与股骨骨折、髋部骨折、髋关节脱位等
跟骨牵引	从内向外	4～6kg	胫腓骨不稳定骨折、髋或膝关节的轻度挛缩畸形早期
颅骨牵引	斜形进针,只能钻穿颅骨外板	6～8kg	颈椎骨折和脱位

(四)特殊患者准备

1.高血压

患者血压在160/100mmHg(21.28/13.3kPa)以下,可不做特殊准备。血压过高者,麻醉的诱导和手术的应激可引起脑血管意外和充血性心力衰竭,因此术前应当用药物控制血压,但也并非必须降到正常。选择降压药须参考患者平时所服用的药物,若患者平日服用的药物能较好地控制血压,则应继续服用此药,包括手术当日;若血压控制不佳,则应及时邀请专科医生协助诊治。必须注意,患者有时可因疼痛、紧张等引起血压升高,此时可进行多次测量,观察其平均值,不能因为偶尔1～2次高于正常值而判断其为非正常血压,影响手术。

2.心脏病

心脏病患者手术,死亡率是无心脏病者的2～3倍。心功能分级和心脏病风险指数(cardiac risk index svstem,CRIS)可供参考(表5-2、表5-3)。

表 5 - 2　心功能分级

级别	分级标准
Ⅰ级	患有心脏病但活动量不受限制,平时一般活动不引起疲乏、心悸、呼吸困难或心绞痛
Ⅱ级	心脏病患者的体力活动受到轻度的限制,休息时无自觉症状,但一般活动下可出现疲乏、心悸、呼吸困难或心绞痛
Ⅲ级	心脏病患者体力活动明显受限,小于常以一般活动即引起上述的症状
Ⅳ级	心脏病患者不能从事任何体力活动,休息状态下也出现心衰的症状,体力活动后加重

表 5 - 3　心脏病风险指数(CRIS)

因素	计分	
A	病史:年龄>70 岁	5
	心肌梗死<6 个月	10
B	体征:S_3奔马律或颈静脉怒张	11
C	心电图:非窦性心律	7
	室性期收缩>5 次/分钟	
D	全身情况:PaO_2<60mmHg(7.98kPa)	
	$PaCO_2$>50mmHg(6.65kPa)	
	K^+<3mmol/L	
	尿素氨>18mmol/L	
	肌酐>265μmol/L	3
	卧床	
E	手术:急症手术	4
	胸内/腹内手术	3

计分<5 分为 1 级,6~12 分为 2 级,13~20 分为 3 级,≥26 分为 4 级。1 级和 2 级手术危险性小;3 级手术危险性较大,威胁生命的并发症发生率为 11%,术前应做适当治疗,待心功能改善后方可手术;4 级手术危险性很大,不能手术,除非是抢救手术。冠心患者围手术期风险为一般患者的 2~3 倍,其危险程度与心脏病的类型、左心功能等关系密切。

手术前准备:

(1)长期低盐饮食和使用利尿剂、水电解质平衡失调者,术前须纠正。

(2)贫血患者携氧能力差,对心肌供氧有影响,术前应少量多次输血纠正。

(3)有心率失常者,应依不同情况区别对待:偶发的室性期外收缩,一般不需要特别处理;如有心房纤颤伴心室率增快达 100 次/分钟以上者,用毛花苷 C 0.4mg 加入 25% 葡萄糖溶液 20mL 中,静脉缓慢推注,或口服普萘洛尔 10mg,每日 3 次,尽可能将心率控制在正常范围;老年冠心病患者,如出现心动过缓,心室率在 50 次/分钟以下者,术前可用阿托品 0.5~1mg,必要时需放置临时性心脏起搏器。

(4)急性心肌梗死患者 6 个月内不做择期手术。6 个月以上若无心绞痛,可在监测下手术。有心衰者在心衰控制 3~4 周后方可手术。

3.呼吸功能不全

呼吸功能不全、急性呼吸系统感染、慢性阻塞性肺病、病毒性上呼吸道感染等疾病,均可使气道阻力增加,肺气体交换能力降低,此类患者术后肺部并发症如肺部感染、低氧血症、肺功能不全等发生率增加。因此,凡是择期手术的患者,均要求常规行胸部平片或X线透视,了解是否存在肺器质性病变。对存在有肺部疾患的患者,需进一步行血气分析和肺功能检查。血气分析的主要目的是明确有无CO_2潴留。用力呼气量(forced vital capacity,FVC)和第一秒用力呼气量(forced expiratory volume in 1 second,FEV_1)的检测对肺功能的评估极有价值。下列指标提示术后可能发生呼吸衰竭,应慎重选择手术:①$PaCO_2$＞6kPa(48mmHg)。②PaO_2＜7.3kPa(60mmHg)。③肺活量(VC)＜1L或小于50％预期值。④第1s用力呼气容积(FEV_1)＜0.5L或小于40％预期值。⑤最大呼气流速率(MEFR)＜0.6L/s或小于40％预期值。⑥最大通气量(MVV)＜50％预期值。⑦通气储备百分比＜0.7。对于上述指标异常者,应先由相关专科治疗。除急诊手术外,一般情况下应待情况好转之后再行手术治疗。

手术前准备:

(1)停止吸烟2周,多练习深呼吸和咳痰,练习使用呼吸计量装置,增加呼吸功能。

(2)用麻黄素、氨茶碱等支气管扩张剂以及异丙肾上腺素雾化吸入等方法,可增加肺活量,对阻塞性肺功能不全有较好的作用。痰液稠厚时可用蒸气吸入或口服药物使痰液变稀薄而宜于被咳出;经常咳脓痰者,术前3～5天开始用抗生素,并做体位引流。

(3)经常发作哮喘的患者,可口服地塞米松,以减轻支气管黏膜水肿。

(4)麻醉前给药量要少,以避免呼吸抑制和咳痰困难。避免应用能使支气管痉挛的药物。阿托品也要适量,以免增加痰的稠度。

4.糖尿病

糖尿病患者对手术的耐受性差,且术后切口愈合困难,切口的感染和骨髓炎的发生率也明显高于非糖尿病者。因此术前需适当控制血糖,纠正酸中毒,改善营养状况。凡是有创手术,术前都应使用抗生素。大手术前,患者血糖应稳定于轻度升高的状态(5.6～11.3mmol/L),尿糖＋～＋＋。如患者术前正在应用降糖药或长效胰岛素,要改为普通胰岛素皮下注射,每4～6小时1次,使血糖控制在上述水平。

手术应在当日尽早实施,以缩短术前禁食的时间,避免酮体生成。取血测定空腹血糖后,开始静脉注射5％葡萄糖溶液,并给予平时清晨胰岛素用量的1/3～1/2做皮下注射。如果估计手术时间很长,可在输液中加胰岛素,比例为5∶1(葡萄糖5g加胰岛素1U)。术后胰岛素的用量根据4～6小时尿糖测定情况给予,如为"＋＋＋"用16U,"＋＋＋"给12U,"＋＋"给6U,"＋"不用胰岛素。如尿液酮体阳性,胰岛素剂量还要加6U。

5.肝脏疾病

术前应常规做各项肝功能检查,以了解患者有无肝脏疾患及肝功能损害的程度。肝功能轻度损害,一般不影响手术耐受力;肝功能损害较严重或濒于失代偿者,手术耐受力显著减弱,必须做好充分的术前准备后方可手术。肝功能严重损害,表现为严重营养不良、腹腔积液、黄疸者,一般不易施行任何手术。急性肝炎,除急症抢救外,不宜手术。肝功能不良者通过护肝治疗后,可得到改善,增加肝糖原储备。一般可给葡萄糖、胰岛素和钾盐混合液(10％葡萄糖1 000mL、胰岛素20U、10％氯化钾20mL),还可输白蛋白,小量多次输新鲜血液,给各种维生素(维生素B、维生素C、维生素K);有胸、腹腔积液时,应限制钠盐,同时用利尿剂。

6.肾脏疾病

术前常规做肾功能检查。根据24小时内肌酐廓清除率和血尿素氮测定值,将肾功能损害分为轻、中、重三类。轻、中度肾功能损害者,经过适当的内科处理,一般能较好地耐受手术;重度损害者只要在有效的透析疗法保护下,可耐受一般手术,但手术前必须最大限度地改善肾功能。见表5-4。

表5-4　肾功能损害程度

测定法	轻度	中度	重度
24h肌酐廓清除率(mL/min)	51～80	21～50	<20
血尿素氮(mmol/L)	7.5～14.3	14.6～25.0	25.3～35.7

二、医护人员准备

(一)明确术前诊断

任何一个骨科患者,无论手术与否,其正确诊断是实施正确和有效治疗的根本前提。对于需要手术的患者来说,合理的手术方案来源于术前的正确诊断。创伤骨科诊断需要了解病史及创伤机制,认真查体。同时,X线、CT、MRI等技术为诊断提供了有力的手段,可根据病情合理选择应用。

(二)明确手术指征

骨科创伤疾患的治疗包括外科手术治疗和非手术治疗。因此,治疗前首先要明确有无手术指征,没有明确的手术指征而随意采取手术是不人道的。同样,有了明确的手术指征而未积极手术也是不负责任的。一般来说,骨科的手术指征包括以下几点。

(1)用手法难以复位或复位后难以维持稳定的骨折。

(2)骨折断端间有软组织嵌入者。

(3)有移位的关节内骨折。

(4)有严重移位的骨骺分离和骨折。

(5)严重移位的撕脱性骨折,闭合复位难以成功及复位后难以维持稳定者。

(6)开放性骨折。

(7)骨不连接或畸形愈合。

(8)肢体部分或完全离断的骨折。

(9)有血管神经损伤者。

(10)伴有脊髓损伤的脊柱骨折以及不稳定型脊柱骨折。

(11)多处骨折,护理上很困难者。

(12)骨折延迟愈合、不愈合。

(13)病理性骨折。

(14)合并有颅脑损伤的骨折,不能耐受牵引或石膏制动治疗者。

(15)某些为降低死亡率或减少卧床时间而施行的骨折切开复位,如老年人股骨颈骨折、转子间骨折等。

(16)某些不伴有骨折的关节脱位,如肩锁关节Ⅲ度脱位、手法复位失败的髋或肩关节脱位等。

(三)手术人员与技术准备

手术是骨科治疗的核心部分,手术的成败关系到患者的安危和机体的功能,手术医师应十分重视。应根据手术大小难易程度组织力量,务必做到手术者、麻醉者与各方面助手都能胜任所担当的任务。一般手术的手术人员大致可由以下几方面组成,包括手术者、麻醉医师、第一助手、第二助手、器械护士、巡回护士等。大手术可以再增加 1 名第三助手。

当疾病诊断明确,并决定施行手术治疗后,必须制订一个切实可行的手术方案。手术方案的内容应包括手术时间、手术方式、切口选择、内固定的选择、手术操作步骤及麻醉选择,可能遇到的问题和应对措施,以及手术人员的分工等。必须强调:手术方案应根据患者的具体情况和医院条件、医护人员水平等综合考虑,必须是切实可行的。一种疾病可通过多种手术方法进行治疗,而术中情况可能千变万化。因此,充分估计术中可能发生的情况而制订 1 个或几个备选方案是很有必要的。

(四)器材准备

骨科固定器材种类繁多,可大致分为外固定和内固定两大类。在具体手术中选择什么类型的固定材料,应根据创伤的类型和性质、患者的实际情况、固定器材的来源以及手术人员的经验等来确定。

1.外固定器材

包括以下几种。

(1)石膏:石膏主要用于骨科手法复位后的固定及内固定后的辅助固定。传统石膏将无水硫酸钙的细粉末撒在特制的稀孔绷带上,吸水结晶后十分坚固。新型石膏绷带采用高分子材料制成,如粘胶、树脂、SK 聚氨酯等,具有强度高、重量轻、透气好等优点。

(2)小夹板:是我国传统医学治疗骨折最常用的技术之一。具有简便易行、费用低、不需固定上下关节,便于早期功能锻炼等优点,但应注意和避免其相关并发症的发生,如捆扎过紧导致缺血性肌挛缩,过松导致骨折端移位。

(3)外固定支架:由钉与支架组成,是一种介于内固定与外固定之间的固定物。由于它可保持骨折端的对位和稳定,同时还可根据情况进行灵活的调节,包括调整骨折端的位置与角度、使骨折端加压压缩或牵伸分离等,因此其应用越来越广泛。目前主要用于开放性骨折、骨不连、肢体延长、多段骨折、不稳定的粉碎性骨折及关节融合术等。外固定支架的种类很多,主要包括有单边式、双边式、四边式(框式)、半环式、全环式、三角式等类型,可根据具体情况进行选择。

2.内固定器材

见表 5-5。

表 5-5　内固定器材

名称	种类
螺钉	普通螺钉,加压螺钉(包括皮质骨螺钉、空心加压螺钉、松质骨螺钉、踝部螺钉、椎体螺钉、椎弓根螺钉等)
接骨板	普通接骨板、槽形钉孔接骨板、重建钢板、加压接骨板、波形接骨板、髁钢板、转子钢板、异型钢板、动力髁钢板(DHS)、动力髁钢板(DCS)、有限接触钢板、动力加压接骨板(LC-DCP)、锁定钢板(LCP)等

名称	种类
髓内针	V 形针、梅花形髓内针、交锁髓内针、弹性髓内针(Ender 针、Rush 针)、加压髓内针、膨胀式髓内钉、延长式髓内钉等
不锈钢丝	有不同直径大小规格
骨圆针	克氏针(直径<2.0mm)、斯氏针(直径>2.0mm)
其他	哈氏棒、CD 棒、U 形棒、Dick 钉、椎间钉、三翼钉等

3. 骨科手术器械

必须准备充足有效的相关手术器械,对顺利完成手术十分重要。如断肢再植手术时需要准备显微器械、手术显微镜;人工关节置换术时需准备扩髓器、磨钻、人工关节假体;脊柱手术中需相关的专业器械等。

4. 术中 X 线检查或导航设备

术中 X 线检查对骨折的复位,特别是关节内骨折是不可缺少的,C 型臂 X 线透视机是骨科手术的必备设备。手术导航仪是目前新出现的骨科手术辅助设备,能够提高手术的准确度,减少医患的射线暴露时间。但由于操作相对复杂,设备价格昂贵,目前尚未在临床广泛普及。

第二节　术中准备

一、体位放置

骨科手术部位大致位于颈部、躯干、上肢、下肢等,不同的手术需要将患者安放于不同的体位。体位放置需利用手术台的转动和附件的支持,同时还需要各种支持物,如各种支托、海绵垫、沙袋、固定带及特殊支架等。

摆放体位时应注意:①最大限度保证患者的安全,使手术视野暴露良好,便于手术操作,缩短手术的时间。②不应压迫和过度牵扯肢体,以免造成神经损伤,或造成肌肉、肌腱、韧带等软组织损伤。③对呼吸影响小。④肢体必须垫托稳当,不可悬空。

1. 俯卧位

患者头转向一侧,两臂上举前屈置于头两侧,头下放一软枕。在颈椎手术时,患者面部向下,额部和两侧颊部与头托接触,使口鼻部位于头托空隙处,保证患者呼吸道通畅。头托位置适当低于手术台平面,使枕部和颈部突出。胸部及耻骨联合处各垫一海绵垫,使腹部悬空不接触床面,便于呼吸和腹腔静脉回流,以减少术中出血。两小腿胫前放一软枕以防足踝过度屈曲。膝上用固定带固定。

2. 侧卧位

按患病部位不同可分左、右侧卧位。右侧卧位时,右臂放在床侧托手板上,左臂固定在手架中;头部垫放软枕,侧胸部腋下放一海绵垫,使下方手臂不受压,利于上肢静脉回流。右腿伸直,左腿屈曲,两膝中间放一软枕。胸部两侧放一长软枕固定胸部,防止躯体前后摇摆。臀后垫一沙袋,髋髂部、膝关节分别用固定带固定。

3. 仰卧位

患者仰卧,根据上肢或下肢手术部位不同而分别对待。上肢手术时,膝部用固定带加以约束,上肢外展于托手板上。肩部手术可在患侧肩及臂下方用棉垫垫起,使患者取 30°斜卧位,或"沙滩椅"位,或在患侧肩下垫一长方垫,使患侧肩胛高于手术台面,便于手术操作或延长切口。下肢手术时取便于术者操作的体位,髋部手术臀部可用小沙垫垫高。

二、麻醉管理

麻醉管理主要应做好以下几项工作。

1. 复查准备工作

开始麻醉之前,要对已准备好的麻醉器材、药品和监测仪器复查一遍,以确保无误和处于完好状态,等患者进入手术室后要仔细核对姓名和手术部位,以免发生差错。

2. 麻醉的实施

根据拟定的麻醉方案实施麻醉,要严格遵守技术操作规程,做到一丝不苟。实施局部麻醉和区域阻滞时,要仔细核对局部麻醉药的名称和浓度,防止用错药物和过高浓度而致局部麻醉药中毒。注射药物前要做抽吸试验,防止将药物误注入血管。实施蛛网膜下隙阻滞时,要注意根据局部麻醉药液的比重调整体位,调节适当的阻滞平面,实施硬膜外阻滞时,要认真进行确定穿刺针进入硬膜外间隙的试验,以确保硬膜外导管位置正确,严防导管和药物误入蛛网膜下腔或血管内而造成严重意外。

实施全身麻醉时,要特别重视诱导期和苏醒期的管理。有人将这 2 个阶段比喻为飞行的起飞和降落,是最容易发生意外的阶段。为重危患者实施麻醉诱导时,要求手术者或助手在场,以便一旦发生意外时共同处理。

3. 麻醉监测

为了保证手术患者的安全,手术中必须利用各种监测(monitoring)手段连续观测重要的生命指标,认识其变化趋向,以便指导麻醉的实施,并针对病理生理变化及时给予恰当的处理。最简单的监测项目是血压、脉搏和呼吸三项常规项目,这对于反映迅速变化的生理功能来说显然是不够的,尤其近年来重危患者和疑难复杂手术的广泛开展,更需要利用各种高科技仪器进行更全面、及时和精确地捕捉体内各系统瞬息万变的信息,以利于及早发现病情变化,做出正确判断和处理。

第三节　术后处理

手术后数小时内,机体对手术的应急反应达到高峰,而麻醉残留效应会逐渐减退,此时患者的生理状况会发生较明显的变化,要严密观察,有条件的应行全面复苏监护。

(一)观察与监测

1. 严密观察生命体征

每 15～30 分钟记录 1 次血压、脉搏、呼吸频率,直至病情平稳,从复苏室送出后数小时内仍需监测。尤其是心电监护。经面罩或鼻导管吸氧,对平稳渡过复苏期有利。

2.中心静脉压

对于术中有大量失血或体液丢失者,应在术后一段时间内监测中心静脉压;如患者有心肺功能异常,必要时还可用 Swan-Ganz 导管监测肺动脉压、肺动脉楔压及混合静脉血氧分压等。

3.体液平衡

一般骨折患者术后体液平衡不会失调,但重大手术或术前已有休克者或是高龄体弱患者,仍要仔细监测液体的出入量、失血量、排尿量、各种引流量,评估体液平衡和指导补液。尿量是反应生命器官血液灌注情况的重要指标,必要时应留置导尿观察每小时尿量。

(二)饮食与输液

饮食和输液的目的,是提供营养和维持水电解质代谢平衡。

可以根据手术的大小、麻醉方法和患者对手术、麻醉的反应来决定饮食的时间。单纯骨与关节创伤手术很少引起全身反应,术后进食时间主要根据麻醉要求处理。但若合并有其他系统创伤,则应视具体情况而定。在局部麻醉下施行手术者,如无任何不适或反应,手术后即可进食。神经阻滞或椎管内麻醉在 3～4 小时后,可进饮食;全身麻醉者,应待麻醉清醒,恶心、呕吐反应消失后,方能进食,一般需 6 小时以上。

手术后,水和电解质摄入不足的部分,须通过静脉滴注补充。

手术后,体内须经过组织分解阶段,分解代谢超过合成代谢,能量来源将通过消耗脂肪组织和肌肉而取得。大手术后,特别是年老体虚者,需要通过静脉提供高价营养液,以节约内源性能量和蛋白质的消耗。

(三)术后活动与起床

手术后患者,原则上应该早期活动,但应循序渐进,逐步增加活动量和范围,争取在短期内起床活动。早期起床活动有许多优点:①增加肺活量,使呼吸道分泌物易于咳出,减少肺部并发症的发生。②改善全身血液循环,不但能加速伤口的愈合,而且还能减少因下肢静脉淤血而发生的血栓形成。③有利于肠道和膀胱功能的恢复,从而减少腹胀和尿潴留的发生。④使患者感到自己的病情在迅速好转,有利于增强战胜伤病的信心。

早期起床活动,不等于随意而无节制的活动,而应根据患者的全身状况、耐受程度以及患肢的伤情,选择适当方式和强度。例如大手术后,在开始阶段,患者感到病重而倦怠,应以安静休息为主,不应当强行早期离床活动。凡是休克、心力衰竭、严重感染、出血、极度衰弱等情况,以及手术固定不够稳定时,都不应强调早期起床活动和伤肢过早活动。

(四)抗生素在骨科的应用

1.预防性用药

骨科预防性抗生素的使用适应证为:①手术野有污染。②手术范围大、时间长、污染机会大。③异物植入手术如内固定、关节置换术等。④手术涉及重要器官,一旦发生感染将造成严重后果者。⑤高龄或免疫缺陷者。

作为骨科的预防性用药,选择抗生素时应注意:①有较强的杀菌效果,安全有效。②不良反应少。③骨与关节中药物浓度较高。④易于给药,且价格低廉。⑤用药时间要短。⑥应在细菌种植之前使用,大手术在术前、术中即应使用抗生素。⑦抗生素不能替代仔细的手术操作和严格的无菌技术。

骨科患者发生术后感染的可能病原菌为葡萄球菌属、产气荚膜杆菌属等,大肠杆菌属较少见。因此骨科最常用的预防性抗生素包括青霉素、克林霉素、头孢类等。术后使用抗生素的时间一般为 3 天,若仍有体温异常或创面存在,可酌情延长。

2. 骨科治疗性用药

创伤后或术后的骨与关节感染,在选用抗生素时应考虑以下几点。

(1)该药物全身应用后,能在骨组织或关节腔中达到有效治疗浓度。林可霉素、克林霉素、磷霉素和夫西地酸能达到这一要求,且超过其他抗菌药物;青霉素类和头孢菌素类在较大剂量时也可达到这一效果;而氨基苷类、红霉素类、氯霉素等渗入关节滑液中的浓度较低。

(2)骨与关节感染,特别是骨髓炎时,常须长期用药,一般在 4 周以上。因此应选用不良反应轻或少的药物。青霉素类、头孢菌素类较安全,克林霉素与磷霉素的毒性也不大,可较长期使用,但氨基苷类、氯霉素等均不宜长期使用。

(3)由于细菌的变异,大多数细菌均易产生耐药性,因此在用抗生素时应考虑到这点。如青霉素、克林霉素、头孢类抗生素均易产生耐药性,故应注意联合用药或采用耐酶的药物,非耐酶的药物原则上应尽可能少用或不用。

(4)全身应用抗菌药物后,一般可有足够药物渗入病损区内,不提倡使用抗菌药物做腔内局部注射,以免引起继发性细菌感染及加速细菌耐药性的发生(表 5 - 6)。

表 5 - 6　骨科常见感染用药参考

	首选药物	注意点
急性感染:金黄色葡萄球菌	苯唑西林或氯唑西林,头孢孟多	优选杀菌时,青霉素类过敏者可选头孢美唑钠、克林霉素或磷霉素
沙门菌属	氯霉素、氨苄西林、诺氟沙星	同上
厌氧菌	克林霉素、力百汀、甲硝唑	可联合用药
慢性感染	力百汀、头孢他啶、环丙沙星、克林霉素	可用庆大霉素溶液冲洗或用庆大霉素珠链
关节内感染	苯唑西林或氯唑西林、力百汀、头孢孟多、克林霉素、头霉素类、磷霉素	最好根据药敏试验结果确定

(五)康复治疗

骨科手术后,要达到较佳的治疗效果,应尽可能早地开始康复治疗。一般来说,四肢骨折固定手术后第 2 天即应开始收缩与舒张肌肉的运动;术后 3 天即可行伤处邻近关节的功能活动,而肢体的负重锻炼则应根据不同伤情及内固定情况而进行。脊柱骨折术后应严格卧床 4～6 周,但术后第 4 天左右可开始四肢关节的舒缩运动与抬腿锻炼。

康复治疗的方法很多,目前应用较多的有连续被动活动、功能性电刺激等。

连续被动活动(continuous passivity motion,CPM):关节术后、四肢骨折术后、肌腱损伤修复与重建术后,滑膜关节连续被动活动可以有效地防止关节粘连、关节强直,有利于肌腱修复及伤口愈合。使用 CPM 装置可根据患者具体情况确定,一般可在术后立即施行,持续时间一般为术后 3～4 周。

功能性电刺激:截瘫及周围神经损伤患者,通过电刺激,可兴奋其瘫痪的肌肉以防止其过度萎缩,还可促进神经再生。通过电刺激造成的肌肉主动收缩及神经轴突的再生加速,可使康复期缩短,肌萎缩程度减轻,使功能恢复尽可能达到最佳状态。

理疗、按摩等可促进血液循环、止痛、消肿,对患者功能恢复起一定作用。

第六章　创伤的早期处理

第一节　止　血

正常成人全身血量占体重的 7%～8%。体重 60kg 的人,全身血量为 4200～4800mL。若失血量≤10%(约 400mL),可有轻度头昏、交感神经兴奋症状或无任何反应。失血量达 20% 左右(约 800mL),出现失血性休克的症状,如血压下降、脉搏细速、肢端厥冷、意识模糊等。失血量≥30%,患者将发生严重失血性休克,不及时抢救,短时间内可危及伤员的生命或发生严重的并发症。因此,在保证呼吸道通畅的同时,应及时准确地进行止血。

一、出血部位的判断

各种创伤一般都会有出血,可分为内出血和外出血,内出血时血液流向体腔或组织间隙,外出血指血液自创面流出。现场急救止血,主要适用于外出血,是对周围血管创伤出血的紧急止血。对于伤员,除了判断有无出血外,还要判断是什么部位、什么血管出血,以便采取正确有效的止血方法。

1.动脉出血
血色鲜红,血液随心脏的收缩而大量涌出,呈喷射状,出血速度快、出血量大。

2.静脉出血
血色暗红,血液缓缓流出,出血速度较缓慢,出血量逐渐增多。

3.毛细血管出血
血色鲜红,呈渗出性,可自行凝固止血。若伴有较大的伤口或创面时,不及时处理,也可引起失血性休克。

夜间抢救,不易辨别出血的性质时,应从脉搏的强弱、快慢,呼吸是否浅而快,意识是否清醒,皮肤温度及衣服被血液浸湿的情况来判断伤员出血的程度,并迅速止血。

二、止血方法的选择

出血部位的不同,出血的性质不同,危险性不同,止血方法也有所区别。原则上应根据出血部位及现场的具体条件选择最佳方法,使用急救包、消毒敷料、绷带等,在紧急情况下,现场任何清洁而合适的物品都可临时借用作为止血用物,如手帕、毛巾、布条等。小伤口出血,只需用清水或生理盐水冲洗干净,盖上消毒纱布、棉垫,再用绷带加压缠绕即可。静脉出血,除上述包扎止血方法外,还需压迫伤口止血。用手或其他物体在包扎伤口上方的敷料上施以压力,使血流变慢、血凝块易于形成。这种压力必须持续 5～15 分钟才可奏效。较深的部位如腋下、大腿根部可将纱布填塞进伤口再加压包扎。将受伤部位抬高也有利于静脉出血的止血。动脉出血宜先采用指压法止血,根据情况再改用其他方法口加压包扎法、填塞止血法或止血带法止血。此外,止血方法应根据现场情况灵活选用,如肢体出血可同时用抬高肢体、加压止血法和压点止血法止血。

三、常用止血方法

1.指压法亦称压点法

该方法是用手指、手掌或拳头压迫伤口近心端动脉经过骨骼表面的部位,阻断血液流通,达到临时止血的目的。适用于中等或较大动脉的出血,以及较大范围的静脉和毛细血管出血。指压法止血属应急措施,因动脉有侧支循环,故效果有限,应及时根据现场情况改用其他止血方法。实施指压法止血,应正确掌握四肢等处的血管行径和体表标志。常见部位的指压点及方法如下。

(1)头顶部出血:压迫同侧耳屏前方颧弓根部的搏动点(颞浅动脉),将动脉压向颞骨(图6-1)。

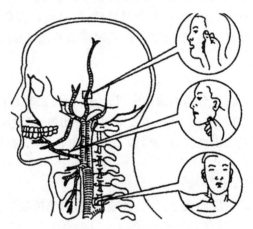

图6-1　头颈部出血压点法

(2)颜面部出血:压迫同侧下颌骨下缘、咬肌前缘的搏动点(面动脉),将动脉压向下颌骨(图6-1)。

(3)头颈部出血:用拇指或其他四指压迫同侧气管外侧与胸锁乳突肌前缘中点之间的强搏动点(颈总动脉),用力压向第五颈椎横突处。压迫颈总动脉止血应慎重,绝对禁止同时压迫双侧颈总动脉,以免引起脑缺氧(图6-1)。

(4)头后部出血:压迫同侧耳后乳突下稍后方的搏动点(枕动脉),将动脉压向乳突。

(5)肩部、腋部出血:压迫同侧锁骨上窝中部的搏动点(锁骨下动脉),将动脉压向第1肋骨(图6-2)。

(6)上臂出血:外展上肢90°,在腋窝中点用拇指将腋动脉压向肱骨头。

(7)前臂出血:压迫肱二头肌内侧沟中部的搏动点(肱动脉),用四指指腹将动脉压向肱骨干(图6-3)。

(8)手部出血:压迫手腕横纹稍上处的内、外侧搏动点(尺、桡动脉),将动脉分别压向尺骨和桡骨(图6-2)。亦可压肱动脉。

(9)大腿出血:压迫腹股沟中点稍下部的强搏动点(股动脉),可用拳头或双手拇指交叠用

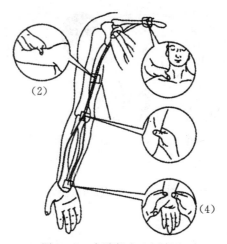

图 6-2 肩臂部出血压点法

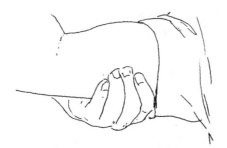

图 6-3 前臂出血压点法

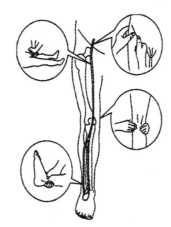

图 6-4 大腿出血压点法

力将动脉压向耻骨上支,或用一手掌小鱼际肌沿腹股沟方向压迫(图 6-4,图 6-5)。

(10)小腿出血:在腘窝中部压迫腘动脉,亦可压股动脉(图 6-5)。

(11)足部出血:压迫足背中部近脚腕处的搏动点(胫前动脉)和足跟内侧与内踝之间的搏动点(胫后动脉)(图 6-4)。亦可压股动脉。

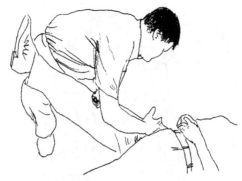

图6-5　股动脉压点法

2.加压包扎法

体表及四肢伤出血，大多可用加压包扎和抬高肢体来达到暂时止血的目的。用急救敷料压迫创口加压包扎即可止血，若效果不满意，可再加敷料用绷带或叠成带状的三角巾加压包扎（图6-6）。包扎时敷料要垫厚、压力要适当、包扎范围要大，同时抬高患肢以避免因静脉回流受阻而增加出血。此方法适用于小动脉和小静脉出血。

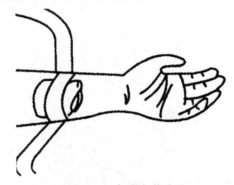

图6-6　加压包扎法

3.填塞止血法

将无菌敷料填入伤口内压紧，外加敷料加压包扎。此方法应用范围较局限，仅在腋窝、肩部、大腿根部出血，用指压法或加压包扎法难以止血时使用，且在清创取出填塞物时有再次大出血的可能，应尽快行手术彻底止血。

4.屈曲肢体加垫止血法

多用于肘或膝关节以下的出血，在无骨关节损伤时可使用。在肘窝或腘窝部放置一绷带卷，然后强屈关节，并用绷带、三角巾扎（图6-7）。此法伤员痛苦较大，有可能压迫到神经、血管，且不便于搬动伤员，不宜首选，对疑有骨折或关节损伤的伤员，不可使用。

5.止血带止血法

该方法适用于四肢较大动脉的出血，用加压包扎或其他方法不能有效止血而有生命危险时，可采用此方法。专用的制式止血带有橡皮止血带、卡式止血带、充气止血带等，以充气止血带的效果较好。在紧急情况下，也可用绷带、三角巾、布条等代替。使用时，要先在止血带下放好衬垫物。常用的几种止血带止血法如下。

（1）勒紧止血法：先在伤口上部用绷带或带状布料或三角巾折叠成带状，勒紧伤肢并扎两

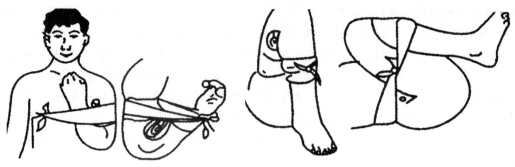

图 6-7 屈曲肢体加垫止血法

道,第一道作为衬垫,第二道压在第一道上适当勒紧止血。

(2)橡皮止血带止血法:在肢体伤口的近心端,用棉垫、纱布或衣服、毛巾等物作为衬垫后再上止血带。以左手的拇指、示指、中指持止血带的头端,将长的尾端绕肢体一圈后压住头端,再绕肢体一圈,然后用左手示指、中指夹住尾端后将尾端从止血带下拉过,由另一缘牵出,使之成为一个活结。如需放松止血带,只需将尾端拉出即可(图 6-8)。

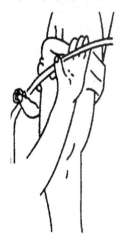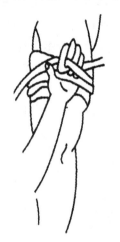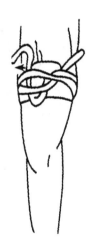

图 6-8 橡皮止血带止血法

(3)卡式止血带止血法:将涤纶松紧带绕肢体一圈,然后把插入式自动锁卡插进活动锁紧开关内,一只手按住活动锁紧开头,另一只手紧拉涤纶松紧带,直到不出血为止。放松时用于向后扳放松板,解开时按压开关即可。

(4)充气止血带止血法:充气止血带是根据血压计原理设计,有压力表指示压力的大小,压力均匀,效果较好。将袖带绑在伤口的近心端,充气后起到止血的作用。止血带是止血的应急措施,而且是危险的措施,过紧会压迫损害神经或软组织,过松起不到止血作用,反而增加出血,过久(超过 5 小时)会引起肌肉坏死、厌氧感染,甚至危及生命。只有在必要时,如对加压包扎后不能控制的大、中动脉伤出血,才可暂时使用止血带。

使用止血带时应注意:①部位要准确:止血带应扎在伤口近心端,尽量靠近伤口。不强调"标准位置"(以往认为上肢出血应扎在上臂的上 1/3 处,下肢应扎在大腿根部),也不受前臂和小腿的"成对骨骼"的限制。②压力要适当:以刚好使远端动脉搏动消失为度。③衬垫要垫平:止血带不能直接扎在皮肤上,应先用棉垫、三角巾、毛巾或衣服等平整地垫好,避免止血带勒伤皮肤。切忌用绳索或铁丝直接扎在皮肤上。④时间要缩短：上止血带的时间不能超过5小时（冬天时间可适当延长），因止血带远端组织缺血、缺氧，产生大量组胺类毒素，突然松解止血带时，毒素吸收，可发生"止血带休克"或急性肾功能衰竭。若使用止血带已超过5小时，而股体确有挽救希望，应先作深筋膜切开术引流，观察肌肉血液循环。时间过长且远端肢体已有坏死征象，应立即行截肢术。⑤标记要明显：上止血带的伤员要在手腕或胸前衣服上做明显标记，注明上止血带时间，以便后续救护人员继续处理。⑥定时要放松：每隔1小时放松一次，放松时可用手压迫出血点上部血管临时止血，每次松开2～3分钟，再在稍高的平面扎上止血带，不可在同一平面反复缚扎。

第二节　包　扎

　　包扎的目的是保护伤口免受再污染，固定敷料、药品和骨折位置，压迫止血及减轻疼痛。原则上，包扎之前要覆盖创面，包扎松紧要适度，使肢体处于功能位，打结时注意避开伤口。常用的包扎物品有三角巾、绷带、四头带和多头带等，本节主要介绍三角巾的包扎。

　　使用三角巾时，两底角打结时应为外科结（方结）（图6-9），比较牢固，解开时将某一侧边和其底角拉直，即可迅速解开。三角巾的用途较多，可折叠成带状作为悬吊带或用作肢体创伤及头、眼、下颌、膝、肘、手部较小伤口的包扎；可展开或折成燕尾巾用于包扎躯干或四肢的大面积创伤；也可两块连接成燕尾式或蝴蝶式（两块三角巾顶角连接在一起）进行包扎（图6-10），但展开使用时若不包紧，敷料容易松动移位。常见部位的各种三角巾包扎法有以下几种。

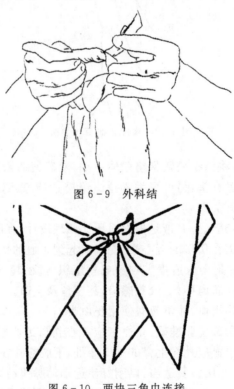

图6-9　外科结

图6-10　两块三角巾连接

1.头面部伤的包扎

(1)顶部包扎法:三角巾底边反折,正中放于伤员前额,顶角经头顶垂于枕后,然后将两底角经耳上向后扎紧,压住顶角,在枕部交叉再经耳上绕到前额打结固定。最后将顶角向上反折嵌入底边内(图6-11)。

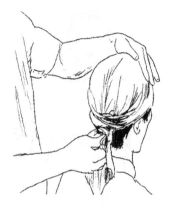

图6-11 顶部包扎法

(2)风帽式包扎法:在顶角、底边中点各打一结,将顶角结放在额前,底边结置于枕部,然后将两底边拉紧向外反折后,绕向前面将下锁部包住,最后绕到颈后在枕部打结。

(3)面具式包扎法:三角巾顶角打结套在颌下,罩住面部及头部,将底边两端拉紧至枕后交叉,再绕到前额打结。在眼、鼻和口部各剪一小口。

(4)额部包扎法:将三角巾折成3、4指宽的带状巾,先在伤口上垫敷料,将带状巾中段放在敷料处,然后环绕头部打结。打结位置以不影响睡眠和不压住伤口为宜。

(5)下颌部包扎法:多作为下颌骨骨折的临时固定。三角巾折成3、4指宽的带状巾,于1/3处放于下颌处,长端经耳前向上拉到头顶部到对侧耳前与短的一端交叉,然后两端经均环绕头部后至对侧耳前打结(图6-12)。

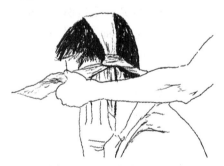

图6-12 下颌部包扎法

(6)眼部包扎法:①单眼包扎法:将三角巾叠成4指宽的带状巾,斜放在眼部,将下侧较长的一端经枕后绕到额前压住上侧较短的一端后,再环绕头部到健侧颞部,与翻下的另一端打结。②双眼包扎法:将4指宽的带巾中央部先盖在一侧伤眼,下端从耳下绕枕后,经对侧耳上至眉间上方压住上端继续绕头部到对侧耳前,将上端反折斜向下,盖住另一伤眼,再绕耳下与另一端在对侧耳上打结。

2.胸(背)部伤的包扎

(1)展开式三角巾包扎法:将三角巾顶角越过伤侧肩部,垂在背部,使三角巾底边中央正位于伤部下侧,将底边两端围绕躯干在背后打结,再用顶角上的小带将顶角与底边连接在一起(图6-13)。

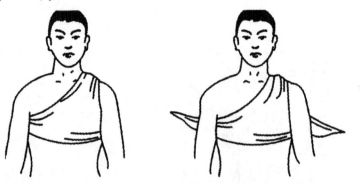

图6-13 展开式三角巾包扎法

(2)燕尾巾包扎法:将三角巾折成鱼尾状,并在底部反折一道边,横放于胸部,两角向上,分放于两肩上并拉至颈后打结,再用顶角带子绕至对侧腋下打结。

展开式三角巾和燕尾巾包扎背部的方法与胸部相同,只是位置相反,结打于胸前。

3.腹部及臀部伤的包扎

(1)一般包扎法:将三角巾顶角放在腹股沟下方,取一底角绕大腿一周与顶角打结。然后,将另一底角围绕腰部与底边打结。用此法也可包扎臀部创伤。

(2)双侧臀部包扎法:多用两块三角巾连接成蝴蝶巾式包扎,将打结部放在腰骶部,底边的各一端在腹部打结后,另一端则由大腿后方绕向前,与其底边打结。

4.四肢伤的包扎

(1)上肢悬吊包扎法:将三角巾底边的一端置于健侧肩部,屈曲伤侧肘80°左右,将前臂放在三角巾上,然后将三角巾向上反折,使底边另一端到伤侧肩部,在背后与另一端打结,再将三角巾顶角折平用安全针固定(大悬臂带)。也可将三角巾叠成带巾,将伤肢屈肘80°用带巾悬吊,两端打结于颈后(小悬臂带)(图6-14)。

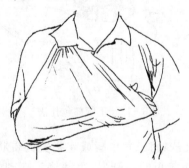

图6-14 上肢悬吊包扎法

(2)上肢三角巾包扎法:将三角巾一底角打结后套在伤侧手上,结的余头留长些备用,另一底角沿手臂后侧拉到对侧肩上,顶角包裹伤肢适当固定,前臂屈到胸前,拉紧两底角打结(图6

—15)。

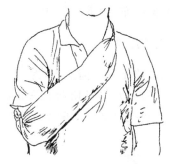

图 6 - 15 上肢三角巾包扎法

（3）燕尾巾单肩包扎法：将三角巾折成燕尾巾，把夹角朝上放在伤侧肩上，燕尾底边包绕上臂上部打结，两角（向后的一角大于向前的角并压住前角）分别经胸部和背部拉向对侧腋下打结。

（4）燕尾巾双肩包扎法：将三角巾叠成两燕尾角等大的燕尾巾，夹角朝上对准项部，燕尾披在双肩上，两燕尾角分别经左、右肩拉到腋下与燕尾底角打结。

（5）手（足）包扎法：将手（足）放在三角巾上，手指（或脚趾）对准三角巾顶角，将顶角提起反折覆盖全手（足）背部，折叠手（足）两侧的三角巾使之符合手（足）的外形，然后将两底角绕腕（踝）部打结。

（6）足与小腿包扎法：把足放在三角巾的一端，足趾向着底边，提起顶角和较长的一底角包绕肢体后于膝下打结，再用短的底角包绕足部，于足踝处打结固定（图 6 - 16）。

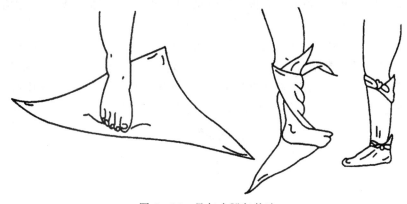

图 6 - 16 足与小腿包扎法

第三节 固 定

固定的目的是为减少伤部活动，减轻疼痛，防止再损伤，便于伤员搬运。所有四肢骨折均应进行固定，脊柱损伤、骨盆骨折及四肢广泛软组织创伤在急救中也应相对固定。固定器材最理想的是夹板，类型有木质、金属、充气性塑料夹板或树脂做的可塑性夹板。但在紧急时应注意因地制宜,就地取材,选用竹板、树枝、木棒、铺把、枪托等代替。还可直接用伤员的健侧肢体或躯干进行临时固定。固定还需另备纱布、绷带、三角巾或毛巾、衣服等。

一、常见部位骨折的临时固定方法

(1)锁骨骨折固定:用敷料或毛巾垫于两腋前上方,将三角巾叠成带状,两端分别绕两肩呈"8"字形,拉紧三角巾的两头在背后打结,并尽量使两肩后张(图6-17)。也可在背后放T字形夹板,然后在两肩及腰部各用绷带包扎固定。一侧锁骨骨折,可用三角巾把患侧手臂悬兜在胸前,限制上肢活动即可。

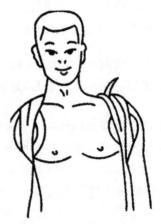

图6-17 锁骨骨折8字形固定

(2)上臂骨折固定:用长、短两块夹板,长夹板置于上臂的后外侧,短夹板置于前内侧,然后用绷带或带状物在骨折部位上、下两端固定,再将肘关节屈曲90°,使前臂呈中立位,用三角巾将上肢悬吊固定于胸前(图6-18)。若无夹板,可用两块三角巾,其一将上臂呈90°悬吊于胸前,于颈后打结,其二叠成带状,环绕伤肢上臂包扎固定于胸侧(图6-19)(用绷带根据同样原则包扎也可取得相同效果)。或用躯干替代夹板:将伤肢平放于躯干一侧,在患肢与躯干间放一软垫,在伤处的上、下及前臂用带状三角巾直接将伤肢固定于躯干侧方(图6-20)。

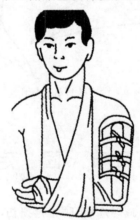

图6-18 上臂骨折长短夹板固定

(3)前臂骨折固定:协助伤员屈肘90°,拇指在上。取两块夹板,其长度超过肘关节至腕关

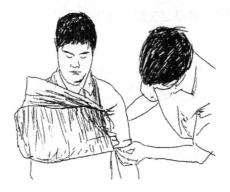

图 6 - 19　上臂骨折三角巾固定

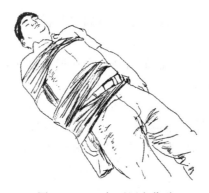

图 6 - 20　以躯干固定伤肢

节的长度,分别置于前臂内、外侧,用绷带或带状三角巾在两端固定,再用三角巾将前臂悬吊于胸前,置于功能位。或直接固定于躯干一侧(方法同上臂)。

(4)大腿骨折固定:把长夹板或其他代用品(长度等于腋下到足跟)放在伤肢外侧,另用一短夹板(长度自足跟到大腿根部),关节与空隙部位加棉垫,用绷带、带状三角巾或腰带等分段固定。足部用"8"字形绷带固定,使脚与小腿呈直角(图 6 - 21)。紧急情况若无夹板,可用健侧肢体替代:在两腿间放一软垫,将伤员健肢移向患肢,使两下肢并紧,两脚对齐,将健侧肢体与伤肢分段(伤处上、下,髋关节、小腿及足)用绷带或带状三角巾固定在一起(图 6 - 22)。

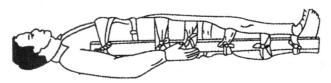

图 6 - 21　大腿骨折长夹板固定

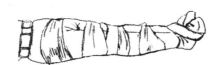

图 6 - 22　健侧肢体与伤肢分段三角巾固定

(5)小腿骨折固定:取长短相等的夹板(长度自足跟到大腿)两块,分别放在伤腿内、外侧,用绷带或带状三角巾分段固定。或固定于健侧肢体(固定伤处上、下,大腿、膝关节及足,图6-23)。

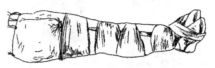

图6-23 小腿骨折固定

(6)脊柱骨折固定:立即使伤员俯卧于硬板上,不可移动,必要时可用绷带固定伤员,胸部与腹部需垫上软枕,减轻局部组织受压程度。

二、固定的注意事项

(1)若有伤口和出血,应先止血、包扎,然后再固定骨折部位。若有休克,应先行抗休克处理。

(2)临时骨折固定,是为了限制伤肢的活动。在处理开放性骨折时,刺出的骨折断端在未经清创时不可直接还纳伤口内,以免造成感染。

(3)夹板固定时,其长度与宽度要与骨折的肢体相适应,长度必须超过骨折上、下两个关节;固定时除骨折部位上、下两端外,还要固定上、下两个关节。

(4)夹板不可与皮肤直接接触,其间应用棉垫或其他软织物衬垫,尤其在夹板两端、骨隆突处及悬空部位应加厚衬垫,防止局部组织受压或固定不稳。

(5)固定应松紧适度、牢固可靠,以免影响血液循环。肢体骨折固定时,一定要将指(趾)端露出,以便随时观察末梢血液循环情况,如发现指(趾)端苍白、发冷、麻木、疼痛、水肿或青紫时,说明血液循环不良,应立即松开检查并重新固定。

(6)固定后应避免不必要的搬动,不可强制伤员进行各种活动。

第四节 搬 运

搬运伤员的基本原则是及时、安全、迅速地将伤员搬至安全地带,防止再次损伤。火线或现场搬运多为徒手搬运,也可用专用搬运工具或临时制作的简单搬运工具,但不要因为寻找搬运工具而贻误搬运时机。

一、常用的搬运方法

1.担架搬运法

担架搬运法是最常用的搬运方法,适用于病情较重、搬运路途较长的伤病员。

(1)担架的种类:①帆布担架:构造简单,由帆布一幅、木棒两根、横铁或横木两根、负带两根、扣带两根所组成,多为现成已制好的备用担架。②绳索担架:临时制成,用木棒或竹竿两根、横木两根,捆成长方形的担架状,然后用坚实的绳索环绕而成。③被服担架:取衣服两件或长衫大衣,将衣袖翻向内侧成两管,插入木棒两根,再将纽扣仔细扣牢即成。④板式担架:由木板、塑料板或铝合金板制成,四周有可供搬运的拉手空隙。此种担架硬度较大,适用于CPR患者及骨折伤员。⑤铲式担架:由铝合金制成的组合担架,沿担架纵轴分为左、右两部分,两部分均为铲形,使用时可将担架从伤员身体下插入,使伤员在不移动身体的情况下,置于担架上。主要用于脊柱、骨盆骨折的伤员。⑥四轮担架:由轻质铝合金带四个轮子的担架,可从现场平稳地推到救护车、救生艇或飞机等舱内进行转送,大大减少伤病员的痛苦和搬运不当的意外损伤。

(2)担架搬运的动作要领:搬运时由3～4人组成一组,将患者移上担架;使患者头部向后,足部向前,后面的担架员随时观察伤病员的情况;担架员脚步行动要一致,平稳前进;向高处抬时,前面的担架员要放低,后面的担架员要抬高,使伤病员保持水平状态;向低处抬时,则相反。

2.徒手搬运法

若现场没有担架,转运路程较近、伤员病情较轻,可以采用徒手搬运法。

(1)单人搬运:①侧身匍匐搬运法:根据伤员的受伤部位,采用左或右侧匍匐法。搬运时,使伤员的伤部向上,将伤员腰部置于搬运者的大腿上,并使伤员的躯干紧靠在搬运者胸前,使伤员的头部和上肢不与地面接触。②牵托法:将伤员放在油布或雨衣上,把两个对角或双袖扎在一起固定伤员身体,用绳子牵拉着匍匐前进。③扶持法:搬运者站在伤员一侧,使伤员靠近并用手臂揽住搬运者头颈,搬运者用外侧的手牵伤员的手腕,另一手扶持伤员的腰背部,扶其行走。适用于伤情较轻、能够站立行走的伤员。④抱持法:搬运者站于伤员一侧,一手托其背部,一手托其大腿,将伤员抱起。有知觉的伤员可用手抱住搬运者的颈部。⑤背负法:搬运者站在伤员前面,微弯背部,将伤员背起。此法不适用于胸部伤的伤员。若伤员卧于地上,搬运者可躺在伤员一侧,一手抓紧伤员双臂,另一手抱其腿,用力翻身,使其负于搬运者的背上,然后慢慢站起。

(2)双人搬运:①椅托式搬运法:一人以左膝、另一人以右膝跪地,各用一手伸入伤员的大腿下面并互相紧握,另一手彼此交替支持伤员的背部。②拉车式搬运法:一名搬运者站在伤员两腿间,从膝关节处抱住双腿,另一搬运者站在伤员头部,从后背伸入两肩,一起将伤员抱起。

(3)三人或多人搬运:三人可并排将伤员抱起,齐步一致向前。六人可面对面站立,将伤员平抱进行搬运(图6-24)。

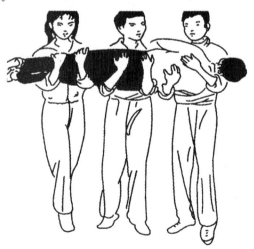

图6-24　三人徒手搬运

二、特殊伤员的搬运方法

(1)腹部内脏脱出的伤员将伤员双腿屈曲,腹肌放松,防止内脏继续脱出。已脱出的内脏严禁回纳腹腔,以免加重污染,应先用大小合适的碗扣住内脏或取伤员的腰带做成略大于脱出物的环,围住脱出的内脏,然后用三角巾包扎固定。包扎后取仰卧位,屈曲下肢,并注意腹部保温,防止肠管过度胀气。

(2)昏迷伤员使伤员侧卧或俯卧于担架上,头偏向一侧,以利于呼吸道分泌物的引流。

(3)骨盆损伤的伤员先将骨盆用三角巾或大块包扎材料做环形包扎后,让伤员仰卧于门板或硬质担架上,膝微屈,膝下加垫。

(4)脊柱、脊髓损伤的伤员搬运此类伤员时,应严防颈部与躯干前屈或扭转,应使脊柱保持伸直。

(5)身体带有刺入物的伤员应先包扎好伤口,妥善固定好刺入物,才可搬运。搬运途中避免震动、挤压、碰撞,以防止刺入物脱出或继续深入。刺入物外露部分较长时,应有专人负责保护刺入物。

(6)颅脑损伤的伤员使伤员取半卧位或侧卧位,保持呼吸道的通畅,保护好暴露的脑组织,并用衣物将伤员的头部垫好,防止震动。

(7)开放性气胸的伤员搬运封闭后的气胸伤员时,应使伤员取半坐位,以坐椅式双人搬运法或单人抱扶搬运法为宜。

三、搬运时的注意事项

(1)搬运过程中,动作要轻巧、敏捷、步调一致,避免震动,以减少伤病员的痛苦。

(2)根据不同的伤情和环境采取不同的搬运方法,避免再次损伤和由于搬运不当造成的意外伤害。

(3)搬运过程中,应注意观察伤病员的伤势与病情变化。

第七章　手外伤

　　手是人类进行正常生活、工作、学习不可缺少的器官。手的外伤或疾病使手的结构遭到损坏，手功能的恢复可受到不同程度的影响。我国各种外伤事故甚多，手外伤尤为多见。据统计，手外伤占外科急诊总数 20％以上，占骨科急症总数的 40％。因此，加强安全教育预防外伤极为重要，并应普及提高救治水平。

　　手的结构复杂而精细，手外伤多为综合性损伤，常同时伴有皮肤、骨、关节、肌腱、神经和血管损伤，完全或不完全性断指、断掌和断腕等也时有发生。因此，要掌握手术适应证和正确处理方法，尤应注意早期手外伤的正确处理。严重的手外伤和修复手术，应由手外科专业医师处理，争取恢复较好的功能。

　　手外科医生的基本条件是：应熟悉手部解剖生理；应具备良好的普通外科和骨科基础；掌握手外科的专业知识和技术；胜任整形外科和显微外科微血管及神经修复技术。

　　手外伤的急症处理是手外科处理的关键，要做到妥善早期清创，保留和修复重要组织，这是防止感染、恢复功能的基础。对骨关节错位和韧带断裂，要尽早复位，适当固定；并争取一期修复好肌腱、神经、血管，做好皮肤覆盖，争取一期愈合。

　　术后功能康复应列入治疗计划，如及时正确的自动和被动活动，使用弹性支架，以纠正不当位置，恢复关节活动度，消除水肿和僵硬。应有理疗、体疗、职业疗法的人员和设施。

　　近年来，随着显微外科技术的进步，手外科领域取得了许多新进展，如各种复合组织的游离移植、复杂断指再植、拇手指再造，手再造、关节移植等都有新的发展。但有些问题如肌腱粘连防治、手部人工关节以及手功能康复等尚需进一步研究提高。

第一节　手的功能解剖

　　手功能的发展，既是产生人类文明的关键，也是人类进化过程的产物，互为因果。人类双手具有复杂、精细、灵巧的功能，能够灵活而准确地完成捏、握、抓、夹、提、拧等动作，手有精细的感觉。手特有的功能与其解剖结构密切相关。当手部遭受外伤后，正确的诊断和正确的处理以最大限度地恢复手的功能是医生的全部目标，为此必须熟悉手的功能解剖。

一、皮肤

手部皮肤有如下特点。

（一）掌侧

1. 皮肤厚而坚韧

手掌和指掌侧皮肤有较厚的角化层，较坚韧，能阻止异物及微生物侵入，且能耐受机械摩擦。皮下有较厚的脂肪垫，有许多垂直的纤维小梁，将皮肤与掌腱膜、腱鞘及指骨骨膜相连，使掌侧皮肤不易滑动,有利于捏握物体。但皮肤缺损很难直接缝合,常需采用植皮或皮瓣移植。

2.有丰富的汗腺,无毛及皮脂腺

因此,手掌侧皮肤不油滑,不会出现皮脂腺囊肿。

3.皮肤的乳头层内,有十分丰富的感觉神经末梢

这些神经末梢,根据其结构可分为游离神经末梢、触觉小体、环层小体、拉芬尼终末、Merkel小体、球状小体等,它们分别与痛觉、触觉、压觉及温觉有关。由于手指富含感觉神经末梢,因此感觉十分灵敏,以拇、示、中指指腹最为敏锐,两点区别试验可达 3～5mm 距离(图 7-1)。手有良好的实体感觉,用手触摸可以识别物体的大小、形状、软硬及光滑与否,因此手被称为人类的第 2 对眼睛。这一部位皮肤缺损常不能直接缝合,需植皮或转移皮瓣,但难以完全恢复其固有功能。

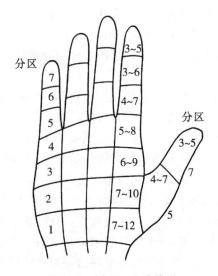

图 7-1　手的两点分辨觉

4.有许多恒定的皮纹

手掌和手指掌面有许多细皮纹和粗皮纹,其中粗皮纹较恒定,皮纹的产生与关节活动有关,故称为皮肤关节。

手掌有三道皮纹。鱼际纹或称近侧掌纹,起于手掌桡侧第 2 掌指关节平面,终止于腕横韧带中点。鱼际纹利于拇指的对指活动。远侧掌横纹起始于示、中指间指蹼,沿第 3～5 掌骨颈平面,向尺侧斜行,终止于手掌的尺侧,利于尺侧三指的屈曲活动。掌中横纹与鱼际纹同起于第 2 掌指关节平面,向手掌尺侧斜行,利于示指中指的屈曲活动(图 7-2)。石膏固定手和前臂时,以远侧掌横纹和掌中横纹为标志,超过此二横纹界限,将影响掌指关节的活动功能。掌部手术切口应沿皮纹走行方向进行,不应与皮纹垂直,以防发生瘢痕挛缩。手指切口应行掌侧 Z 形切口或波状切口,或沿手指的侧方正中线切口,禁忌在手掌或手指掌侧做纵行切口(图 7-3)。

手指有三道掌侧横纹。指横纹从手指一侧的中线连到另侧的中线。指横纹与关节并不完全在同一平面。远侧指横纹在远侧指间关节近侧,中间指横纹正对着近侧指间关节,而近侧指横纹不与掌指关节平面相对,而在近节指骨的中部指蹼平面。指横纹处皮下无脂肪,直接与屈

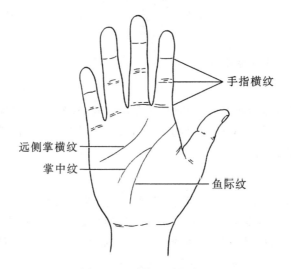

图 7-2 手掌和手指皮纹

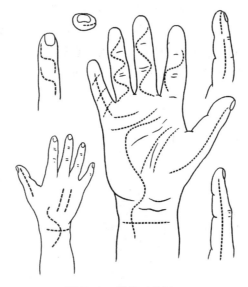

图 7-3 手部正确切口

指肌腱鞘接触,该部刺伤后,感染易侵入腱鞘并蔓延。指腹部的细皮纹称指纹,生来具有,有明显个体差异且较稳定。

(二)手背

皮肤较薄,皮下脂肪少,仅有一层疏松的蜂窝组织,有较大的弹性、伸缩性和移动性。

伸指时,手背皮肤松弛,可捏住提起,但握拳时皮肤紧张,握拳时较伸直时皮肤面积约增加25%。由于皮下组织疏松,因此手背皮肤较易发生撕脱伤。手背皮肤缺损时,不应勉强缝合,应像手掌一样采用植皮或皮瓣覆盖,以免影响手指屈曲。估计植皮面积时要充分考虑握拳时的张力。

手指和手掌的静脉及淋巴管大部分经手背回流,且手背皮肤松弛弹性大,故手掌有炎症时手背水肿往往较手掌明显。

二、筋膜

手部筋膜可分为浅筋膜和深筋膜。

（一）浅筋膜

手掌浅筋膜中有较厚的脂肪组织,脂肪垫对深部血管、神经和肌腱有保护作用,并可增加手的抓握能力,手背浅筋膜薄而疏松,脂肪组织少,有较大的移动性,有利于手的抓握功能,但手背外伤时,易发生皮肤撕脱。

（二）深筋膜及筋膜间隙

手掌侧与背侧深筋膜在手的尺桡侧互相连续。掌侧深筋膜有三个组成部分,两侧鱼际筋膜和小鱼际筋膜较薄弱,中部深筋膜厚而坚韧,称掌腱膜,掌腱膜与皮肤之间有许多垂直的纤维束相连,使手掌皮肤不易移动,有利于抓握功能。掌腱膜呈三角形,顶端在近侧,浅层与掌长肌腱连接,深层与屈肌支持带相融合。掌腱膜向远侧分为 4 个纵行纤维束,称腱前束,呈放射状,与屈肌腱方向一致,分别止于屈肌腱鞘及近节指骨底（图 7-4）。掌腱膜在内外侧缘分别发出内外侧肌间隔,止于第 1 及第 5 掌骨,分别分隔鱼际肌群和鱼际间隙、小鱼际肌群和掌中间隙。掌腱膜还发出掌中隔,止于第 3 掌骨,将掌间隙分为鱼际隙和掌中间隙,此两间隙是潜在性疏松结缔组织间隙,是临床上手部感染容易蔓延的途径（图 7-5）。临床上还可见一种掌腱膜挛缩症（Dupuytren 挛缩）,可致手指屈曲,影响手功能。

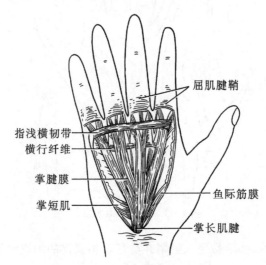

图 7-4　掌腱膜的形态

三、肌腱与肌肉

运动手部的肌肉,可分为手外在肌和手内在肌。

（一）手外在肌

1.前群肌

共 6 块,可分为浅深两层。浅层为桡侧腕屈肌、掌长肌、指浅屈肌和尺侧腕屈肌,深层为拇长属肌和指深屈肌（图 7-6）。

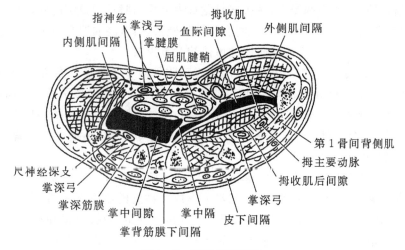

图7-5 手的筋膜间隙

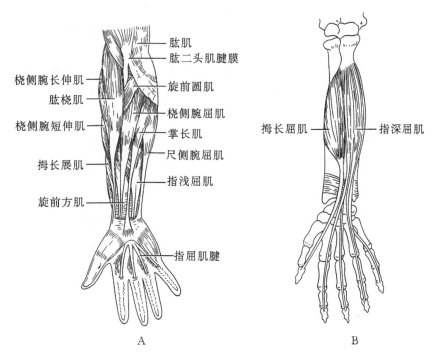

A   B

图7-6 前臂前群肌
A.浅层肌;B.深层肌

（1）桡侧腕屈肌：起于肱骨内上髁屈肌总腱及深筋膜，肌腱穿过屈肌支持带深面，沿大多角骨沟走到手掌，止于第2、3掌骨底的掌侧面。该肌主要作用是屈曲腕关节，与桡侧腕伸肌协同时可使腕关节外展。

（2）掌长肌：起于肱骨内上髁屈肌总腱及深筋膜，以扁长肌腱止于屈肌支持带，并有纤维与掌腱膜延续。主要作用为协助屈腕。约4%的人掌长肌缺如。肌腱细长浅在，常作为肌腱移植材料，切取后对手的功能无影响。

(3)尺侧腕屈肌:起端为两个头,肱头起自肱骨内上髁屈肌总腱及深筋膜,尺头起自尺骨鹰嘴内侧缘和尺骨背面上 1/3 段。两头之间有尺神经经过,肌腱经屈肌支持带深面止于豌豆骨。主要作用是屈曲腕关节,与尺侧伸腕肌协同可使腕关节内收。

(4)指浅屈肌:起端面宽,有两个头,肱尺头起于肱骨内上髁和尺骨冠突,桡头起于桡骨上1/2 段的掌侧面,两头互相融合成腱弓,腱弓深面有正中神经和尺动静脉通过。肌腱在前臂中下 1/3 段交界处移行为 4 根扁腱并排列为浅深两层,浅层肌腱分别至中指和环指,深层肌腱分别至示指和小指。4 根肌腱经过腕管和手掌,分别止于示、中、环、小指中节指骨底掌面两侧。其主要作用是屈曲近侧指间关节。

(5)指深屈肌:位于指浅屈肌深面,起于尺骨上 3/4 前内侧面及骨间膜。此肌肌腹较大,可分两部分,外侧部较小,主要起自骨间膜,基本上形成一独立的肌腱至示指,因此,示指活动有较大的独立性。内侧部较大,行至腕部肌腱分成 3 股,分别至中指、环指和小指。在手指部指深屈肌腱穿过指浅屈肌腱的两脚之间,止于远节指骨底掌面。指深屈肌的主要作用是屈曲远侧指间关节。

(6)拇长屈肌:起于桡骨前面中部及骨间膜,经腕管外侧深层,止于拇指远节指骨底掌面。主要作用是屈曲拇指指间关节。拇长屈肌无蚓状肌起始,故在手掌部断裂时回缩平面较高。

2.后群肌

后群肌共有 9 块,分为浅深两层,浅层由外向内为桡侧腕长伸肌、桡侧腕短伸肌、指伸肌、小指伸肌和尺侧腕伸肌,深层为拇长展肌、拇短伸肌、拇长伸肌和示指伸肌(图 7-7)。

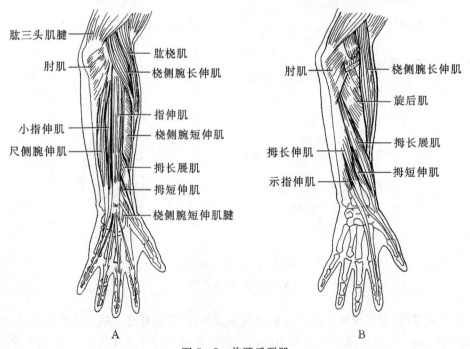

图 7-7 前臂后群肌
A.浅层肌;B.深层肌

(1)桡侧腕长伸肌:起于肱骨外上髁、髁上嵴及臂外侧肌间隔,肌束向下移行为长腱。行至前臂远侧肌腱在拇长展肌、拇短伸肌和拇长伸肌的深面,并与之交叉,经伸肌支持带深面至手背,止于第2掌骨底背侧面,该肌的主要作用为伸腕关节。

(2)桡侧腕短伸肌:起于肱骨外上髁伸肌总腱起点和深筋膜,位于桡侧腕长伸肌与伸指肌之间,经伸肌支持带深面,止于第3掌骨底背侧面。该肌主要作用为伸腕关节,与桡侧伸腕长肌和桡侧腕屈肌协同时有外展腕关节的作用。

(3)指伸肌:起于肱骨外上髁及深筋膜,肌腹至前臂下段移行为4条肌腱,经伸肌支持带深面、呈扇状分别至示、中、环、小指。在掌指关节背侧、肌腱扩张形成指背腱膜(或称腱帽),腱帽有保持伸肌腱不向两侧脱位的作用,伸肌腱行至近节指骨背面,肌腱分为中央束及两侧束,中央束止于中节指骨底背面及关节囊,两侧束行至中节指骨远端合并为终腱,止于远节指骨基底部背面。骨间肌、蚓状肌、参与构成腱帽、中央束和侧束(图7-8)。伸指肌主要作用为伸掌指关节和指间关节。

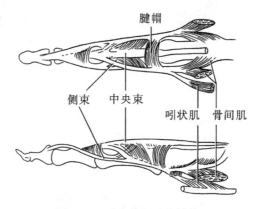

图7-8　手指伸肌腱的结构

(4)小指伸肌:起于肱骨外上髁和深筋膜、经伸肌支持带深面,与指伸肌至小指的腱束汇合构成指背腱膜后分别止于小指中节和远节指骨底背面和关节囊。该肌的主要作用为伸小指掌指关节和指间关节。

(5)尺侧腕伸肌:起于肱骨外上髁、深筋膜和尺骨上段后侧,经伸肌支持带深面,止于第5掌骨底背面。该肌的主要作用为伸腕关节,与尺侧腕屈肌协同时有内收腕关节的作用。

(6)拇长展肌:起于尺、桡骨中部背面及骨间膜、肌纤维向外下方斜行,跨过桡侧腕长、短伸肌腱的浅面,经伸肌支持带深面,止于第1掌骨底外侧,并常有副腱(为82%~93%)止于大多角骨及拇指掌腕关节囊,故在临床上可利用大多角骨上的止点作为示指外展动力腱,以改善尺神经伤拇示指对捏功能。该肌主要作用为伸拇指腕掌关节和外展拇指。

(7)拇短伸肌:起于桡骨中部背面及骨间膜,向外下斜行,跨过桡侧腕长短伸肌腱的浅面,与拇长展肌伴行,经伸肌支持带深面的共同腱鞘(该腱鞘是腱鞘炎的好发部位),止于拇指近节指骨底背面,主要作用为伸拇指掌指关节,并可使拇指外展。

(8)拇长伸肌:起于尺骨背面中1/3及邻近骨间膜,肌束斜向下外,越过桡侧腕长、短伸肌腱的浅面,经伸肌支持带的深面,在第1掌骨头处形成伸肌腱扩张部,止于拇指远节指骨底的背面及关节囊。其主要作用为伸拇指指间关节和内收拇指。

(9)示指伸肌:起于尺骨背面下部及邻近的骨间膜,经伸肌支持带深面至手背,在指伸肌至示指的腱束深面尺侧移行为指背腱膜。该肌主要作用为伸示指掌指关节和指间关节,常可用于转移修复伸拇功能。

手指部的伸肌腱很薄,与指骨骨膜仅隔一层疏松网状组织,长期固定、炎症及水肿等易造成粘连,影响手指功能。

3.滑液囊与指屈肌腱鞘

(1)滑液囊:位于腕掌部,分桡侧滑液囊与尺侧滑液囊(图7-9)。

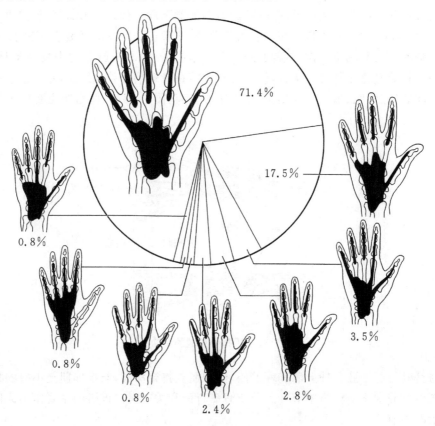

图7-9　滑液囊与指屈肌腱鞘

桡侧滑液囊:起于屈肌支持带近侧2.5cm处,包绕拇长屈肌腱,经屈肌支持带深面、腕管的桡侧通过手掌,延续为拇长屈肌滑液鞘。

尺侧滑液囊:是一个较为宽大的滑液囊,在旋前方肌远侧缘平面包绕示、中、环、小指的指深浅屈肌腱,经屈肌支持带深面向掌部延伸。通常尺侧滑液囊到掌中部为止,不与示、中、环指屈肌腱鞘相通,与小指的指屈肌腱鞘相连续者占80.8%,尺侧滑液囊不与小指屈肌腱鞘相通者约占19%。手部滑囊感染常沿其自然通道蔓延。

(2)指屈肌腱鞘:由腱滑液鞘和腱纤维鞘两部分组成。

腱滑液鞘:是包绕肌腱的双层套管状的滑液囊。拇指和小指的腱滑液鞘分别与桡、尺侧滑液囊相通,示、中、环指的腱滑液鞘从掌指关节的近侧开始,向远侧延伸,跨过三个关节,达远节指骨底。腱滑液鞘分为脏层和壁层,脏层包绕肌腱,壁层在脏层外侧紧贴腱纤维鞘的内面。脏壁两层在鞘的两端互相返折密闭。在肌腱背侧脏壁两层亦彼此返折移行,形成腱系膜。由于肌腱经常运动,腱系膜大部分消失,仅在肌腱附丽处保留三角形系膜及近节指骨处保留带状系膜,分别称短腱纽和长腱纽,腱纽中有出入肌腱的血管和神经(图7-10)。

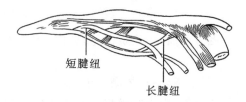

短腱纽

长腱纽

图 7-10 指屈肌腱腱纽

腱纤维鞘:是由指骨掌侧面的骨膜、关节囊前方的掌板和坚韧的结缔组织共同围成的骨纤维管道。鞘管不同部位,适应功能要求出现不同程度的纤维增厚,形成了具有重要生物力学特性的滑车系统。Doyle(1988)较完整地提出了手指滑车系统是由掌腱膜滑车(PA),5 个环形滑车($A_1 \sim A_5$)和 3 个交叉滑车($C_{1 \sim 3}$)组成,其排列顺序由近而远依次为 PA、A_1、A_2、C_2、A_3、C_2、A_4、C_3、A_5。张正治等报道,基本上与 Doyle 报道一致,只在 A_1 与 A_2 之间增加 C0 交叉滑车,使交叉滑车增加为 4 个(图 7-11)。环形滑车较坚强,而交叉滑车较薄弱。拇指滑车系统由 2 个环形滑车(TA_1 和 TA_2)和一个斜行滑车(T_0)组成(图 7-12),其中斜形滑车最为重要。腱鞘滑车系统对屈肌腱起保护和支持作用,防止弓状畸形,为肌腱提供了力学支点,改变力的方向,有利发挥肌腱滑动功效。在临床上要重视滑车系统的修复与重建。从滑车的结构和功能上看,应特别重视手指 A_2 和 A_4 及拇指斜行滑车的修复和重建。

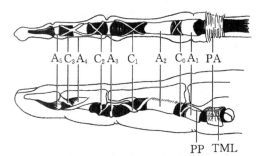

$A_5\ C_3\ A_4\quad C_2\ A_3\quad C_1\qquad A_2\quad C_0\ A_1\quad PA$

PP TML

图 7-11 手指滑车系统

TML:掌骨深横韧带;PP:掌腱膜;PA:掌腱膜滑车;
$A_1 \sim A_5$:第 1~5 环形滑车;$C_0 \sim C_3$:为 4 个交叉滑车

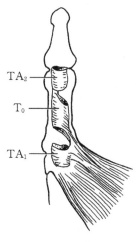

TA_2

T_0

TA_1

图 7-12 拇指滑车系统(TA_1、TA_2:环形滑车;T_0:斜行滑车)

(二)手内在肌

手部的内在肌分为4组,包括骨间肌、蚓状肌、鱼际肌和小鱼际肌。

1.骨间肌

骨间肌共有7条,背侧4条,司手指外展,掌侧3条(或4条)司手指内收。背侧骨间肌各起于掌骨的相对面,分别止于示指桡侧、中指两侧和环指尺侧近节指骨基底,其作用为外展示、环指,并可使中指桡偏和尺偏。小指无背侧骨间肌,由小指展肌司外展功能。掌侧骨间肌分别起始于第2掌骨尺侧,第4、5掌骨桡侧,并分别止于示指近节指骨基底尺侧及环指、小指近节指骨基底桡侧,作用为使上述手指内收(图7-13)。

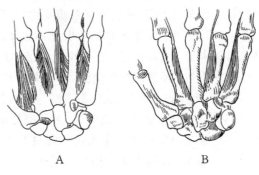

A   B

图7-13　手的骨间肌
A.骨间背侧肌;B.骨间掌侧肌

2.蚓状肌

第1、2蚓状肌起于示、中指指深屈肌腱的桡侧,第3、4蚓状肌起于中、环指及环小指指深屈肌腱的毗邻侧。肌腹均在相应手指屈肌腱的桡侧走行,止于伸腱扩张部及近节指骨基底部桡侧。作用为屈掌指关节,伸指间关节。

骨间肌和蚓状肌的功能是复杂的。骨间掌侧肌内收手指,骨间背侧肌外展手指,但二者均参与构成伸肌腱、指背腱膜、中央束及两侧束,故二者均有使掌指关节屈曲及指间关节伸直的功能(图7-14)。

骨间肌和蚓状肌挛缩表现为其作用过强的姿势,即掌指关节屈曲、近远侧指间关节伸直。骨间肌和蚓状肌麻痹后功能丧失,改变了手正常静止状态的休息姿势,成为掌指关节过伸、指间关节屈曲,即爪状指畸形。

3.鱼际肌

(1)拇短展肌:起于舟骨结节、大多角骨嵴及屈肌支持带桡侧半,止于拇指近节指骨基底的桡侧并参与构成指背腱膜。该肌位于鱼际桡侧最浅层。作用为拇外展旋前并协助伸指间关节。

(2)拇短屈肌:浅头起于大多角骨、屈肌支持带桡侧及桡侧腕屈肌腱鞘,深头起于小多角骨及第2、3掌骨底。肌腹在拇短展肌的尺侧。浅头止于拇指近节指骨的桡侧,深头与拇收肌斜头一起止于拇指近节指骨的尺侧,拇长屈肌肌腱于两头之间的沟中通过。作用为屈曲拇指掌指关节及内收拇指。

(3)拇对掌肌:起于大多角骨嵴及屈肌支持带桡侧,在拇短展肌的深面,止于第1掌骨桡侧缘全长。作用为屈曲旋前第1掌骨,产生对掌运动。

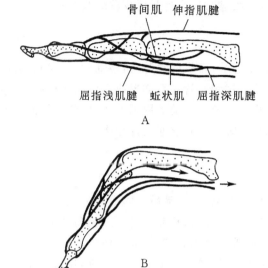

骨间肌 伸指肌腱

屈指浅肌腱 蚓状肌 屈指深肌腱

A

B

图 7 - 14 骨间肌与蚓状肌结构及其主要功能

A.骨间肌及蚓状肌结构;B.骨间肌及蚓状肌功能——屈掌指关节及伸指间关节

(4)拇收肌:斜头起于头状骨、小多角骨、屈肌支持带及桡侧腕屈肌腱鞘,横头起于第3掌骨掌面全长,止于拇指近节指骨基底,并参与构成指背腱膜。作用为内收拇指。

4.小鱼际肌

(1)小指展肌:起自豌豆骨远端、豆钩韧带和屈肌支持带。止点有二,一部止于近节指骨基底的尺侧,一部止于伸腱扩张部。作用为外展小指并屈小指掌指关节(图 7 - 15)。可作为拇对掌成形术的动力肌。

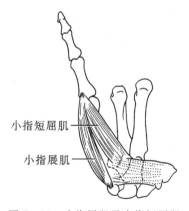

小指短屈肌

小指展肌

图 7 - 15 小指展肌及小指短屈肌

(2)小指对掌肌:起于钩骨钩及屈肌支持带,止于第5掌骨掌面尺侧缘全长。该肌位于小指短屈肌的深面。作用为将第5掌骨向前牵拉并加深掌心凹陷,产生对掌动作。

(3)小指短屈肌:起于钩骨钩及屈肌支持带,止于小指近节指骨底掌面尺侧。作用为屈曲小指掌指关节及外展小指。

掌短肌:属于皮肌,位于小鱼际近侧皮下组织中,起于屈肌支持带和掌腱膜尺侧,止于手掌尺侧缘皮肤。功能意义很小,收缩时见小鱼际区皮肤略起皱襞。

四、手部血管

供应手部(包括腕及前臂远端)血供的动脉有:桡动脉、尺动脉、骨间掌侧动脉、骨间掌侧动脉的背支及正中神经的动脉。这些血管在手部形成动脉网或动脉弓,按其形成的部位,可大致分为腕关节周围及手掌部两个系统。腕关节周围的血管,分掌侧血管网及背侧血管网;手掌部血管分掌浅弓及掌深弓。两系统之间有交通支互相吻合。

(一)腕部动脉网

1.腕背动脉网

桡动脉于鼻烟壶内发出腕背侧支,尺动脉在豌豆骨上发出腕背侧支,在尺侧腕屈肌深面向后绕过,两者在腕骨背侧、指伸肌腱深面相互吻合而成腕背动脉弓;再加上骨间掌侧动脉背侧支与从掌深弓发出的穿支,形成腕背动脉网,供应尺桡骨远端及腕部关节背面的血供。腕背动脉弓还发现第2~4掌背动脉,在指蹼处延续成指背动脉,供应相应的骨间肌和手指相邻的近侧指节。腕背侧弓也发出一个小分支到第5掌骨及小指指背的尺侧。第1掌背动脉系桡动脉穿过第1背侧骨间肌前发出的一个分支,不起于腕背弓。临床上常以此为轴动脉做岛状皮瓣。

2.腕掌动脉网

桡动脉在旋前方肌的远侧发出腕掌侧支,于腕骨前方走向尺侧,尺动脉也发出腕掌侧支向桡侧走行,二者吻合,并与来自近侧的骨间掌侧动脉分支和来自远侧的掌深弓回返支组成掌侧动脉网。主要供应尺桡骨远端、腕骨及腕部关节掌面的血液循环。

(二)掌弓

1.掌浅弓

尺动脉终支和桡动脉浅支构成掌浅弓,位于掌腱膜深面、屈肌腱和蚓状肌浅面,相继发出指掌侧总动脉及指掌侧固有动脉,是手指的主要供血来源。临床上常利用指动脉皮瓣顺行或逆行转移修复手掌、指掌侧或拇指末节皮肤缺损。

2.掌深弓

桡动脉终支从手背穿过1、2掌骨间隙,进入手掌与尺动脉掌深支形成掌深弓,位于屈肌腱和蚓状肌深面、骨间肌浅面,发出细小掌心动脉(掌侧掌动脉)与指掌侧总动脉吻合,参与手指供血。深浅弓之间通过终末分支及掌心动脉等互相交通。

桡动脉穿过掌骨间隙后,发出拇主要动脉供应拇指,示指的桡侧动脉常由拇主要动脉发出(图7-16)。

(三)手部静脉

1.深静脉

手部动脉像身体其他部位一样,都有两根伴行静脉,但较动脉细,故深静脉也有掌浅静脉弓、掌深静脉弓、指总静脉、掌心静脉、指静脉等,互相吻合交通形成弓或网。手掌深静脉大多汇流到桡、尺静脉,一部分通过交通支汇流到手背浅静脉系统。

2.浅静脉

手的浅静脉在掌背侧均有,背侧较粗大,远较深静脉重要。从手指末节开始,指掌背侧的浅静脉均形成较恒定的梯形静脉系统。指背浅静脉系统起始于甲床两侧2条小静脉,至甲根

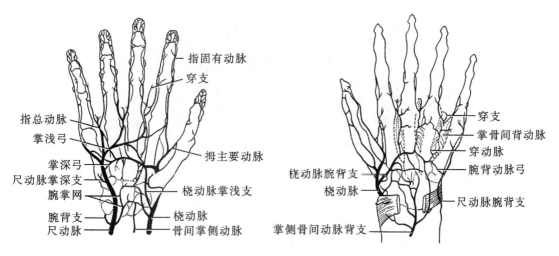

图 7-16 手部血液供应

部中央汇成一条指背终末静脉,至远侧指间关节平面分成两条静脉平行走向近侧,两指背静脉之间通常有 3 条较恒定的交通支相连。各手指静脉经手指指蹼间到手背的静脉网,最后回流至头静脉和贵要静脉(图 7-17)。

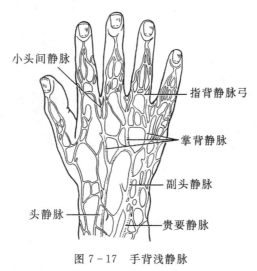

图 7-17 手背浅静脉

五、手部神经

手部主要由正中神经、尺神经及桡神经浅支支配,它们的支配范围常有重叠和变异,在临床诊治中应予注意(图 7-18,图 7-19)。

(一)正中神经

在腕上掌侧,正中神经居于掌长肌与桡侧腕屈肌之间深面,指浅屈肌的浅面,与指屈肌腱一起穿过腕管进入手掌。在进入腕管前发出掌皮支,穿出深筋膜后在屈肌支持带的浅面进入手掌。掌皮支支配大鱼际和手掌中部皮肤感觉。

正中神经在腕管内没有分支。在掌部,它常分成桡侧与尺侧两股,桡侧股较尺侧股粗,均

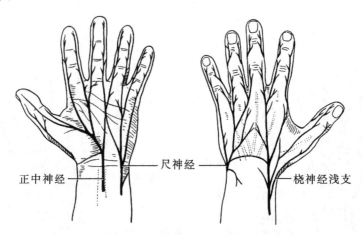

图 7-18　手部感觉神经分布

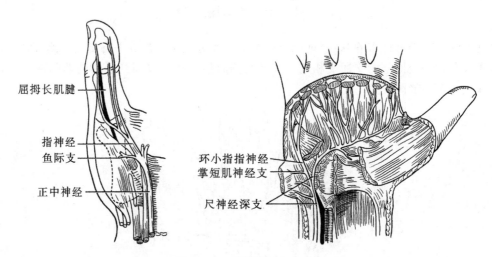

图 7-19　手部神经分布

为混合神经。

　　桡侧股的桡侧在屈肌支持带远侧缘近侧发出鱼际肌支,走向桡侧并转向近侧,进入鱼际肌肌腹,支配拇短展肌、拇对掌肌和拇短屈肌浅头。桡侧股中份发出拇指桡掌侧固有神经,支配拇指桡掌侧皮肤,桡侧股尺侧发出第1指掌侧总神经,再分为拇指尺掌侧和示指桡掌固有神经,支配拇指尺侧和示指桡侧的皮肤感觉,后者还发出肌支支配第1蚓状肌。

　　正中神经的内侧股发出第2及第3指掌侧总神经。前者在第2掌骨间隙内走行,发出1～2支支配第2蚓状肌,并发出关节支,主干在掌深横韧带处分成两根指掌侧固有神经至示中指相邻面。第3指掌侧总神经向尺侧走行,越过中指屈指肌腱的表面,沿第3掌骨间隙远行,在掌深横韧带处分成两根指掌侧固有神经分别沿中指尺侧及环指桡侧走行直达指尖,途中有时分出肌支供应第3蚓状肌及关节支。示、中指末节背面皮肤感觉亦属正中神经支配。

(二)尺神经

　　尺神经在腕上5～6cm处分出一感觉支到手背,支配手背尺侧半和尺侧两个半指。在前臂中下份发出掌皮支,分布于手掌尺侧1/3皮肤,主干在豌豆骨的桡侧进入尺神经管,在管内分成浅支和深支。浅支靠桡掌侧,主要是感觉支,除发出掌短肌运动支外,还发出第4指掌侧总神经及小指尺掌侧固有神经,支配环小指相对面和小指掌尺侧皮肤感觉。深支是运动支,位于尺背侧,与尺动脉伴行,穿过小鱼际进入手掌,在指屈肌腱的深面、骨间肌的浅面与掌深弓伴行,沿途发出肌支,支配小鱼际肌、全部骨间肌及3.4蚓状肌,最后发出支配拇内收肌及拇短屈肌深头。在腕部尺神经干内,深浅支有5～6cm的自然分束,在腕部吻合神经时,应尽可能按自然分束分别吻合感觉支与运动支。

(三)桡神经浅支

桡神经浅支在腕上5～6cm处,穿出深筋膜,与头静脉伴行,走向鼻烟壶,先分成两束后分成数支呈扇状,支配手背桡侧半及桡侧两个半手指皮肤感觉。

肌皮神经终支前臂外侧皮神经亦参与支配拇指背桡侧皮肤感觉。

六、手部骨关节与韧带

(一)手部骨骼

手部骨骼见图7-20。

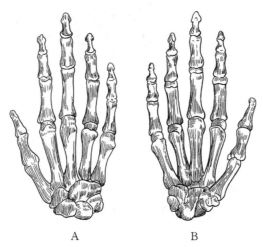

图7-20　手部骨骼

A.手部骨骼背侧观;B.手部骨骼掌侧观

1.腕骨

腕骨共8块,分为远近两列,近侧列从桡侧起有舟骨、月骨、三角骨和豌豆骨。远侧列有大多角骨、小多角骨、头状骨和钩骨。

2.掌骨

有第1～5掌骨。第1掌骨较短而粗,握拳击物或撞击时,重力点多落在第2、3掌骨,较易发生骨折。

3.指骨

共14块,除拇指为两节指骨外,其余4指均为3节。拇指分为近节和远节指骨,其余四指分为近节、中节和远节指骨。

(二)手部关节与韧带

1.桡腕关节

由桡骨、舟骨、月骨及三角软骨盘构成,尺骨不直接参加。关节囊薄而松弛,外有桡腕掌侧韧带、桡腕背侧韧带、腕桡侧副韧带、腕尺侧副韧带加强。桡腕关节是双轴椭圆关节,能做多轴向运动。包括屈、伸、内收和外展。其活动范围屈曲可达 60°～70°,背伸为 45°,外展 20°,内收40°。腕关节是手部关键性关节,在伸腕与屈腕肌稳定于功能位的基础上,手的功能才得以充分发挥(图 7-21)。

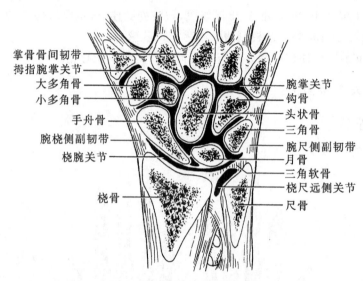

图 7-21 腕部关节冠状切面

图中标注(左侧,自上而下):掌骨骨间韧带、拇指腕掌关节、大多角骨、小多角骨、手舟骨、腕桡侧副韧带、桡腕关节、桡骨

图中标注(右侧,自上而下):腕掌关节、钩骨、头状骨、三角骨、腕尺侧副韧带、月骨、三角软骨、桡尺远侧关节、尺骨

2.桡尺远侧关节

由桡骨的尺切迹、尺骨头环状关节面和关节盘(三角软骨)构成。关节的前后方有桡尺远侧前、后韧带加强。桡尺远侧关节与桡尺近侧关节联合可使前臂和手做旋前、旋后运动。

3.腕骨间关节

腕骨间关节包括近侧列腕骨间关节、远侧列腕骨间关节和腕中关节。

(1)近侧列腕骨间关节:由舟骨与月骨、月骨与三角骨和三角骨与豌豆骨构成。舟骨与月骨、月骨与三角骨间没有独立的关节囊,相邻骨之间借腕骨间掌侧韧带、腕骨间背侧韧带及腕骨骨间韧带相连。舟骨、月骨、三角骨借上述三种韧带相连形成桡腕关节的关节囊。上述三种韧带间有 40％存在间隙,这种情况,桡腕关节腔与腕骨间关节腔及腕中关节腔可相通。

豌豆骨与三角骨之间形成豌豆关节,有独立的关节囊和关节腔。关节囊周围有豆掌韧带与第 5 掌骨底相连,有豆钩韧带与钩骨相连。豌豆骨及上述韧带可将尺侧腕屈肌的牵引力传递至远侧列腕骨及掌骨(图 7-21)。

(2)远侧列腕骨间关节:由大多角骨与小多角骨、小多角骨与头状骨及头状骨与钩骨构成。4 块腕骨间有 3 个腕骨间韧带相连,并借腕掌侧、背侧韧带与近侧列腕骨相连。腕骨间韧带连于远侧列各骨相对关节面的中部,将远侧列各腕骨间的关节腔分为近、远侧两部分,近侧与腕中关节腔相通,远侧与腕掌关节腔相通。

(3)腕中关节:又称腕横关节。位于近远侧列腕骨之间,为滑膜关节,呈"～"形,内侧部凸向近侧,由头状骨、钩骨与舟骨、月骨和三角骨构成,属椭圆关节。外侧部凸向远侧,由大、小多角骨和舟骨构成,属平面关节。关节囊掌侧有腕辐射韧带,它起自头状骨的头,纤维呈辐射状止于舟骨、月骨和三角骨。腕中关节的关节腔广阔而不规则,与近、远侧列腕骨间关节腔相通。舟骨骨折后易发生不愈合,其原因除血供障碍外,还有骨折端异常活动。由于腕中关节结构特点,舟骨骨折后关节活动轴发生改变,通过骨折线形成剪力,故影响骨折愈合(图7-22)。

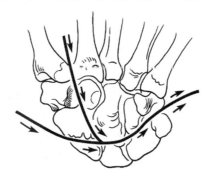

图7-22 腕中关节正常活动轴及舟骨骨折后活动轴的改变

近远侧列腕骨间关节仅能做很小的滑动运动。腕中关节的运动范围较大,与桡腕关节协同可使腕部的屈、伸、收展运动幅度增加。

4.腕掌关节

由远侧列腕骨的远侧面与掌骨底关节面构成。

拇指腕掌关节是拇指的关键性关节,由大多角骨与第1掌骨构成,为鞍状关节。关节囊肥厚而松弛,关节腔宽阔。关节囊有腕掌桡侧韧带、背侧韧带和掌侧韧带加强(图7-23)。在第1、2掌骨底间,还有坚实的掌骨间韧带。拇指腕掌关节能做多种灵活的运动,可屈30°~50°,伸0°~5°,内收0°~5°,外展35°~40°,此外,还可做轻微的旋转运动。

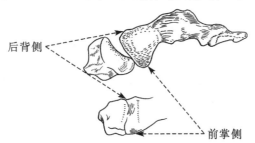

后背侧

前掌侧

图7-23 拇指腕掌关节

第2~5腕掌关节由远侧列腕骨与第2~5掌骨底构成。关节囊附着于各关节面的周缘,除第5腕掌关节囊较松弛外,其余各关节囊均较紧张。关节囊有腕掌背侧韧带、掌侧韧带及掌骨间韧带加强。第2、3腕掌关节较稳固、活动度很小,第4腕掌关节可做15°左右的屈伸运动;第5腕掌关节有25°~30°的屈伸动度。

5.掌指关节

由掌骨头与近节指骨底构成,属球窝关节。第2~5掌指关节的关节囊较松弛,附于关节面的周缘。两侧有侧副韧带加强,侧副韧带起于掌骨头的两侧,由近背侧斜向远掌侧,止于近节指骨底的侧方。侧副韧带在掌指关节伸直时松弛,屈曲时紧张。若长期伸直位固定时可引起侧副韧带逐渐挛缩,导致掌指关节屈曲功能障碍。掌指关节掌侧有掌板(亦称掌侧韧带)加强。掌板为一致密纤维软骨板,与关节囊紧密相连,其远端厚而坚韧,附于近节指骨底缘,近端薄而松弛,呈膜状附于掌骨颈掌侧,两侧与侧副韧带相连(图 7 - 24)。第 2～5 掌指关节间有掌骨深横韧带相连。其屈曲范围为 90°左右,第 2 掌指关节略<90°,从第 3～5 掌指关节的屈曲度依次逐渐增加。

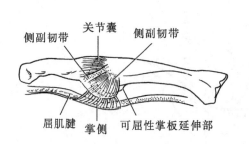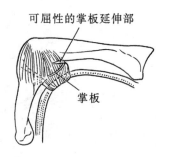

图 7 - 24　手指掌指关节

拇指掌指关节的结构与第 2～5 掌指关节基本相同,但亦有其特点,拇指掌骨头尺侧与第 2 掌骨头桡侧之间没有掌骨深横韧带,故二者间有较大的活动幅度。掌骨较扁平,掌板的两侧各有 1 个籽骨,掌板、籽骨和关节囊形成一个整体,紧密地附着在近节指骨底的掌面,随着掌指关节屈伸时而滑动,屈指时掌板向近端滑动,伸指时掌板向远端滑动。当掌指关节过伸位遭受暴力脱位时,掌板在薄弱的近端附着处易被撕脱,并嵌在脱位的关节之间,影响手法复位。拇指掌指关节可做屈、伸、内收、外展和旋转运动,屈的范围为 60°～70°,伸的范围为 10°～30°。内收、外展和旋转的幅度取决于关节的屈曲程度,完全伸直时活动度小,中度屈曲时,活动度最大。

6.指间关节

由相邻指骨近远端组成,是单轴向滑车关节。拇指只有一个指间关节,其他四指有近侧和远侧两个指间关节。指间关节的关节囊松弛,两侧有侧副韧带、掌侧有掌板、指深屈肌腱、背侧有指背腱膜加强。拇指指间关节屈曲范围 75°～80°,伸展 5°～10°。其他指近侧指间关节的屈曲度>90°,从示指向小指依次逐渐增加,主动伸直度为 0°。远侧指间关节屈曲<90°,主动伸直度为 0°～30°。

七、腕部纤维鞘管

(一)腕管与屈肌支持带

腕骨在掌部形成一弧形凹陷,屈肌支持带横跨其上,韧带的尺侧附着于豌豆骨及钩状骨的钩部,桡侧附着于大多角骨结节和舟骨结节,形成一个骨性纤维管道,称为腕管(图 7 - 25)。腕管内有拇长屈肌腱,指浅、深屈肌腱及正中神经通过。屈肌腱有薄的滑膜包绕,正中神经位于腕管的浅层偏桡侧,邻近屈肌支持带。如因骨关节炎、腕骨骨折或脱位、腕横韧带肥厚、滑膜水肿、增生等因素致腕管内压力增高,正中神经易受韧带压迫而出现不同程度感觉和运动障碍,称为腕管综合征。

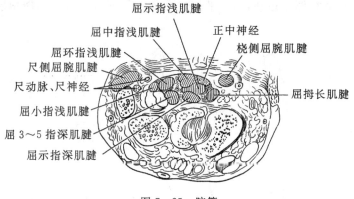

图 7-25 腕管

（二）腕部尺神经管

腕部尺神经管又称 Guyon 管，为一骨性纤维鞘管。尺侧为豌豆骨及尺侧腕屈肌腱，桡侧为腕横韧带和钩骨钩，底为豆钩韧带，浅层为掌短肌的背侧筋膜。其中有尺神经及尺动脉、尺静脉通过，称为腕部尺神经管，简称腕尺管。和腕管一样，创伤、囊肿、肿瘤等因素，亦可发生腕尺管综合征，但较少见。

八、拇指的运动

抓握活动是手的最重要的功能活动，拇指对掌是完成精细抓握和强力抓握必不可少的动作，丧失拇指意味着丧失手功能的 40%。

在拇指的关键链上，腕掌关节的活动范围大而重要，掌指关节与指间关节的活动相对居于次要地位，对功能影响尚不严重。拇、示指相互对指时，拇指与手掌间隙的中轴线与前臂成一直线，此轴线为前臂做旋前旋后活动的旋转中心轴。

腕掌、掌指及指间关节的协同，可完成屈曲、伸展、内收、外展、对掌及旋转运动。

（1）屈曲：拇指向屈面运动，拇长屈肌屈指间关节，与鱼际肌协同屈掌指关节。

（2）伸展：拇指的单纯背伸运动，是拇指与手掌平面做垂直活动（图 7-26），由拇长、短伸肌及大鱼际肌协同完成，拇指指间关节活动度为 60°。

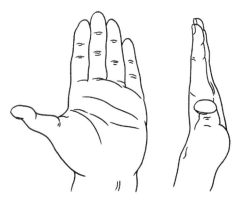

图 7-26 拇指伸展

（3）外展：拇指沿其桡侧缘运动,运动平面与手掌平行(图 7 - 27),由拇短展肌和拇长展肌完成。

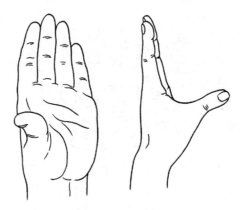

图 7 - 27　拇指外展

（4）内收：与外展方向相反的运动,主要由拇指内收肌完成。尺神经损伤后,虽该肌麻痹,由于拇长屈肌及拇长伸肌的协同,拇指仍可内收,检查时须注意。

（5）对掌：是以腕掌关节运动为主的多轴向复杂运动,包括拇指屈曲、外展及旋前运动,主要由拇对掌肌完成,拇短展肌协同动作。拇指与小指指腹相对,除上述拇指动作外,小指由于小鱼际的作用,在第 5 掌骨和钩骨组成的腕掌关节产生屈曲、旋前。大、小鱼际肌的收缩也加大了掌横弓。拇指与小指两指腹完全相对时,从掌侧看近似菱形,两边为拇指及小指,另两边为大、小鱼际的边缘。这一动作要求正中神经及尺神经支配的大、小鱼际肌功能完好,两神经或其中之一损伤,即使修复后恢复满意,也很难完成这一动作(图 7 - 28)。

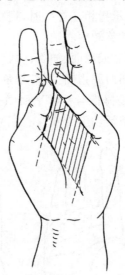

图 7 - 28　拇指与小指相对时形成菱形

九、手部关节功能与功能位

手的动作灵活、精细而有力,其基本动作可归纳为提物、平持、夹物、钳捏、握圆柱和拧圆盘六个方面。而主要的活动功能是捏和握,即对指和握拳。

1. **腕关节**

腕关节是手的关键性关节,其主要活动是背伸、掌屈和加强前臂旋转。腕背伸和前臂旋转中位为功能位,在此位置手的握力最大,故手外伤后一般应保持腕背伸 20°～25°,尺偏 10°位固定。腕掌屈位手不能握紧,如手外伤后长期固定于腕掌屈位,将严重影响手的功能。

2. **掌指关节**

掌指关节是手指的关键性关节,能屈至 90°,伸至 0°左右。外伤后固定于屈曲 30°～45°较易恢复手指的捏握功能,而长期固定于伸直位,常造成关节僵硬,不能握拳,严重影响手指活动。

3. **指间关节**

近侧指间关节屈曲 60°～80°,远侧指间关节屈曲 10°～15°为功能位。如外伤后长期固定于伸直位,侧副韧带挛缩,手指不能屈曲。

4. **拇指**

拇指的功能在各指中最为重要。因拇指活动幅度大,其指腹能与各指指腹接触和捏紧,因此能做有力和精细的动作。拇指的功能位为外展对掌位。如外伤后固定于内收位,由于水肿和瘢痕挛缩,往往不能恢复对掌动作,严重影响手功能。

综上所述,手外伤经处理后,尤其是对骨关节损伤,应将手包扎固定于功能位,即腕关节背伸 25°、掌指关节及指间关节半屈曲、各指微张开和拇指外展对掌位(图 7-29)。这样,既有利于骨折对位,又有利于手的功能恢复。

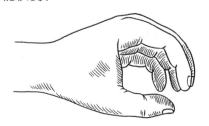

图 7-29 手的功能位

第二节 手部损伤的检查

手部损伤大多是复合性的,可有手部皮肤、骨骼、肌腱、神经、血管损伤及其他部位的损伤。因此,要仔细询问负伤时间、原因,负伤情况,急救经过和出血量的估计,要注意有无其他部位损伤症状;同时测血压、脉搏、呼吸和体温,对全身做较全面的检查。以便分清轻重缓急进行处理。

一、一般检查

初步检查可暂不去除敷料，以免疼痛、出血和伤口污染。可露出手指，观察各指的循环，检查手指的痛觉和各指屈伸活动，判断血管、神经和肌腱有无损伤。必要时照 X 线片，判断手部骨关节损伤及移位情况。如出血不多，在轻缓手法下打开敷料观察伤口情况，但不可探入伤口，以免疼痛和污染。

麻醉后，洗净伤口周围及手臂皮肤。消毒铺单后，一面清创，一面由浅入深地全面检查伤口情况，注意皮肤循环情况，有无缺损，肌腱、神经有无断裂，有无骨折及其类型和移位情况，有无关节损伤等。

二、皮肤

检查时注意伤口大小、方向与部位，有无缺损。肌腱与骨关节是否暴露。皮肤的循环可根据颜色、毛细血管充盈反应、温度及皮缘有无出血做出判断。皮肤的感觉，主要检查痛觉和触觉，根据神经分布，即可判断损伤的神经。

三、肌腱

1. 屈肌腱

根据手指的活动和伤口部位可以判断指深、浅屈肌腱有无断裂。如深、浅屈肌腱均断裂，远近指间关节则不能屈曲；指深屈肌腱断裂，则远侧指间关节不能屈曲。如指浅屈肌腱断裂，检查时将其相邻区指固定在伸直位，则该指近侧指间关节不能屈曲。拇长屈肌腱断裂时，拇指的指间关节不能屈曲。

2. 伸肌腱

手背指伸肌腱断裂后，不能伸直掌指关节。拇长伸肌腱断裂，不能伸直拇指指间关节。近侧指间关节以上指背伸肌腱（中央束）断裂，近侧指间关节有屈曲畸形，努力伸直时，远侧指间关节呈过伸畸形，即呈现纽孔畸形。如中、远侧指节处伸肌腱断裂，则不能伸直远侧指间关节，呈锤状指畸形。

四、神经

1. 正中神经

手部感觉供给区主要是掌部桡侧三个半手指，根据手指感觉消失范围和伤口部位，可以判断损伤的神经支。运动：主要为大鱼际肌支，如肌肉本身损伤不重，拇指不能做对掌动作，多系正中神经或其鱼际支损伤引起。

2. 尺神经

感觉支支配手掌尺侧一个半手指，手背尺侧二个半手指，通过检查感觉可以判断损伤的神经支。运动：手部肌肉大部为尺神经供给，如骨间肌、小鱼际肌、拇内收肌和尺侧二个蚓状肌。尺神经损伤后，手指不能内收外展，不能同时屈曲掌指关节和伸直指间关节，拇内收无力，小指不能与拇指对捏。

3. 桡神经

手部只有桡神经浅支，分布于手背桡侧二个半手指。纯桡神经感觉供区只有虎口附近。

五、骨骼

检查手部的骨和关节时,应注意骨骼的外形,有无成角畸形、异常隆起或凹陷、局部肿胀和压痛、骨质有无外露等。X线片检查,一般照前后位及斜位,必要时照侧位,以确定骨折、脱位的部位和有无移位。

第三节　手部开放性损伤的处理

一、现场急救

现场急救可用消毒敷料或清洁布类包裹伤口,再用绷带或宽布加压包扎即可止血,一般不需用止血带。滥用止血带,有时会增加出血,甚至造成肢体缺血挛缩或坏死。伤口内不可敷磺胺粉或其他异物。包扎后应悬吊抬高患肢,迅速送医院。

二、初期外科处理

初期外科处理是处理手外伤的主要环节,也是再次处理的基础。处理原则是:早期彻底清创,防止伤口感染;根据伤情和受伤时间,尽量保留和修复损伤的组织,最大限度地保留手的功能。具体步骤是:清创;修复组织;闭合伤口;包扎固定,并及时止痛,注射破伤风抗毒素和抗感染药物。

1. **麻醉**

手术应在完善的麻醉下进行。单指外伤,可用指神经阻滞麻醉。伤口累及手掌、手背,或多指损伤或较广泛损伤时,可做腕部神经阻滞,最好在臂丛麻醉下进行。

清创术在充气止血带下操作,便于解剖及减少出血,但每次持续时间不应超过1小时。如需继续用止血带,应放松止血带10分钟再用第二次,再上止血带不宜超过40分钟。一般经清创止血后,即不需用止血带。

2. **清创**

清创的目的是清除伤口内异物,去除失活组织,使污染伤口变成清洁伤口,以预防感染。

(1)认真做好伤口清洗,是预防伤口感染的重要步骤。

(2)遵循清创术的原则,从外到里,由浅入深按层次有计划地清创。盖好伤口,用生理盐水加肥皂过氧化氢,洗净手、前臂至上臂,然后清洗伤口并用生理盐水冲洗。手的结构复杂精细,循环丰富,清创时应尽量保留可保留的组织。如循环好,只切除少许皮缘。

(3)清创时仔细检查损伤组织,判断损伤程度及范围,必要时松放止血带观察组织及血液循环,再拟订出手术计划。

3. **修复组织**

平时手外伤,6小时内,污染不严重者,只要条件许可,应一期修复损伤组织。此时解剖关系清楚,继发改变轻微,手术效果好,操作容易,功能恢复快。处理顺序如下。

(1)骨、关节的处理与一般清创原则一样,尽量保留骨块,仅去除完全游离的小骨片。复位后用克氏针斜行或交叉固定(图7-30),或微型钢板固定。然后缝合修复关节囊。不可用通过邻近关节的克氏针髓内固定,否则会损伤关节,且固定不良,有旋转运动,也不利于早期功能练习。

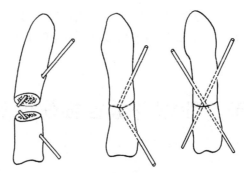

图 7-30　克氏针交叉固定法

(2)修复肌腱、神经。

(3)一侧指动脉或指总动脉损伤,对手指循环影响不大,可不修复。两侧指动脉全断,手指供血不足,需要修复;争取修复两侧血管,增加供血量。

4.缝合伤口

闭合伤口是预防伤口感染的重要措施。在彻底清创的基础上闭合伤口,保护外露的深部组织,防止细菌入侵,防止感染。手的循环丰富,抗感染能力强,手部闭合伤口的时限一般可延长至受伤后12小时。还应考虑伤情、污染程度及气温,然后决定是否闭合伤口。人与动物咬伤,一般不做一期缝合。闭合伤口有以下几种方法。

(1)直接缝合:如皮肤无缺损或缺损很少,可直接缝合,但切忌勉强做张力缝合。对跨越关节掌、背面及与掌纹垂直与指蹼平行的直线伤口,宜做局部"Z"形皮瓣转移,避免瘢痕挛缩。如条件不好,则二期做整形手术。

(2)游离植皮:皮肤缺损而创面有良好血供,无骨质、肌腱裸露,可做游离植皮。如骨骼、肌腱外露很少,可用附近软组织(肌肉、筋膜)或软组织瓣覆盖,再行植皮。一般以中厚皮片为好,指腹和手掌也可用全厚皮片。

(3)皮瓣覆盖:骨骼、肌腱有较大裸露时,常需皮瓣覆盖,根据部位和面积,分别采用下述方法。

1)局部皮瓣:指端小面积缺损可用各种指端皮瓣(图7-31)。手背用局部任意皮瓣(图7-32)。拇指、虎口可用示指桡侧皮瓣或示指背侧带神经血管蒂岛状皮瓣覆盖。

2)邻指皮瓣(图7-33):是用相邻手指背侧的皮肤形成皮瓣,常用于覆盖指端或指腹的缺损。

操作注意事项:一是游离皮瓣时,注意保留伸肌腱上的一层疏松腱周组织,否则肌腱裸露,不能接受游离植皮。二是皮瓣蒂切勿过短,以致皮瓣转移后有张力,影响皮瓣循环。皮瓣蒂应略长,转移较易,断蒂时供皮区及受皮区也较易闭合。三是皮瓣转移后,指间用纱布隔开,妥善固定。四是皮瓣转移3周后断蒂。避免手指长期非功能位固定,造成关节僵直,影响手功能恢复。

3)远位皮瓣:骨骼、肌腱大面积裸露需用大面积远位皮瓣,常用的有前臂交叉皮瓣、腹部皮瓣和髂腰皮瓣(图7-34)。由于显微外科的迅速发展,近10年来设计多种游离皮瓣,为手部

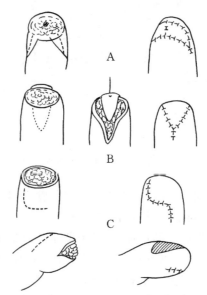

图 7-31 手指残端各种局部皮瓣设计

A. 指端三角皮瓣；B. V-Y 形皮瓣；C. 旋转皮瓣、指背双蒂推进皮瓣

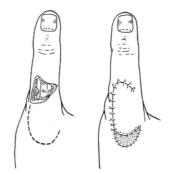

图 7-32 旋转皮瓣

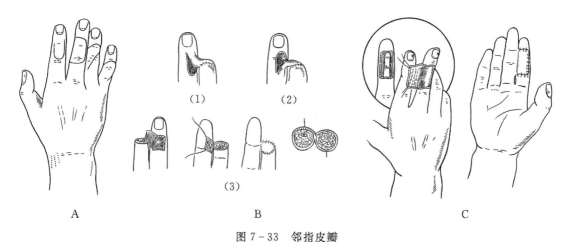

图 7-33 邻指皮瓣

A. 几种常用的邻指皮瓣。B. (1) 逆行皮瓣；(2) 顺行皮瓣；(3) 指背皮瓣转移至指端掌侧。

C. 指掌侧皮肤缺损，邻指皮瓣修复

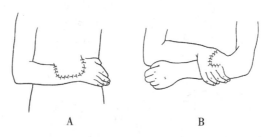

图 7-34 远位皮瓣

A.腹部皮瓣;B.臂交叉皮瓣

创面覆盖提供更多的选择。例如,比较适用于手部的有前臂皮瓣、臂外侧皮瓣、足背皮瓣、肩胛背皮瓣、腹股沟皮瓣和隐动脉皮瓣等,可根据具体情况选用。

随着工农业机械伤及交通事故伤的增加,手及前臂碾轧撕脱伤较多见,常有大面积软组织缺损或挫灭,并伴有肌腱、肌肉、骨骼以及神经、血管外露或断裂,早期处理困难。侍德首先使用腹部大型动脉皮瓣修复手及前臂大面积软组织缺损,作者已应用10例,不仅修复手及前臂巨大软组织缺损,并做二期转移肌腱重建功能手术,均获得良好的功能恢复(图 7-35)。其优点在于不仅能修复巨大创面,而且采取推进供皮区皮瓣直接缝合消灭继发创面,无须游离植皮。

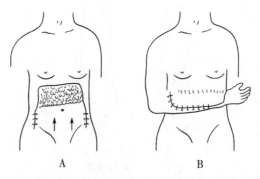

图 7-35 腹部大型动脉皮瓣修复手及前臂巨大软组织缺损

操作注意事项:一是腹部大型动脉皮瓣游离时,为了保证不损伤皮动脉,须严格在浅筋膜与深筋膜之间分离。当皮瓣游离近蒂时,可清晰看到进入皮瓣的血管,注意保护切不可损伤。二是为了保证推进皮瓣能覆盖创面,需广泛游离皮瓣,上方要游离至剑突平面,下方游离至腹股沟平面。三是在腹部大型动脉皮瓣的蒂部,将推进皮瓣用3~4针减张缝合固定。由于该皮瓣有多个直接皮动脉供血,减张缝合不影响血液循环。

三、常见损伤

1.切割伤

如刀伤、玻璃或车床铁屑割伤和电锯伤等,常有深部肌腱、神经等组织损伤,暴力大者可造成肢体大部或完全离断。检查时须结合解剖部位和伤情判断受伤组织,详细检查后确定处理方案。处理时多需延长切口,显露损伤组织,切忌在小伤口内用器械探查。寻找回缩屈肌腱法:屈曲手指及腕关节,在前臂由近而远用手或缠绕橡皮驱血带,挤出屈肌近断端。必要时可在掌部或前臂延长或另做切口找到。争取一期修复肌腱、神经,效果多较满意。

2.刺伤

如针、钉、刀和木片等刺伤,常发生在手指末端。浅刺伤如无异物存留伤口内,一般可自愈。如刺伤较深,有异物存留,常易发生感染,如腱鞘炎等,严重时可导致手功能障碍。处理时除做好清创外,应注意异物的去除。

3.挤压伤

铁锤、门窗缝可对手指造成挤压伤,机械、滚轮、压型机和车辆等可造成手的重度挤压伤,可毁坏真皮层血管,临床上有皮肤循环障碍,皮肤失活;还可产生皮肤撕裂和撕脱性损伤。处理时应根据损伤的轻重程度及皮肤是否存活等采取相应措施。轻者只需包扎或清创缝合包扎,重者需行植皮、皮瓣覆盖,甚至截肢。

4.指端缺损

切割、挤压伤或爆炸伤均可造成指端缺损,包括指腹指背的斜行、横行截断或不整齐缺损等。较整齐完整的完全断指应做再植术,其他可按以下方法处理。

(1)指端0.5cm以内的指腹整齐切削伤,可做原位缝合术(图7-36),或用足趾趾端腹面组织移植于手指创面(图7-37)。

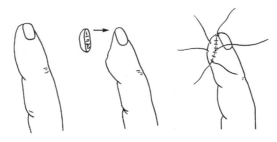

图7-36　复合组织块原位缝合

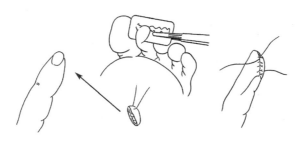

图7-37　足趾趾端复合组织移植

(2)单纯指端皮肤缺损,无骨质外露,用中厚或全厚皮片植皮。

(3)指腹缺损、指背缺损或侧斜行缺损,指骨外露,应做邻指皮瓣或远位皮瓣转移,或前移推进皮瓣修复(图7-38)。

(4)指端缺损:一般需做残端修整术,残端用鱼嘴缝合法(图7-39)、V-Y皮瓣、指背皮瓣(图7-32)和邻指皮瓣等方法闭合。做残端修整时应注意:①尽可能利用残端有循环的皮肤,保留最大长度;②咬除足够的末端指骨,无张力缝合残端皮肤;③于稍高位切断指神经末端,使其回缩到截指平面以上软组织内,防止神经瘤形成和手指残端痛;④将残端修整成圆形,避免两侧形成"猫耳"。

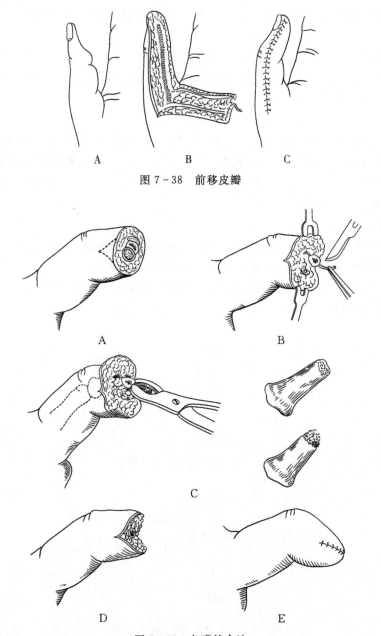

图 7-38　前移皮瓣

图 7-39　鱼嘴缝合法

A.指端两侧辅助切口;B.游离前后皮瓣,切除部分神经;C.修整指骨;D.修整完毕;E.缝合皮瓣

　　(5)拇指急症创伤,有较大范围软组织缺损,骨关节、肌腱和神经裸露,或末端断指不能再植时,可用示指背侧带神经血管蒂岛状皮瓣转移覆盖创面,面积可达 4cm×2.5cm 或稍大。术后可及时获得痛觉、温觉、触觉和实物感,一次完成手术(图 7-40)。

　　操作注意事项:①清创后画出皮瓣和切口的轮廓,示指近节背侧皮肤可全部应用。在充气止血带下手术,不作静脉驱血,保持静脉充盈,便于游离和保护。②在切口近侧游离第 1 掌背动脉及神经,向远侧游离。血管神经周围软组织宜保留,以利分离及保护。游离 2 条浅静脉并

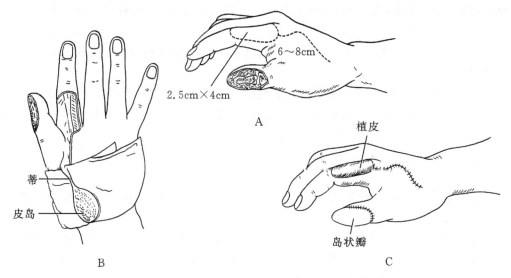

图 7-40　示指背侧带血管神经蒂岛状皮瓣移植
A.切取带血管神经蒂岛状皮瓣的计划切口；B.切取带蒂岛状皮瓣及形成隧道；C.完成创面修复

保护至示指背的静脉支。③在示指背切口，沿其血管神经向近侧游离，至上述神经血管会合处，注意勿损伤。④血管蒂要够长，皮下隧道要宽松，防止神经血管蒂受压、扭转及产生张力。

5.皮肤撕脱伤

滚动物体辗压伤可造成大片皮肤撕脱。手卷入机器的滚轴之间或车轮下时，常发生手指、手掌、手背皮肤撕脱或全手皮肤套状撕脱。其特点是皮肤连同皮下从近端撕脱，虽远端仍与手指相连，但供血多已中断，皮肤本身亦有辗挫伤，故撕脱皮肤多已失去活力。如做皮肤原位缝合，常导致大片皮肤坏死和感染。手掌有掌腱膜保护，撕脱后掌部循环多存在；手背皮下疏松，撕脱后伸肌腱仍有腱膜保护；手指神经血管束常随皮肤一并撕脱，即使肌腱、骨骼挫伤不重，手指供血却已丧失，不能单纯植皮覆盖。处理首先是判断撕脱皮肤能否成活。常用方法有：毛细血管充盈试验及利刀切除皮缘，视切面有无新鲜出血，是皮肤能否存活的指征。处理方法如下。

（1）手掌或手背皮肤撕脱且血循环丧失者，如创面基底血供良好，可用中厚皮片游离植皮。撕脱的皮肤无挫伤者，可供切取中厚皮片。大片肌腱、骨骼外露，须用带蒂皮瓣或游离皮瓣覆盖。

（2）有重要血管损伤时，应予吻合修复。

（3）拇指单指撕脱，可采用拇甲瓣，足背皮瓣游离移植，或前臂逆行岛状皮瓣，示指背皮瓣，示、中指（或中、环指）双岛状瓣转移。也可修复神经后，用锁骨下皮管包埋。示、中、环、小指单指撕脱，创面基底无血供而不能修复血管者，应考虑截指。

（4）多指撕脱或全手撕脱处理困难，目前尚无理想方法。一般是用腹部袋形皮瓣包埋；如创面尚有循环，争取游离植皮覆盖，不能植皮的剩余创面用腹部皮瓣覆盖，3～6个月后行二期修复。也可用侧胸壁、上臂夹心皮瓣以及各种游离皮瓣修复。

6.咬伤

咬伤带有多种毒力较强的细菌，新鲜咬伤及已有感染者，伤口均不应缝合。

要做好清创,用过氧化氢、生理盐水充分冲洗。不宜修复神经、肌腱等组织。术后适当固定,应用抗生素防止感染,早期活动。轻伤可渐愈合。有空腔者应保持开放引流。如基底已呈健康外观,可在无张力下定点缝合。伤愈后二期修复神经、肌腱或行皮肤整形手术。

7.火器伤

子弹、弹片、炸药爆炸所致,多有严重软组织损伤和粉碎骨折。伤口内外有泥土、弹片等异物存留,污染严重。应早期彻底清创,伤口定点缝合,肌腱、神经待伤愈后2周修复。如伤口已有感染,清创后,不缝皮,湿敷,全身用抗生素,控制感染后植皮或缝合。

四、手部战伤的特点及分级救治

战时手部损伤以火器伤为主,多为炸伤,伤情复杂,污染重,合并伤多,给手外伤处理带来困难。

分级救治的内容为:团卫生队的主要工作是急救、包扎、分类和后送。用较多敷料加压包扎,控制出血,抬高伤手,不用止血带,迅速送一线医院,争取尽快作决定性治疗;也可用直升机送后方医院或二线医院。师卫生营一般是做伤口检查、止血、包扎、固定,记录伤情和分类后送。

各级医院根据记录和检查结果做初期外科处理,有条件的师卫生营、一线野战医院也可做清创等初期外科处理。伤口可做定点缝合,不严密缝合,固定伤手于功能位。如伤口污染严重,初期处理后不缝合,5~10天后在后方医院行二次外科处理,清创,整复骨折,用各种方法促使伤口愈合。整形重建手术在伤愈水肿消退后进行。

第四节 手部骨关节损伤

一、掌骨及指骨骨折

掌骨及指骨骨折为最常见的骨折。影响手功能的因素较多,如骨折畸形,关节内骨折,邻近的关节僵硬、水肿,肌腱粘连。大多数骨折不难做到准确复位,但手功能的恢复还与其他因素有关。

掌骨骨折较指骨骨折对手的功能影响小,因其周围为肌肉,不影响肌腱的滑动,且掌骨间有联系,一般移位不大。但如骨折累及掌指及掌腕关节,未能及时恰当处理,则影响较大。

(一)掌骨骨折

1.第1掌骨基底部骨折

第1掌骨基底部骨折系指第1掌骨基底部1cm处骨折,多为横行或粉碎骨折。骨折近段受拇长展肌的牵拉,向桡侧背侧移位,骨折远段受拇长屈肌及拇内收肌的牵拉,向掌侧尺侧移位,骨折部呈向背侧桡侧成角畸形(图7-41)。

伤后局部肿胀、疼痛、压痛,拇指对掌外展动作受限,掌指关节及指间关节仍可活动。

新鲜骨折较易复位,一手牵引并外展拇指,另手拇指加压骨折处,纠正成角畸形。复位后用前臂石膏固定拇指于外展位4~6周,石膏应包括近节指节。不稳定的骨折可行克氏针皮下穿针或开放固定,也可采用牵引固定。

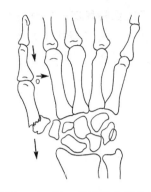

图 7-41　第1掌骨基底部骨折

　　轻度成角的陈旧骨折,对拇指功能影响不大者,可不处理。如成角大,虎口过小,可行第1掌骨基底部楔形截骨术。

　　手术方法:在臂丛麻醉下,在第1掌骨桡背侧做约3cm长的纵行切口,切开皮肤、皮下组织及骨膜,向两侧剥离暴露第1掌骨。在其隆起骨突处,根据畸形角度的大小用扁平骨凿或电锯做楔形截骨术,矫正成角畸形,并用克氏针交叉固定或微型钢板固定,针尾埋于皮下。术后石膏托固定3～4周后练习活动,骨愈合后去除克氏针或钢板(图7-42)。

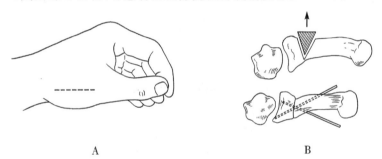

A　　　　　　　　　　　　　　　　B

图 7-42　陈旧性掌骨基底部骨折,背侧成角畸形截骨矫正术

A.切口;B.截骨及克氏针固定

2.第1掌骨基部骨折脱位(Bennett 骨折)

　　第1掌骨基部骨折脱位为第1掌腕关节骨折脱位。第1掌骨受轴向暴力,使基部尺侧发生斜行骨折,骨折线通过腕掌关节,尺侧骨块呈三角形,因其附着于掌骨间韧带而保持原位。拇指腕掌关节是鞍状关节,掌骨基部尺侧骨折后,失去骨性阻挡,加之拇长展肌及鱼际肌附着于外侧骨块,肌肉牵拉导致腕掌关节脱位或半脱位,骨折远端滑向桡侧、背侧与近侧(图7-43),不稳定,严重影响拇指对掌和外展活动。

　　临床上见第1掌骨基部向桡侧背侧突出,局部肿胀,有压痛及拇指活动受限。X线检查可确诊。

　　主要困难是复位后不易保持。手法复位方法与单

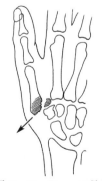

图 7-43　Bennett 骨折

纯第 1 掌骨基部骨折相似。复位后若能保持稳定,可于拇指外展位固定 4～6 周。手法复位后不能保持者,可采用经皮克氏针内固定(电视 X 线机下),或开放复位用一克氏针固定小骨块,另一克氏针固定掌骨基于第 2 掌骨保持复位(图 7 - 44)。术后石膏固定 4～6 周。骨愈合后及时去除内固定,练习活动。

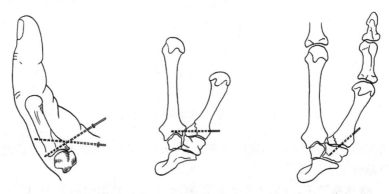

图 7 - 44　Bennett 骨折复位克氏针内固定

3. 第 2～5 掌骨骨折

第 2～5 掌骨骨折多为直接暴力引起。由于骨间肌、蚓状肌及屈指肌的牵拉,骨折端向背侧成角(图 7 - 45,图 7 - 46)。

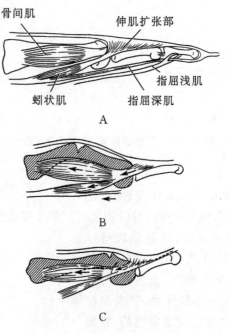

图 7 - 45　掌骨骨折移位
A. 正常手指肌肉和肌腱;B、C. 掌骨骨折后肌肉牵拉引起的畸形

多发掌骨粉碎骨折时,骨间肌损伤严重,可发生手内肌纤维化挛缩,影响手指功能。掌骨颈部骨折,因伸指肌腱牵拉,引起掌指关节过伸。暴力亦可造成多发性掌骨基部骨折或腕掌关节脱位,掌骨基部向背侧桡侧斜行移位。X 线片可确定骨折类型。

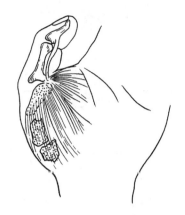

图 7 - 46 拇指掌骨骨折(背侧成角畸形)

4. 掌骨干骨折

牵引相应手指,推压成角隆起的骨端即可复位。屈指位固定以松弛手内肌。固定范围应包括近侧指节,固定 4 周(图 7 - 47)。复位后不稳定及多发掌骨干骨折,可用克氏针斜行固定,或微型钢板螺丝钉内固定,也可用外固定架固定。

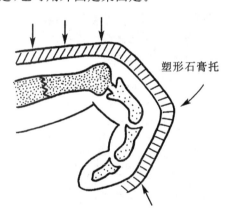

图 7 - 47 掌骨干骨折复位固定

5. 掌骨颈骨折

因掌指关节侧副韧带附着于掌骨头偏背侧,若伸指牵引,使掌骨头更向掌侧旋转,增加畸形而复位困难。所以手法复位时,要将掌指关节屈曲 90°牵引,再手法推压骨隆起处(图 7 - 48)。复位困难者可用克氏针固定或微型钢板固定。

(二)指骨骨折

1. 近节指骨骨折

骨折近端受骨间肌的牵拉,向掌侧移位,远端受指总伸肌腱牵拉而向背侧移位,形成向掌侧成角畸形(图 7 - 49)。骨端正好顶在屈肌腱上,如不复位将阻碍屈肌腱滑动并形成粘连。

手法复位后固定该指于屈曲位 4～6 周。不稳定斜行骨折或手法不成功时,可用持续牵引或开放复位克氏针固定或微型钢板固定。陈旧性骨折畸形连接,可采用开放复位克氏针斜行或交叉固定,或微型钢板固定。

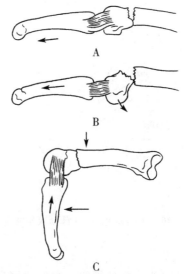

图 7 - 48　掌骨颈骨折手法复位

A.掌骨颈骨折;B.错误手法;C.正确手法

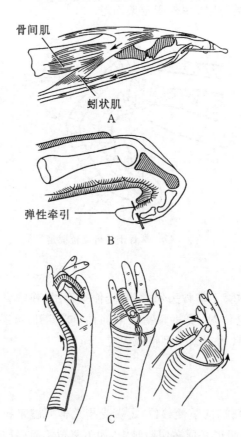

图 7 - 49　近节指骨骨折移位及复位固定法

A.近节指骨骨折,因肌肉牵拉引起的成角畸形;B.牵引并屈曲手指各关节,复位后石膏固定;
C.不稳定骨折用弹性牵引或骨牵引

2. 中节指骨骨折

中节指骨基部骨折,骨折线在指浅屈肌腱附着点的近侧,因受指浅屈肌腱牵拉,骨折远端向掌侧移位,骨折近端向背侧移位。指浅屈肌附着点以远骨折,因受浅肌腱的牵拉,骨折处往往向掌侧成角(图7-50)。

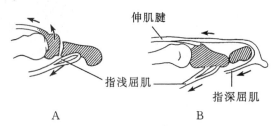

图7-50 中节指骨骨折发生畸形的机制
A.骨折近段向背侧移位,远段向掌侧移位;B.骨折近段向掌侧移位,远段向背侧移位

手法复位后屈曲患指固定4~6周。必要时开放复位克氏针固定。

3. 远节指骨骨折

远节指骨骨折多为直接暴力致伤,如挤压、砸伤等,造成横行或粉碎骨折,较少移位。

仅需夹板固定或软固定。如为闭合性骨折,甲下血肿,患者有剧痛,可将针端烧红,穿透指甲,使血流出减压即可止痛。

指骨基底关节内骨折,破坏关节面,常合并脱位,需开放复位,使骨折端解剖对位,用克氏针固定。

4. 末节指骨基底背侧撕脱骨折

伸指肌腱附着于末节指骨的背侧,强力伸指时,在暴力打击下猛然屈曲可引起伸腱断裂,或连同基底小片骨呈撕脱性骨折。患指末节下垂,不能伸直,陈旧病例畸形明显,称杵状指。治疗上,无论肌腱断裂或撕脱骨折,在新鲜病例均将近侧指间关节屈曲60°,远侧指间关节过伸,使侧腱松弛,消除对骨片的牵拉,外用匙形石膏或金属夹板固定6周。如为远侧指间关节脱位或骨片超过关节面的1/3,应切开复位克氏针或铆钉固定。

二、关节脱位及韧带损伤

(一)掌指关节侧副韧带损伤

拇指掌指关节侧副韧带损伤较多,因过伸、侧向或旋转暴力而发生。尺侧副韧带损伤多于桡侧。伤后局部肿胀,疼痛,拇指侧向不稳定,无力,影响握、捏功能。检查有被动侧向异常动度,伴疼痛。X线片多为正常。可伴有小片撕脱骨折,被动外展或内收位照片,可见韧带撕脱的一侧关节间隙增宽,关节呈半脱位(图7-51)。

韧带不完全断裂,关节稳定,侧向无异常动度者,用石膏托固定断裂韧带于松弛位3~4周。韧带完全断裂时,断裂的韧带回缩、卷曲,拇内收肌腱膜嵌入回缩的韧带之间,使韧带两端不能接触(图7-52),石膏固定失败率达50%,故宜早期手术,修复断裂的韧带。陈旧性完全断裂者,则需手术重建侧副韧带。有严重创伤性关节炎的晚期病例,只是在必要时做掌指关节融合术。

第2~5指的掌指关节侧副韧带损伤较少见,除急性期疼痛外,多无症状。因邻指及手内

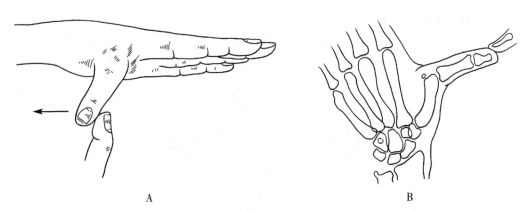

A   B

图 7－51　拇指掌指关节侧副韧带断裂,外展时可见关节半脱位
A.被动侧向异常动度;B.侧副韧带断裂,强力外展 X 线片呈半脱位

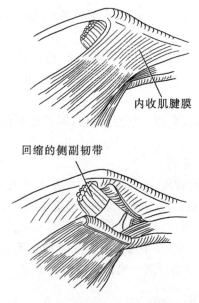

内收肌腱膜

回缩的侧副韧带

图 7－52　韧带回缩,内收肌腱膜嵌入

肌的支持,无关节不稳定,不需手术。陈旧损伤不需处理。

对拇指掌指关节侧副韧带损伤病例,有人采用掌长肌腱重建侧副韧带,取得满意疗效。

方法是用 2.5～3.5mm 直径的钻头,从尺侧韧带附着点,分别在掌骨头和指骨基部各钻一骨洞,从桡侧穿出骨皮质。取同侧掌长肌腱,穿入骨洞,在桡侧做重叠缝合或用拉出钢丝固定(图 7－53)。

(二)掌指关节脱位

手指扭伤、手指强力背屈等可引起掌指关节脱位,多见于拇指和示指。脱位后指骨向背侧移位,掌骨头突向掌侧,形成关节过伸位畸形(图 7－54,图 7－55)。示指脱位后常偏向尺侧,指间关节半屈曲。关节脱位手法复位往往失败,此因拇指脱位时,掌骨头穿破掌侧关节囊,颈部被卡在纵行撕裂的关节囊间,掌板嵌入两关节面之间,有时籽骨或拇长屈肌腱也嵌入其中,

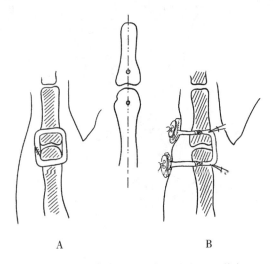

图7-53　拇指掌指关节尺侧韧带断裂的修复法
A.重叠缝合法；B.拉出钢丝法

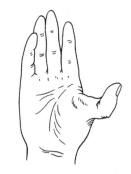

图7-54　拇指掌指关节脱位畸形

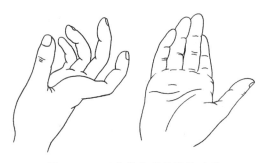

图7-55　示指掌指关节脱位畸形

使复位困难。示指脱位时，掌骨头从掌板近端穿破关节囊，掌板嵌于两关节面之间，掌骨颈两侧夹在屈指肌腱和蚓状肌之间，造成复位困难（图7-56）。

　　治疗：可先试行手法复位（图7-57）。如手法不成功应即行手术复位，牵开夹住掌骨颈的组织，还纳掌骨头，半屈曲位固定3周。

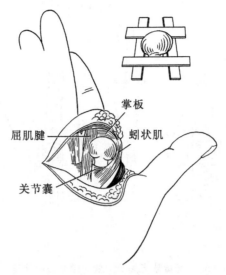

图 7-56　掌指关节脱位后复位困难机制

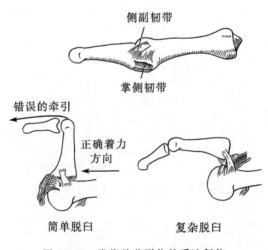

图 7-57　掌指关节脱位的手法复位

(三)指间关节脱位及侧副韧带损伤

过伸、旋转或侧向暴力可使指间关节脱位及侧副韧带断裂。韧带断裂常为单侧,局部肿胀、疼痛,屈指活动尚好,完全断裂时有侧向异常动度。脱位后有明显畸形,远段指多向背侧及侧方移位,活动受限。

治疗:韧带断裂后,可固定患指 3 周。也有人主张早期手术修复断裂的韧带。指间关节脱位复位较易,复位后固定 3 周。陈旧性韧带断裂,有关节不稳定和疼痛者,可手术治疗,紧缩或重建韧带。

第五节 手部肌腱、神经损伤

一、概述

(一)肌腱的血液供应

自上世纪初期对肌腱的血供来源及内部血管结构就有所研究,此后研究逐步深入,现对肌腱的血液供应已有较深刻的了解。根据肌腱及其周围结构可将肌腱血液供应大致分为两种类型。

1.无滑膜肌腱的血液供应

血供的来源有两条途径:①由肌肉束间血管经肌肉-肌腱连接处延伸至肌腱束间结缔组织内,形成纵行血管干。②来自腱周组织丰富血管网的横行细支,经肌腱的束间沟进入肌腱的束间结缔组织内,与纵行的束间血管吻合,形成肌腱内血管网。这些动静脉血管网在肌腱内分布比较均匀。

2.有滑膜肌腱的血液供应

其血液供应来源有4条途径:①肌肉-肌腱连接处的血管继续向远端延伸。②来自肌腱远端附丽骨和骨膜血管的分支。③通过腱系膜、长短腱纽中的血管分布于肌腱,主要分布于肌腱的背侧。④滑液囊两端滑膜返折处进入腱外膜的血管。进入肌腱的血管互相吻合形成动静脉血管网,但其数量较无滑膜肌腱明显减少,管径亦较细,其分布不均匀,血管主要分布于背侧,掌侧很少有血管。鞘内肌腱的营养,除了上述血供外,滑液通过肌腱的推进系统对肌腱亦提供营养。

(二)肌腱的愈合

肌腱的愈合与其血供关系密切。过去较长时间内,人们认为肌腱本身没有血液循环,因此肌腱不能自己愈合,肌腱损伤修复是依靠周围的纤维母细胞及毛细血管的长入方能愈合,所以愈合后产生粘连,这是一种难以避免的病理过程,这就是外源性愈合理论。在这种理论的指导下,腱鞘内肌腱修复的同时,必须把损伤部位腱鞘切除,使缝接处或移植肌腱直接与周围软组织接触。近年来大量研究证明,肌腱本身具有完整的动静脉系统,肌腱本身具有自行愈合的能力,这就是内源性愈合理论。根据这个理论,主张修复肌腱时应注意保护肌腱的血供,在腱鞘区肌腱损伤,主张同时修复指浅深屈肌腱并修复腱鞘,认为腱鞘修复后滑液还可提供营养,腱鞘及滑液也是防止损伤肌腱粘连的屏障。临床上有越来越多成功的报道。但在实践中,多数病例两种愈合方式都很重要,都是必不可少的,有不少病例腱鞘损伤严重,甚至较大范围缺损,腱鞘难以修复。移植肌腱的愈合过程与肌腱断裂修复后相似,唯时间延长1周,在移植肌腱血供未建立之前,其营养是靠周围的组织液、淋巴液及滑液提供,肌腱中心可有散在坏死区,其后逐渐被增生细胞代替。

(三)肌腱修复的原则及粘连的防治

肌腱修复问题,尤其是粘连的防治是肌腱外科的重大难题,至今没有根本解决,但只要遵循如下的原则及措施,必然会提高肌腱修复效果,减少肌腱的粘连。

1. 把握好修复时机

肌腱损伤后,一般应争取一期修复,此时肌腱肌肉及周围组织没有发生继发病理改变,修复后效果都较好。但伤后时间超过 24 小时、污染重甚至已有感染、火器伤、咬伤及肌腱损伤严重有较大缺损者,不宜一期修复。因种种原因未行一期修复,应争取在伤后 3 周内行延期修复或伤后 3 周以上行二期修复。

2. 注意无创技术

在肌腱创伤的清创及修复过程中,强调无创操作技术,就是要细致、轻巧,减少对肌腱外膜的损伤,减少对肌腱血液循环的影响,保护好腱系膜、腱纽及腱周组织等肌腱血供来源,保存肌腱内源性愈合能力。

3. 选用良好缝合方法和缝合材料

良好的缝合方法应是尽量减少对肌腱血供的损害,且缝合牢固可靠。缝接处应尽量平整光滑,尽量减少缝线及线结外露,减少肌腱粗糙面裸露。常用的方法有改良 Kessler 缝合法、Kleinert 缝合法、Tsuge(津下健哉)套圈缝合法及 Bunnell 缝合法。缝合材料应选用反应小,抗拉力强的合成纤维单丝,如无创尼龙针线,尽量避免用粗大的丝线。

4. 争取同时修复

在鞘管区较整齐的切割伤,应争取同时修复屈指浅深肌腱并修复腱鞘。

5. 采用防粘连屏障物

临床上常采用筋膜、自体静脉、硅胶膜、硅膜管等置于肌腱缝接处外周,对防粘连有一定作用。

6. 局部药物应用

临床上有人在修复肌腱周围应用透明质酸钠、几丁糖或二甲基硅油等,也显示有一定防粘连作用。

7. 其他

(1)肌腱修复后应置于健康组织中,不可置于瘢痕组织中或贴于骨面。

(2)肌腱表面应有良好的皮肤覆盖,不可在肌腱表面行游离植皮。

(3)肌腱修复后,应在无张力位外固定 4 周。

(4)肌腱修复后,应注意早期功能练习。这是防止粘连、改善功能的重要措施。

作者对屈肌腱损伤修复进行了系统的实验研究。双足第 3 趾作为实验趾,用 6－0 加 9－0 尼龙线改良 Kessler 法对端缝合肌腱。从研究结果中得出如下结论:①损伤肌腱有完全愈合能力。②术后 5 天内开始保护下的被动活动具有以下作用:促进外膜细胞增生及合成胶原蛋白的能力;增速肌腱腱痂的塑形,恢复光滑的腱表;增加愈合腱物理强度;改善肌腱修复的功能结果。③"无人区"双肌腱修复术后早期被动活动可显著减少深浅屈肌腱的粘连。④游离移植肌腱在肌腱移植术后,始终能保持自身活性,术后早期保护下的被动活动可促进移植腱的愈合及功能恢复,使其腱表保持光滑。总之,早期保护下的被动活动可促进肌腱愈合,减少粘连,改善功能,根据实验结果,作者主张肌腱修复术后第 3 天开始保护下轻度被动活动。5～14 天后结缔组织增生,局部循环增加、肿胀,不能耐受较大张力,可在保护下中等量被动活动。吻合后第 3 周肌腱的胶原纤维生长,可在保护下轻度主动活动;满 3 周时有一定强度,可大幅度地被动活动和中等量地主动活动。满 4 周时肿胀充血渐消退,吻合口处肌腱组织生长良好,去除外固定加强肌腱被动活动和大幅度主动活动。

(5)为防止和减少粘连,应重视术后理疗和体疗。

(四)肌腱缝合法

肌腱缝合方法很多,常用的方法有以下几种。

1.双"十"字缝合法

操作简便迅速,也较可靠,进针处距断端约0.5cm,适用于多数肌腱断裂。在断掌、断指再植可用此法缝合肌腱,以便利用更多时间修复血管、神经等组织(图7-58)。

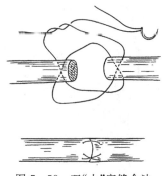

图7-58 双"十"字缝合法

2.Bunnell法

用长约30cm的34号或36号多股或单股柔软不锈钢丝,两头穿针,从近端肌腱断离端1.5~2.0cm处开始做"8"字交叉缝合,共2~3次。剪去少量蚊式钳夹处断端,自断端穿出,同时拉紧,再将两针穿入远侧肌腱端,同样穿2~3次,从肌腱旁穿出拉紧,使肌腱对端吻合良好,必要时加简单缝合2~3针。此法缝合较可靠,不易劈裂,且吻合处粗糙面少(图7-59)。但方法较烦琐,损伤较大。

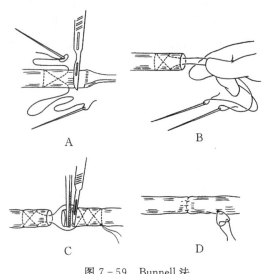

图7-59 Bunnell法

3.Bunnell拉出钢丝法

用34号钢丝30cm做"8"字形缝合如上。穿第二针后用一段约12cm的钢丝扣在缝肌腱的钢丝上,然后用较大三角针将其穿出皮肤,留作以后拉出钢丝。两肌腱针交叉斜向穿过 3 次,从近侧肌腱断端穿出,再由远侧肌腱断端穿入,最后从旁侧穿出,通过小纱布垫和纽扣结扎。3～4 周后肌腱愈合,剪去纽扣将钢丝稳妥拉出(图 7-60)。此法吻合处没有张力,不易崩断,但限制了早期活动,影响效果。

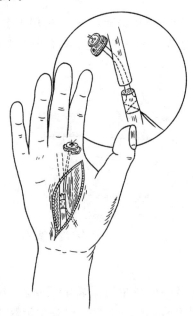

图 7-60　Bunnell 拉出钢丝缝合法

4.编织缝合法

适用于粗细不等的肌腱远近二断端的缝合,编织后缝合部位较膨大,因接触面大,缝合可靠。由于远近两断端在缝合时均埋入腱内,表面光滑,可减少粘连。其缝合方法系将远侧肌腱断端反复穿过近侧肌腱远端侧方切口内做编织缝合 2～3 次,最后将远近两腱端均埋于腱内缝合(图 7-61)。

5.Kessler 缝合法

操作较简单,创伤小,用 6-0 尼龙线,缝合埋藏在腱组织内,减少肌腱粘连的机会,是一种较好的缝合方法(图 7-62)。宜加用 9-0 尼龙线单丝简单连续缝合,使肌腱断端接触良好,粗糙面不外露。

6.Tsuge(津下健哉)套圈缝合法

用 3-0 带针圈形尼龙缝合线,距断面约 1cm 处横向进针,邻近部位出针,并将针套入线圈套内,做成套结后将针纵向刺入肌腱并于断面中央部穿出,然后由对侧断面中央进针,于距断面约 1cm 处出针,牵引缝合线使断面对合,将线圈的一条线剪断,用带针的线在其旁再横穿一针,出针后与剪断的一股线打结,再于缝接处用 6-0～7-0 尼龙线"8"字缝合 2～3 针。本法是较好较常用的方法,分简单套圈缝合和双套圈缝合法(图 7-63)。

7.Kleinert 缝合法

类似 Bunnell 缝合法。用 3-0 尼龙缝合线,距肌腱断面 0.5～1cm 处横穿一针,再将两针交叉缝合自断面穿出,两断端均缝合后,拉拢打结,并用 6-0 或 7-0 尼龙单线做圆周连续缝

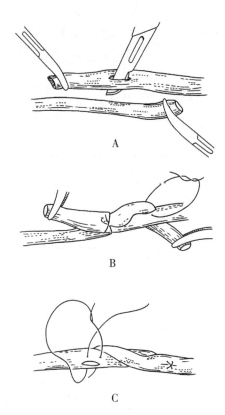

图 7-61 编织缝合法

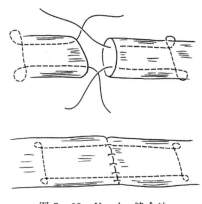

图 7-62 Kessler 缝合法

合(图 7-64)。

8. 田岛缝合法

见图 7-65。

9. Beker 缝合法

见图 7-66。

(五)肌腱松解术

当肌腱不全损伤或损伤修复后严重粘连影响手的活动功能,通过一段时间功能锻炼不能

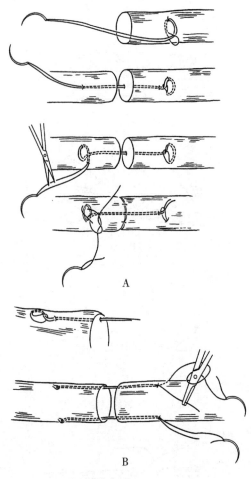

A

B

图 7-63　Tsuge(津下健哉)缝合法
A.简单套圈缝合法;B.双套圈缝合法

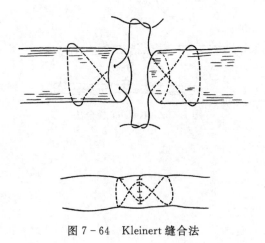

图 7-64　Kleinert 缝合法

改善时,应考虑行肌腱粘连松解术。

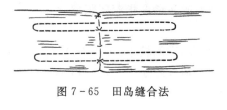

图 7-65 田岛缝合法

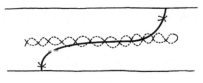

图 7-66 Beker 缝合法

松解时机,以肌腱修复后 3~6 个月,肌腱移植后 5~8 个月为宜。过早组织创伤修复过程未完全停止,瘢痕没有软化,且通过功能锻炼还有可能恢复,过晚可引起关节继发性牵缩,肌腹收缩幅度降低。松解前要求各关节被动活动度应正常或基本正常,肌腱表面应有良好皮肤覆盖,如瘢痕严重,术前应予皮瓣修复。术中松解要彻底,要切除腱床瘢痕组织,并注意彻底止血。松解后可于肌腱周围应用透明质酸钠、几丁糖或二甲基硅油等药物。松解后不要外固定,次日即开始进行主被动功能练习,并配合理疗、体疗。

二、指屈肌腱损伤

(一)分 区

根据屈肌腱的解剖和生理特点,可将其分为 5 个区(图 7-67)。

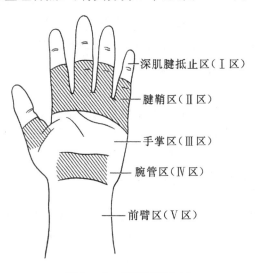

深肌腱抵止区(Ⅰ区)
腱鞘区(Ⅱ区)
手掌区(Ⅲ区)
腕管区(Ⅳ区)
前臂区(Ⅴ区)

图 7-67 指屈肌腱分区

1.前臂区(Ⅴ区)

从肌腱起始部至腕管近侧端,即前臂下 1/3 处。此区屈肌腱较多,有腱周组织及周围软组织保护,粘连机会较少。如条件合适,可在此区一期缝合屈肌腱,效果常较好。注意避免吻合口在同一平面,以减少粘连。必要时只缝合指深屈肌腱。

2.腕管区（Ⅳ区）

腕管内有 9 条肌腱及正中神经,空间较小;正中神经位置浅,常与肌腱同时损伤。处理:切开腕横韧带,只缝合指深屈肌腱及拇长屈肌腱。吻合口不可在同一平面。必须同时吻合正中神经。

3.手掌区（Ⅲ区）

腕横韧带远侧至肌腱进入腱鞘前的区域。手掌内深肌腱的桡侧有蚓状肌附丽,肌腱断裂后可限制其向近端回缩。蚓状肌段可同时修复深浅肌腱,用蚓状肌覆盖深肌腱吻合处,防止与浅肌腱粘连。蚓状肌至腱鞘段,可一期吻合深肌腱并切开部分腱鞘。

4.腱鞘区（Ⅱ区）

腱鞘区又称为"无人区",从腱鞘开始至中节指骨中份指浅屈肌的附丽处。此段深浅屈肌腱被限制在狭小的腱鞘内,伤后易发生粘连,处理效果较差。过去认为此区内肌腱损伤应留待二期采用肌腱移植修复,由于显微外科及肌腱吻合技术的进展,在"无人区"早期做肌腱吻合的成功率已很高。目前一般认为,如系指浅屈肌腱单独断裂可不吻合,以免粘连;深浅肌腱同时断裂,过去主张仅吻合深肌腱,同时切除浅腱及吻合口附近的腱鞘,但要保留滑车。现在的观点,应根据具体伤情决定修复方法,如为锐器切割伤,应争取同时修复浅深屈肌腱及腱鞘,如为较复杂的损伤,同时腱鞘有缺损者,一般只修复深肌腱,切除浅肌腱,不修复腱鞘。

5.深肌腱抵止区（Ⅰ区）

从中节指骨近中份至深腱抵止点。该区只有指深屈肌腱,断裂后应争取早期修复,直接缝合断端。若为抵止点 1cm 以内的断裂,可将腱端前移,即切除远断端,将近断端重新附丽在止点。

拇长屈肌腱断裂,亦应争取一期修复缝合肌腱。在掌指关节平面,肌腱被夹在两块籽骨之间,易形成粘连。缝合肌腱后应早期被动活动。止点 1cm 以内的断裂,亦可采用肌腱前移法。附丽肌腱断端于止点。晚期损伤可采用环指指浅屈肌腱转移修复。

(二)指屈肌腱断裂游离肌腱移植术

1.切口

做手指侧正中切口或指掌侧曲状切口及手掌部与掌横纹平行的横切口或弧形切口,示指和小指切口,可分别经掌横纹的桡侧缘或尺侧缘与手掌部切口相连。如为拇指,须于腕上另做"T"形切口,显露屈拇长肌腱近端。于前臂做 2～3 个小切口,切取掌长肌腱作移植用（图 7-68）。多年来,作者常将失用指浅屈肌腱作为移植材料。

2.修复肌腱

肌腱断裂后,近端回缩,1～2 个月内肌腹变化不大,腱断端仍能拉拢直接缝合。若早期未作适当处理,肌腹发生挛缩,即失去直接缝合的机会;或因严重损伤造成肌腱缺损,均需做游离肌腱移植术。这种情况多见于手部"无人区"屈肌腱损伤。

肌腱移植术修复屈肌腱的方法:切除损伤的浅肌腱和深肌腱的远段以及腱床瘢痕,保留腱鞘的滑车,用深肌腱近端作动力,取游离肌腱条,腱条一端附着于末节指骨,另一端在掌心与深肌腱近端吻合。移植肌腱材料来源,最常用的是掌长肌(有 15% 正常人掌长肌缺如),此外,第 2～4 趾的趾长伸肌腱、跖肌腱及损伤的指浅屈肌腱近段,均可用作移植材料。

肌腱移植的时机:①伤指各关节被动屈曲正常或接近正常;②瘢痕软化;③肌腱径路有良

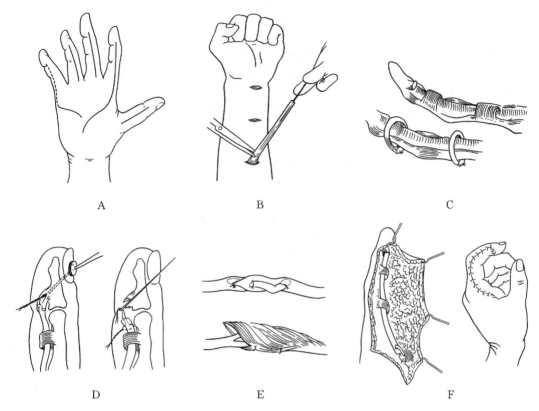

图 7 - 68 指屈肌腱断裂游离掌长肌腱移植术
A.切口；B.截取掌长肌；C.保留滑车或再造滑车；
D.移植肌腱远端固定；E.移植腱近端缝合法；F.移植术后

好的皮肤覆盖。一般在伤愈后 3～4 周为宜。

术后固定肌腱于无张力位：屈肌腱须屈腕屈指位固定；伸肌腱须伸腕伸指固定。活动方法与时机如前所述。

三、指伸肌腱损伤

根据不同部位解剖结构，将其分为五个区。Ⅰ区：末节指骨背侧基底部至中央腱抵止点之间。Ⅱ区：中央腱止点至近节指骨中点（伸腱扩张部远端）。Ⅲ区：伸腱扩张部远侧缘至伸肌支持带远侧缘。Ⅳ区：伸肌支持带深面。Ⅴ区：伸肌支持带近侧缘至伸腱起始部。伸肌腱损伤后，只要损伤部位有足够皮肤覆盖，所有的伸肌腱断裂均应一期缝合。Ⅳ区修复时应将纤维鞘管切除，以减少粘连机会。合并骨折的伸肌腱断裂亦可采用一期缝合。伸肌腱周围疏松，含富有弹性的腱旁组织，血液循环丰富，有利于肌腱的愈合。另一方面，手指背侧伸肌腱较薄，与关节囊和骨骼关系密切，皮肤下即为肌腱，尤其指伸肌腱的扩张部与手内肌紧密相连，功能上具有比较精密复杂的作用，故在修复肌腱或行腱移植时，必须精心细致，否则疗效不佳。

（一）伸肌腱止点断裂

伸肌腱止点断裂多为戳伤、远侧指间关节突然屈曲而撕脱伸腱附着点，亦可因局部切割伤所致。表现为锤状指畸形，部分患者伴有撕脱骨折（图 7 - 69）。

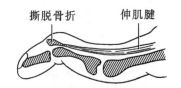

图 7-69　伸肌腱抵止部撕脱骨折

1.开放伤

清创后缝合肌腱,手指置于远侧指间关节过伸、近侧指间关节屈曲位,使伸肌腱松弛,用石膏或铝片夹板固定4～6周(图7-70)。

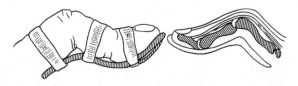

图 7-70　复位后用石膏或铝片夹板固定

2.闭合伤

固定于上述位置4～6周,如撕脱骨折的骨折片大于关节面的1/3,常伴有远侧指间关节脱位,需早期手术,用拉出钢丝法或克氏针固定或用铆钉固定骨折片,外用石膏或铝片夹板固定。

3.陈旧性损伤

近端肌腱回缩,在断裂处形成瘢痕,肌腱变为松弛。对功能影响不大者可不处理。如对功能影响大,需手术处理:在远侧指间关节背侧做"S"形切口,翻开皮瓣,可采用切断瘢痕连接处,重叠缝合,或不切断伸肌腱直接行重叠缝合,或以终腱1/2片状腱瓣逆行翻转缝合于末节指骨基底,或取掌长肌游离腱片移植。术后固定于上述位置4～6周。陈旧性撕脱骨折时,如骨折片很小,可予切除,然后将肌腱固定于原止点处;如骨折块较大,应做复位内固定。凡腱端或撕脱骨折片需附着于末节指骨者,均可采用铆钉固定于末节指骨基底部。

(二)伸肌腱中央束断裂

屈指时,近侧指间关节背侧突出,该处易受损伤,常伴有中央束断裂。正常时中央束与两侧束均在手指中轴的背侧,中央束断裂后,侧束仍可伸指。若不及时修复中央束,随着屈指活动,两侧束逐渐滑向掌侧,此时进行伸指活动,由于侧束的作用,反而使近侧指间关节屈曲,远侧指间关节过伸,形成典型的"纽孔"畸形(图7-71)。

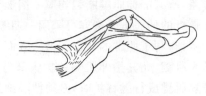

图 7-71　伸肌腱中央束断裂

新鲜的开放伤或闭合撕裂,均需手术,一期修复中央束。陈旧性断裂时,若屈曲畸形小,可不处理。伸指差 30°以上,显著影响功能者,应手术修复。除修复中央束外,应游离两侧束,于近侧指间关节背侧并拢缝合 2 或 3 针,也可取掌长肌游离移植,或两侧束内侧半切断交叉缝合。

(三)手背、腕背及前臂伸肌腱损伤

均应一期缝合断裂的手背、腕背及前臂伸肌腱,效果较好。腕背部断裂时,须切除相应部分的腕背侧横韧带及滑膜鞘,使肌腱直接位于皮下。

四、神经损伤

手部主要由正中神经及尺神经支配,桡神经只支配部分手背感觉,手部神经损伤,只要条件允许,均应争取一期修复。各条神经损伤的表现及处理,见有关章节论述,此处只介绍手部神经损伤的特点。

(一)正中神经

正中神经刚出腕管即发出一支大鱼际支,行走短距离后进入大鱼际诸肌,支配拇短展肌、拇指对掌肌及拇短屈肌浅头。该段神经易受损伤,损伤后拇指失去对掌和外展能力,严重影响手的功能,应争取一期修复。神经无法修复时,应二期做拇指对掌成形术。其余分支均为感觉支,支配桡侧三个半手指,直接吻合效果好;有较大缺损时做神经移植术,效果亦较好。腕部以上为混合神经,缝合时可应用电刺激方法或参考神经不同平面的运动与感觉纤维分布图谱,分别将两端性质相同的神经束缝合;也可行外膜缝合。

(二)尺神经

在前臂中下 1/3 交界处已分出手背感觉支。腕部损伤后,手背尺侧感觉仍正常,仅掌侧感觉丧失。尺神经的感觉、运动支在腕部已自然分支,手术时须分离出两端的感觉、运动支,分别吻合性质相同的神经束。手掌区尺神经运动支可能单独损伤,表现为爪形手,手内肌萎缩,手指不能内收外展,而感觉正常。单纯运动支吻合后,效果也较好。少数无法修复的尺神经损伤,可做手内肌成形术,改善手的功能。

(三)指神经

指神经损伤很常见,大多为锐器伤及挫伤。手掌桡侧有 5 条感觉神经,系正中神经分支,分布至拇、示、中指及环指的桡侧半,环指尺侧半及小指接受尺神经支配。除手指末节外,均可进行神经缝合。显露时切口要正确,指部切口在手指的两侧正中,掌部切口应与掌纹平行。两侧指神经损伤时,可通过一侧切口同时显露两侧指神经。如神经缺损过大,可考虑利用残指神经转移吻合或行神经移植术(图 7 - 72)。

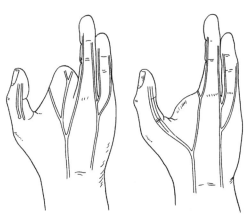

图 7 - 72 转移手指残余神经,吻合双侧拇指神经

第八章　上肢损伤

第一节　锁骨骨折

锁骨骨折是所有儿童骨折中最常见的类型。这类骨折常见于新生儿产伤。总的来说,锁骨骨折在各年龄段的骨折中占 5%。根据解剖、治疗方法和发生率,锁骨骨折分为 3 种类型,包括:①中 1/3 占 80%;②远端 1/3 占 15%;③近端 1/3 占 5%。

1. 大体解剖

锁骨是一种长椭圆形骨,中间部分是管状的,而远端是扁平的。通过肩锁韧带和喙锁韧带在外侧与肩胛骨紧密相连,胸锁韧带和肋锁韧带则在内侧固定锁骨(图 8-1)。锁骨还是胸锁乳突肌和锁骨下肌的附着点。这些韧带和肌肉共同固定锁骨,因此能保持肩部的宽度,并作为肩关节与躯干的连接点。

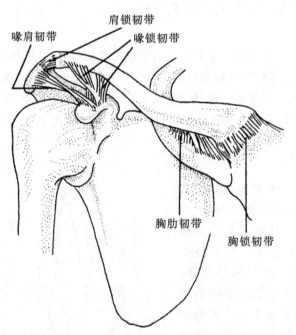

图 8-1　锁骨与胸骨和肩峰间的韧带连接

锁骨下血管和臂丛神经紧贴锁骨下方经过。锁骨骨折脱位可能会并发这些重要结构的损伤。

2. 查体

锁骨骨折患者出现骨折区域的疼痛和肿胀。锁骨作为上肢和躯干的连接点，当出现骨折时，肩关节失去锁骨的支撑而出现向下和向前的脱位。如果出现严重脱位并发软组织撕脱伤，可能会出现皮下瘀斑。

3. 影像学检查

常规的锁骨 X 线检查就可以明确这类骨折。偶尔也需要特殊角度的 X 线检查来发现锁骨内侧的骨折。

4. 治疗

儿童锁骨骨折通常不需要太多的干预，因为这类骨折愈合快，功能恢复也迅速。成人锁骨骨折合并较严重的并发症，因此需要更准确复位和密切的随访，以确保功能完全恢复。成人锁骨骨折可能并发较多的骨痂形成，与第 1 肋相连可导致锁骨下神经、血管损伤。

一、锁骨中 1/3 骨折

锁骨中 1/3 骨折是最常见的锁骨骨折类型，占全部锁骨骨折的 80%。这类骨折大部分见于锁骨中外 1/3 的交界处。内侧有肋锁韧带固定。典型表现是近段骨折由于胸锁乳突肌的牵引而向上移位。

1. 损伤机制

导致锁骨骨折的常见原因有两种。一是直接暴力作用于锁骨，向后的直接暴力可能会导致锁骨的单一骨折，如果暴力直接向下，常出现锁骨粉碎性骨折。神经血管损伤多见于向下的暴力作用。

第二种损伤机制是间接暴力，典型的是摔倒时肩膀着地，暴力经肩峰传导到锁骨。锁骨骨折常见于锁骨中 1/3，是由于锁骨的"S"形外观使得间接外力集中到这一点上。

2. 查体

在皮下可以触及锁骨的整体，因此，基本的查体就能早期诊断锁骨骨折。大部分患者在骨折部位出现肿胀和触痛。锁骨中 1/3 骨折常导致肩关节由于失去支撑而向下和向内塌陷。患者常因为疼痛将上肢内收贴近胸廓，并限制上肢的活动。

所有锁骨骨折患者都需要检查和记录患侧肢体远端的血供和感觉运动功能。如果出现严重移位并发软组织撕裂伤，可能出现皮下瘀斑。

3. 影像学检查

常规的锁骨 X 线正位片就能明确骨折以及可能的移位情况。球管向头侧倾斜 45°也有助于发现这类骨折（前弓位）。

4. 并发损伤

锁骨中 1/3 骨折很少并发神经血管损伤。锁骨骨折并发移位时，可能出现锁骨下血管损伤。当怀疑有血管损伤时，强烈建议行血管造影。神经损伤可能是神经根的挫伤或者撕脱伤。任何锁骨骨折并发移位都应详细检查颈$_{4\sim8}$神经根的功能。

5. 治疗

常使用"8"字绷带固定这类骨折。然而据文献报道，"8"字绷带和悬吊固定锁骨骨折，两者之间并没有明显的区别。有一篇文献报道，"8"字绷带会导致更严重的不适感。而与此相反，有文献报道，"8"字绷带允许患者的双手活动，使得患者能早期恢复工作（如使用键盘）。大部分病例允许患者选择治疗方式,如选择"8"字绷带,应教育患者及家属正确使用和调整该装置。①患者站立位,双肩向后用力牵拉;②使用"8"字绷带固定;③检查患者是否出现神经血管损伤的征象,并教育患者及家属注意此类情况;④教育家属每天束紧"8"字绷带,以患者能忍受为度。

(1)无移位锁骨骨折(成年型):无移位锁骨骨折有完整的骨膜,因此悬吊和冷敷就能满足需要。1周后复查X线片确保骨折无移位。儿童通常需要固定3~5周,而成年人常需要6周甚至更长。

(2)锁骨骨折并发移位(成年型):在急诊室闭合复位并不能促进骨折愈合,也不能长期维持骨折复位。"8"字绷带可以用于骨折复位和维持复位,患者应在骨科医生的指导下治疗。如前所述,"8"字绷带和腕带悬吊治疗锁骨骨折并没有明显的区别,因此,患者的喜好是最好的治疗选择。转诊骨科是有必要的,因为锁骨中1/3骨折移位具有很高的神经、血管损伤概率。锁骨中1/3骨折很少出现骨折不愈合,最常见于骨折移位。有文献报道,锁骨中1/3骨折移位出现15%的骨折不愈合。

仅部分患者需要手术治疗。当把手术作为治疗骨折移位的常规方法时,骨折不愈合率就会上升。骨折切开复位内固定的适应证包括骨折缩短移位>2cm,开放骨折,并发神经、血管损伤。相对适应证包括移位>2cm和患者无法耐受长期制动。

6.并发症

锁骨中1/3骨折可能合并以下几种并发症。

(1)畸形愈合是成年锁骨骨折常见的并发症:儿童锁骨骨折不常见畸形愈合,因为这类骨折有很强的重塑作用。

(2)大量的骨痂增生导致锁骨外观不佳或者压迫神经血管导致损伤。

(3)骨折不愈合少见,多与骨折采用切开复位内固定治疗有关。

二、锁骨远端1/3骨折

这类骨折占全部锁骨骨折的15%,见于喙锁韧带的远侧。锁骨远端1/3骨折可以分为3型(图8-2):A.无移位型;B.移位型;C.累及关节面。在第1型,骨折无移位,喙锁韧带完整。第2型,骨折移位,并发喙锁韧带撕裂,典型征象是锁骨近端被胸锁乳突肌向上牵拉移位。第3型累及肩锁关节关节面。

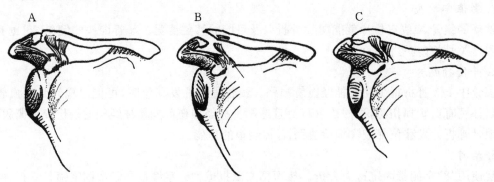

图8-2 锁骨远端1/3骨折
A.无移位骨折,韧带完整;B.骨折移位,韧带断裂(不稳定);C.累及肩锁关节面

1.损伤机制

锁骨远端1/3骨折多由于直接暴力所致。暴力从上向下直接作用于锁骨产生无移位或者移位骨折。累及关节面的骨折常由于暴力作用于肩关节外侧所致(摔伤),或者是压缩外力导致。

2.查体

患者多诉骨折区疼痛,患肢内收以减轻疼痛。触及骨折端或患肢外展时,疼痛加剧。骨折移位时,查体可触及移位的骨折端。

3.影像学检查

常规影像学检查就可以明确骨折。但是累及关节面的骨折可能很难通过影像学发现。球管朝头侧倾斜10°～15°能避开肩胛冈的叠合影,从而发现更细微的骨折。特殊的投射技术如锥束成像技术,外侧位,或者负重(10lb)时行X线检查,都有助于明确骨折。怀疑关节面骨折时,CT检查也是有必要的。

4.并发损伤

这类骨折可能伴随喙锁韧带损伤。

规则:所有移位的锁骨远端1/3骨折都伴有喙锁韧带撕裂。

肩锁关节半脱位或者肩锁关节脱位可能伴有锁骨远端1/3骨折。

5.治疗

(1)无移位骨折:无移位的锁骨远端1/3骨折被周围的完整韧带和肌肉固定,通常仅处理不适症状即可,予以冰块冷敷,应用镇痛药物,早期功能锻炼。

(2)有移位的锁骨远端1/3骨折:这类骨折的急诊处理包括腕带悬吊、冰敷、应用镇痛药物,并需要转入骨科进行骨折切开复位内固定手术治疗。

(3)累及关节面的锁骨远端1/3骨折:这类患者需要处理不适症状,予以冰块冷敷、镇痛药物,以及腕带悬吊。鼓励患者早期功能锻炼,以预防退行性关节炎的出现。

6.并发症

锁骨远端1/3骨折常伴有两种主要的并发症。

(1)延迟愈合,常见于采取保守治疗的有移位的锁骨远端1/3骨折。

(2)退行性关节炎可能出现在累及关节面的骨折。

三、锁骨内侧 1/3 骨折

锁骨内侧1/3骨折(图8-3)不常见,仅占锁骨骨折的5%。需要很强的暴力才能导致该部位的骨折,因此,此类骨折可能伴有其他损伤,需要详细查体。

1.损伤机制

直接暴力作用在锁骨内侧会产生此类骨折。作用于肩关节的间接暴力通过挤压锁骨撞击胸骨而导致骨折。摔倒时,上肢伸直外展着地也可能间接导致锁骨撞击胸骨而出现锁骨骨折。

2.查体

胸锁关节处明显的疼痛和触痛。上肢外展时疼痛加剧。

3.影像学检查

球管朝头侧倾斜45°的X线正位片通常能很好地显示这类骨折。有时,可能还需要锥束成像技术、上位肋骨成像术或者CT检查来发现此类骨折。

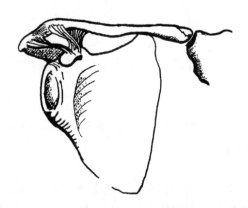

图 8-3　累及胸锁关节的锁骨内侧 1/3 骨折

4.并发损伤

锁骨内侧 1/3 骨折常由于严重暴力导致的,因此,可能伴有各种器官潜在的严重损伤。如果骨折向后移位,处理过程中必须排除胸腔内的损伤。胸骨骨折或者胸锁关节的半脱位可能会并发锁骨内侧 1/3 骨折。

5.治疗

急诊处理包括冰块冷敷、使用镇痛药物及腕吊带。有移位的锁骨内侧 1/3 骨折需要转入骨科行手术治疗。

6.并发症

锁骨内侧 1/3 骨折常伴有胸锁关节退行性关节炎。

第二节　肩胛骨骨折

肩胛骨骨折相对少见,通常发生在 40～60 岁患者。这类骨折仅占全身骨折的 1％,占累及肩关节骨折的 5％。肩胛骨骨折的类型是多样化的,肩胛骨骨折常并发肩关节脱位,如肩胛盂后唇骨折并发肩关节脱位。

1.解剖

肩胛骨体部和肩胛冈都覆盖着厚厚的肌肉。在肩胛骨的后面,冈上肌覆盖冈上窝,而冈下肌覆盖冈下窝。肩胛下肌覆盖在肩胛骨的前面,将肩胛骨和胸廓隔开。这些肌肉为肩胛骨提供保护和支持作用。肩胛骨仅通过胸锁关节与躯干相连,其余的支持来自于肩胛骨表面厚厚的肌肉组织。

还有其他一些肌肉止于肩胛骨,可能牵拉肩胛骨的骨折块而发生移位,肱三头肌止于关节盂的下唇,而肱二头肌的短头、喙肱肌和胸小肌止于肩胛骨的喙突。

2.影像学检查

常规的影像学检查包括肩胛骨正位和肩胛骨轴位(Y 位)。有时 CT 检查有助于准确显示肩胛骨骨折的详细情况。

3.分型

根据解剖部位,肩胛骨骨折分为体部、肩胛冈、肩峰、肩胛颈、关节盂及喙突骨折。根据移位程度和骨折块数量,可分为更多的亚型。

一、肩胛骨体部或肩胛冈骨折

1. 损伤机制

通常为直接暴力作用于骨折区域。严重暴力才能导致肩胛骨体部或者肩胛冈的骨折(图8-4A),因此并发伤可能掩盖或者使此类骨折更复杂。很典型的是,由于肩胛骨表面覆盖的肌肉和骨膜的支持作用,肩胛骨骨折的移位程度通常很小。

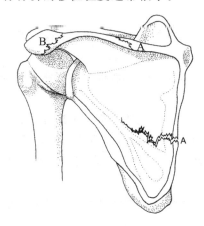

图 8-4　肩胛骨骨折
A.肩胛骨体部或者肩胛冈骨折;B.肩峰骨折

2. 查体

骨折区域出现疼痛,肿胀以及皮下瘀斑。患侧上肢因疼痛而呈内收位,外展时疼痛加剧。上肢外展 90°以上时,主要靠肩胛骨的活动来完成的,因此,上肢外展会加剧疼痛。

3. 影像学检查

肩胛骨 X 线正位片和轴位片(Y 位)通常就能够发现骨折。切线斜照位有助于发现细小的体部骨折。

4. 并发损伤

肩胛骨体部或者肩胛冈的骨折通常是由于严重的钝性损伤引起的,因此,可能伴有严重的危及生命的损伤。经验证明肩胛骨骨折预示着胸主动脉的钝性损伤。而新近的某研究发现钝器伤导致的肩胛骨骨折的患者只有 1‰的并发胸主动脉损伤。其他并发伤可能包括:①气胸或者肺挫伤;②肋骨骨折或者脊柱压缩骨折;③上肢和下肢骨折;④腋动脉、腋神经损伤,臂丛神经损伤少见。

5. 治疗

急诊处理包括:①腕吊带;②腕吊带加 Swathe 包裹,冰块冷敷,以及应用镇痛药物。特别注意的是:在处理此类骨折时,一定要先排除可能会危及生命或者肢体的损伤。早期适当的功能锻炼是很有必要的。大约 2 周之后,患者可以忍受的情况下开始适当的功能锻炼。并发肩关节功能受损的严重的移位骨折应该紧急行切开复位内固定术。

6. 并发症

此前提到的神经、血管损伤或者内脏损伤使得此类骨折的治疗更加复杂。

二、肩峰骨折

1. 损伤机制

肩峰骨折通常是由于直接向下的暴力作用于肩关节导致的(图8-4B)。导致骨折的力量通常很大，并发伤使得骨折的治疗更复杂。肩关节向上脱位可能会导致肩峰骨折块向上移位。

2. 查体

肩峰处有极大的触痛和肿胀。三角肌收缩会加剧疼痛。

3. 影像学检查

常规影像学检查就能发现肩峰骨折。偶尔需要CT检查来准备界定整个骨折的程度。

4. 并发损伤

肩峰骨折可能并发：①臂丛神经损伤；②肩锁关节损伤或者锁骨外侧段的骨折。

5. 治疗

无移位骨折只需腕吊带悬吊即可。此类骨折须早期开始肩关节功能锻炼。

移位的肩峰骨折常需要内固定手术治疗，以避免影响肩峰下间隙，从而导致肩关节活动受限。如果同时出现锁骨和肩胛骨的骨折，也需要内固定手术治疗。

6. 并发症

肩峰骨折最常见的并发症是滑囊炎。滑囊炎最常见于肩峰骨折并发向下移位。骨折不愈合偶见。

三、肩胛骨颈部骨折

肩胛骨颈部骨折不常见，常并发肱骨骨折(图8-5)。

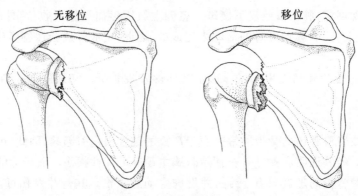

无移位　　　　　　　　　　　移位

图8-5　肩胛骨颈部骨折

1. 损伤机制

常见于向前或向后直接作用于肩关节的暴力所致，大部分患者关节盂会遭到嵌压，然而如果骨折移位，骨折块典型的移位方向是向前移位。

2. 查体

患者手握前臂内收位来就诊，因疼痛而抗拒肩关节任何方向的活动。从肱骨头外侧向内按压会加重疼痛。

3.影像学检查

X线正位片和切线位片就可以发现骨折。腋位片有助于发现骨折的移位。有时需CT检查来界定骨折的整个情况。

4.并发损伤

肩胛颈骨折常并发肱骨近端骨折或者肩关节脱位,也可能出现同侧的锁骨骨折。

5.治疗

(1)无移位的骨折:急症处理包括腕带悬吊、冰块冷敷及应用镇痛药物。48小时后即可进行被动功能锻炼,然后在患者可以忍受的情况下逐步开始主动功能锻炼。

(2)移位骨折:这类骨折建议转骨科诊治。尽管有很多治疗方法可供选择,但是大部分骨科医师倾向于采用牵引治疗。如果并发锁骨骨折,应尽快进行锁骨骨折切开复位内固定术,这将有助于防止肩胛骨颈部骨折的畸形愈合。

6.并发症

常出现的并发症包括肩关节活动受限或者出现创伤性肩关节炎。

四、关节盂骨折

关节盂骨折分为两型:①关节盂唇骨折;②关节盂粉碎性骨折(图8-6)。关节盂唇骨折可出现骨折块向前或者向后的移位。另外,骨折线可能横穿关节盂唇和肩胛冈。粉碎性骨折累及关节盂的整个关节面。

1.损伤机制

此类骨折通常由3种机制所致。摔倒时肩关节外侧着地,直接暴力可能导致粉碎性骨折。摔倒时肘关节屈曲位着地,作用力沿肱骨上传至关节盂唇,导致关节盂唇骨折,骨折移位的情况要看暴力的作用方向,另外,此类骨折常伴有肩关节脱位。多达20%的肩关节脱位与关节盂唇骨折有关。

2.查体

下方的关节盂唇骨折出现局部疼痛和肱三头肌肌力减弱。粉碎性骨折表现为肩关节肿胀疼痛,并且在肩关节外侧施压时,疼痛加重。

3.影像学检查

常规采用腋位X线检查。CT检查有助于准确界定骨折的整个情况。

4.并发损伤

关节盂唇骨折常见并发肩关节脱位。

5.治疗

(1)盂唇骨折:小的骨折片只需腕带悬吊、冰块冷敷以及镇痛药物治疗即可。症状减退以后即可开始功能锻炼,即钟摆式活动。大的或者移位的骨折块并发肱三头肌肌力减弱可能需要内固定手术治疗。患者应予以腕带悬吊制动,并尽快诊治。并发肩关节脱位的骨折移位常随着肩关节的复位而复位。

(2)粉碎性骨折:急症处理包括腕带悬吊制动、冰块冷敷、镇痛药物治疗及早期转入骨科诊治。关节盂凹陷骨折或者大的骨折移位,常需要手术治疗。

6.并发症

关节盂骨折常出现创伤性关节炎。

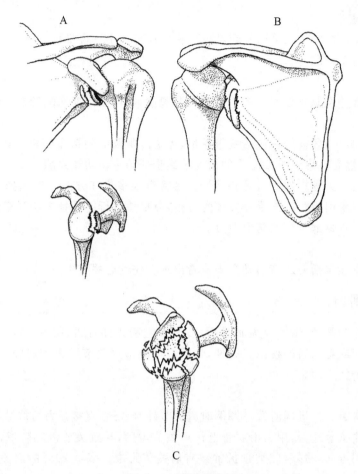

图 8 - 6　关节盂骨折

A.关节盂前缘或者后缘的骨折；B.累及肩胛冈的关节盂唇骨折；C.关节盂关节面粉碎性骨折

五、喙突骨折

附着于喙突的肌肉有喙肱肌、肱二头肌短头以及胸小肌。止于喙突的韧带有喙肩韧带、喙锁韧带及喙肱韧带。

1. 损伤机制

有 2 种损伤机制。直接作用于肩关节上部可能导致喙突骨折。附着肌肉的猛烈收缩可能导致撕脱伤。

2. 查体

患者喙突区域前方触痛。另外，肘关节屈曲位，上臂强力内收时，会出现喙突区疼痛。

3. 影像学检查

X 线外侧腋位片就可以发现骨折移位情况，通常是向下和向内移位。有时 CT 检查有助于准备界定骨折的整个情况。

4. 并发损伤

喙突骨折常并发臂丛神经损伤，肩锁关节分离，或者锁骨骨折。

5.治疗

喙突骨折只需对症处理。患者予以腕带悬吊制动、冰块冷敷、镇痛药物及指导患者尽早功能锻炼。在患者离开急诊室之前一定要排除其他损伤。

6.并发症

喙突骨折并发症很罕见。

第三节　肱骨干骨折

肱骨干是指从胸大肌止点至肱骨髁上嵴之间的范围。肱骨干骨折多见于50岁以上的患者，通常为中1/3骨折。肱骨干骨折常见于以下四种基本类型：①横形骨折；②斜形骨折；③螺旋形骨折；④粉碎性骨折。

一、解剖概要

解剖学上可见多块肌肉附着于肱骨干，从而导致其在骨折时易发生牵拉移位。三角肌止于肱骨干前外侧，而胸大肌则止于结节间沟的内侧。冈上肌止于大结节，产生外展和外旋作用。肱二头肌和肱三头肌附着远端，牵拉远侧骨折端向近侧移位。

胸大肌止点以上的骨折，由于冈上肌的牵拉可出现肱骨头外展外旋移位。而骨折线位于胸大肌和三角肌止点之间时，近侧骨折端由于胸大肌的牵拉而内收移位。三角肌止点以下的骨折，三角肌牵拉近侧骨折端常出现外展移位。

供应前臂和手的神经血管束沿肱骨干的内侧下行。肱骨干骨折可以导致上述结构的损伤，而最常见的还是桡神经损伤。桡神经在肱骨干中下1/3处紧贴骨面，此处骨折容易发生桡神经损伤。

二、损伤机制

肱骨干骨折可由直接暴力或间接暴力引起。最常见于直接暴力，如跌倒或者外力直接打击肱骨，也见于车祸伤。多为肱骨干横形骨折。

间接暴力常由于跌倒时肘部或者手着地，应力向上传导导致肱骨干骨折。另外，肌肉的猛烈收缩也可以导致病理性骨折。间接暴力多为螺旋形骨折。

对于安装肱骨假体的患者，相对轻微的损伤也可以导致肱骨干骨折。这种骨折可因过度扩髓打入假体时产生。

三、查体

患者上臂疼痛，肿胀。查体时可见上臂短缩，明显的畸形，骨折处反常活动，可有骨擦音或骨擦感。对于所有肱骨干患者，必须进行神经血管损伤的检查。

必须高度重视桡神经功能的检查，若并发桡神经损伤，应记录首次发现的时间。这些信息很重要，是因为：①神经损伤一开始时多为神经麻痹。②在手法复位或固定以后，如对神经的压迫未得到缓解，会出现轴突断裂伤。③在骨折愈合过程中，神经损伤表现为缓慢的、进行性的轴突断裂伤。

四、影像学检查

X 线检查应包括整个肱骨的正位片和侧位片。

五、并发损伤

肱骨干骨折可能并发多种严重损伤。

(1)肱动脉损伤。

(2)神经损伤(桡神经多于尺神经或正中神经)。

(3)并发肩关节或肱骨远端骨折。

六、治疗

根据骨折的类型、移位的程度以及是否并发其他损伤而采取不同的治疗方法。肱骨干骨折可以分为两大类:①无移位的肱骨干骨折;②移位或成角的肱骨干骨折。

1.无移位的肱骨干骨折

可见于横形骨折、斜形骨折、螺旋形骨折或者粉碎性骨折。急诊处理包括冰敷、镇痛药、应用结合夹板和早期转诊。随后予以颈领和袖带或 sling 和 swathe 悬吊等方法制动患肢。

肱骨干骨折愈合一般需要 10～12 周。相对于横形骨折,螺旋形骨折愈合时间较短,因为螺旋形骨折的骨折端接触面积更大。靠近肘关节或者肩关节的骨折愈合所需时间更长,预后结果也更差。

2.移位或者成角的肱骨干骨折

此类骨折的急症处理包括冰敷、镇痛、应用结合夹板及急症转诊。予以颈领和袖带悬吊制动患肢以缓解疼痛,减轻进一步损伤。

大多数此类骨折的确定性治疗可采用非手术方法,包括继续应用结合夹板或者塑料矫形支具。这些方法固定牢靠,能够纠正骨折的成角畸形和移位。功能支具保留肘关节和肩关节的活动,有助于改善术后关节功能。由于睡姿可能对骨折的愈合有影响,因此,必须指导患者采取半坐卧位的姿势睡眠,这也是不建议使用腕部吊带的原因之一,因为腕吊带可能会抵消重力作用,进而影响骨折复位的维持。

上肢悬垂石膏曾经被广泛使用,但现在已经被上述方法取代。患者复位术后立即开始手部的功能锻炼。及早开始肩关节的环转活动。

6%～15%的肱骨干骨折并发桡神经损伤。这些骨折多为肱骨中下 1/3 的螺旋形骨折,但也见于肱骨中 1/3 骨折或其他类型的骨折(如横形骨折)。

肱骨干骨折导致的桡神经损伤可能部分或完全累及运动或感觉神经纤维。完全性运动功能障碍见于 50%以上的病例。大部分患者在损伤时即发生桡神经功能障碍,但高达 20%的患者在治疗过程中神经损伤持续加重。

肱骨干骨折引起的桡神经麻痹在过去是手术探查的适应证。但现在已经不推荐采用。因为:①神经横断损伤仅见于 12%的患者;②自发的神经再生;③延迟的手术干预并没有加重预后效果。

手术治疗通常采用钢板内固定。适应证包括:①成角畸形无法维持<15°;②患者无法忍受非手术治疗的长期固定;③肱动脉损伤;④并发其他损伤需要长期卧床,无法利用对抗牵引

复位;⑤并发其他骨折需早期固定;⑥骨折端有软组织嵌入,对位对线不良;⑦同侧臂丛损伤。如果并发臂丛损伤,上肢肌肉失去稳定性,难以对抗重力,骨折端分离,无法维持骨折的复位;⑧多节段骨折,病理性骨折,开放性骨折,或者两侧肱骨干骨折。

七、并发症

肱骨干骨折可能并发以下严重并发症。

(1)肩关节粘连性关节囊炎,早期功能锻炼可预防。

(2)肘关节骨化性肌炎。积极的功能锻炼可避免出现。

(3)桡神经麻痹迁延不愈。

(4)骨折延迟愈合或不愈合。

第四节　肱骨近端骨折

肱骨近端骨折占上肢骨折的 3%,最常见于老年人。从解剖学上看,肱骨近端骨折包括所有邻近肱骨外科颈的肱骨骨折。在这些骨折当中,80% 的肱骨大结节无移位。

1.解剖概要

为了理解肱骨近端骨折的损伤机制和移位倾向,需要对肱骨近端的解剖结构有更好的了解。

肱骨头关节面止于解剖颈,因此,解剖颈以上的骨折都归于关节面骨折。外科颈是位于肱骨近端、解剖颈以下的狭窄部分。大、小结节是解剖颈稍靠下的骨性隆突。

肱骨近端有多块肌肉附着和包绕。肩袖由冈上肌、冈下肌和小圆肌组成。肩袖的腱性部分止于大结节。肩袖肌肉向上牵拉骨折端,并伴有前旋。肩胛下肌止于小结节,牵拉骨折端向内,伴有后旋。胸大肌止于结节间沟的外侧缘,牵拉骨折端向内移位。而三角肌止于三角肌粗隆,牵拉骨折端向上移位。但这两者的附着点都位于外科颈的远端,因此,不属于肱骨近端的范畴。

2.损伤机制

肱骨近端骨折多由于直接暴力和间接暴力引起。直接暴力作用于上臂的外侧面可导致骨折,如跌倒伤。间接暴力则更常见,常由于跌倒时,手部着地,引起继发骨折。

肱骨骨折的位置取决于跌倒时上肢的姿势。跌倒时,若上肢外展,即发生外展型骨折,远侧骨折端处于外展位。如果上肢内收时跌倒,则发生内收型骨折,远侧骨折端呈内收位。肱骨近端骨折的位置和类型由以下 4 种因素决定。

(1)骨折时的暴力决定了骨折的严重程度,并在一定程度上影响移位情况。

(2)暴力作用时肱骨的旋转情况决定了骨折类型。

(3)暴力作用时邻近肌肉的张力和作用方向决定移位程度。

(4)患者的年龄决定了骨折的位置。对于肱骨近端骨骺未闭合的儿童,通常发生骨骺分离而不是骨折。青年人骨骼强壮,多发生关节脱位,偶见骨折。老年人由于骨质疏松,多易骨折,占肱骨近端骨折的 85%。

3.影像学检查

影像学检查包括肱骨内旋、外旋的肩关节 X 线正位片,肩胛骨冈上肌出口位。肱骨外旋时,是检查大结节是否存在骨折的最佳视角。内旋时可以观察到小结节邻近盂肱关节。肩胛骨冈上肌出口位则有助于诊断肩关节脱位、肩胛骨骨折以及肱骨近端骨折。

另外,我们也建议采用肩关节腋位投照法。操作时,患肢需外展 90°,通常患者因为疼痛而不能配合。

这 4 种摄片方法可以充分评估肩关节和肱骨近端包括关节面的情况。患者取俯卧位、站位和坐位,都可以进行这 4 种 X 线检查,也建议坐位。

关节内骨折并发导致肱骨头下移的关节积血。影像学上称为假性关节脱位,这多表明存在关节内骨折。另一个表明存在关节内骨折的影像学征象是脂液线。

多层螺旋 CT 较之 X 线检查更易发现隐匿的骨折。

4. 治疗

根据患者的年龄、性别和生活方式,肱骨近端骨折的治疗措施有所不同。

规则:肱骨近端骨折的治疗效果取决于能否早期功能锻炼。因此不必过度强调解剖复位,以避免术后长期制动,影响肩关节的功能恢复。

无移位的骨折(占肱骨近端骨折的 80%)可采用 sling 和 swathe 或腕带悬吊。我们建议早期即进行被动的功能锻炼。主动功能锻炼随后进行。对于较复杂的、有移位或成角畸形的骨折,常需要手术治疗,式式的选择可参考以下分类系统。

分型:我们采用 Neer 改进的分型。根据 Neer 的建议,肱骨近端分为四部分(图 8 - 7)。①肱骨头;②肱骨干;③大结节;④小结节。

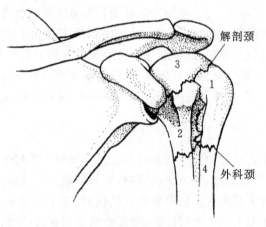

图 8 - 7　肱骨近端四部分结构图(Neer 分型)
1.大结节;2.小结节;3.肱骨头;4.肱骨干

该系统根据骨折块和移位的情况进行分类,对治疗和预后有一定的指导意义。

骨折后,如肱骨近端所有骨折块均无移位和成角畸形,则称为一部分骨折。如有一个骨折块相对于完整的肱骨近端移位>1cm 或者成角>45°,称为两部分骨折。如有两个骨折块相对于肱骨近端分别出现移位,称为三部分骨折。如四块骨折块均有移位,称为四部分骨折。移位的单一骨折块,如果包含肱骨近端两部分结构也归为两部分骨折。值得注意的是骨折块分离

＞1cm 或者成角＞45°才被称为骨折移位。

一、肱骨外科颈骨折

肱骨头和肱骨干之间的夹角正常值为 135°。医师在治疗过程中应测量该角度,以判断损伤情况和治疗效果。夹角≤90°或＞180°即为异常,并结合患者的年龄和日常活动,考虑予以复位。

外科颈骨折分为三类:无移位骨折(图 8-8)、移位性骨折(图 8-9)和粉碎性骨折(图 8-10)。

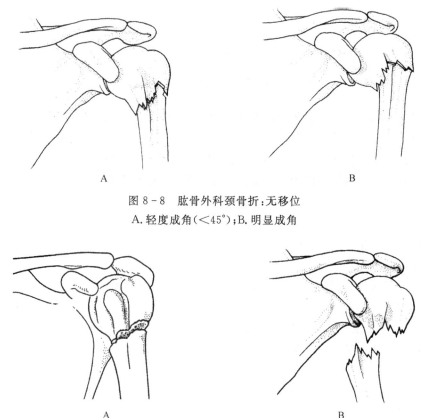

图 8-8 肱骨外科颈骨折:无移位
A.轻度成角(＜45°);B.明显成角

图 8-9 肱骨外科颈骨折:移位
A.＜1cm;B.＞1cm

1.损伤机制

肱骨外科颈骨折由直接暴力和间接暴力引起。最常见的是间接暴力,跌倒时,手部着地,引起外科颈骨折。如果跌倒时,上肢外展,肱骨干骨折端向外侧移位。如果上肢内收时跌倒,肱骨干骨折端大多向内侧移位。

直接暴力引起的肱骨外科颈骨折在老年患者中很少见。

2.查体

患者上臂和肩部疼痛、肿胀。如果患肢呈内收位,臂丛神经和腋动脉受累的可能性较低。如果患肢呈外展位,则高度怀疑臂丛和腋动脉受损。

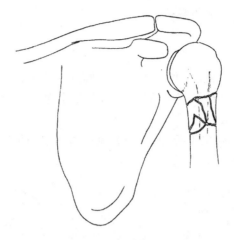

图 8-10　肱骨外科颈骨折:粉碎性

规则:如果怀疑患者存在外科颈骨折,而且患肢呈外展位,需将其暂时固定,不要尝试复位,以免损伤神经、血管。这类骨折多有明显、严重的移位,内收的肱骨干可能对邻近的神经血管产生永久性损害。影像学检查时,患肢应予以固定,避免骨折自行复位。

影像学检查之前,医师应详细记录患肢末端的血供和感觉功能。

3. 影像学检查

影像学检查包括患肢内旋、外旋时的 X 线正位片,肩胛骨冈上肌出口位和肩关节腋位。这些检查足以明确诊断。

4. 并发损伤

无移位的外科颈骨折可能并发腋神经挫伤或撕脱伤。腋神经、血管和臂丛神经损伤常见于移位或粉碎性外科颈骨折。

夹角<45°无须复位。夹角>45°,再结合患者的年龄和生活方式,考虑是否予以复位。骨折块分离>1cm 就认为是骨折移位。

5. 治疗

(1)无移位肱骨外科颈骨折(图 8-8)。

1)成角<45°:这类骨折属于一部分骨折。治疗措施包括患肢吊带制动、冰敷、抬高患肢和止痛药。早期进行手部功能锻炼,在能忍受的情况下及早进行腕部环转练习。2～3周开始肘关节和肩关节的被动练习。3～4周开始肩关节的主动功能锻炼。

2)成角>45°:对于老年患者,由于其较低的要求,即便成角>45°,只要骨折端之间有接触,吊带悬吊即可,不需手法复位。然而,对于年轻患者,这类骨折归于两部分骨折,需要手法复位。骨折时,部分骨膜仍保持连续,有助于手法复位时骨折块的复位。急诊处理措施包括吊带悬吊、镇痛药物,以及局部麻醉或全身麻醉条件下复位所需的各种准备。

(2)移位的外科颈骨折(图 8-9)。

1)移位<1cm:为一部分骨折。治疗措施包括患肢吊带悬吊、冰敷、抬高患肢和应用镇痛药物。

早期进行手部功能锻炼,随后进行关节的环转练习,2～3周开始肘关节和肩关节的被动练习,3～4周开始肩关节的功能锻炼。

2)移位＞1cm：急诊处理包括患肢吊带悬吊、冰敷、应用镇痛药物以及其他常规措施。局部麻醉或全身麻醉下行手法复位，并以吊带悬吊。如果复位后仍有移位的可能，就需要克氏针翘拨复位或切开复位。

如果常规处理无法缓解神经、血管受压的情况，可以在麻醉条件下手法复位(图8-11)。

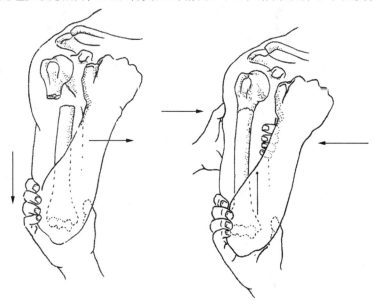

图8-11 肱骨近端骨折移位手法复位示意图

a.患者仰卧位或半卧位，屈肘，沿肱骨纵轴向下持续牵引。

b.牵引条件下，将患肢置于胸前，轻度前屈。

c.牵引可以使骨折块暂时分离。此时，医师另一只手置于患侧肱骨内侧，挤压骨折块复位。逐渐放松牵引。

d.手法复位后，再次详细检查患侧末端血供和感觉。并用 sling 和 swathe 固定患肢于胸壁。

沿骨折移位的反方向牵引进行手法复位粉碎性骨折(图8-10)。急诊处理措施包括患肢制动、冷敷、应用镇痛药物和其他常规措施。治疗方法包括上肢悬垂石膏、切开内固定术或者尺骨鹰嘴牵引术。

6.**并发症**

肱骨外科颈骨折可能合并以下严重并发症。

(1)术后关节僵硬是常见并发症。早期功能锻炼有助于缓解。

(2)畸形愈合常见于移位的骨折。幸运的是，健侧肩关节有很大的活动范围，使这个并发症并不会引起严重的功能降低。

(3)骨化性肌炎大多数情况下可自行吸收。

二、肱骨解剖颈骨折

解剖颈骨折是指位于肱骨骺板区域的骨折(图8-12)，分为成年型和儿童型。成年型骨折少见，分为无移位型和移位型(＞1cm)。儿童型通常发生于8~14岁的儿童。

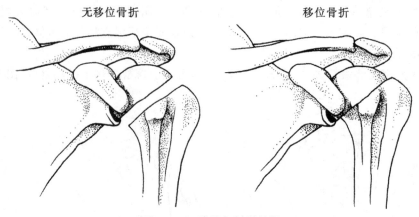

无移位骨折 移位骨折

图 8-12 肱骨解剖颈骨折

1.损伤机制

常见机制是跌倒时,上肢伸直,手或肘部触地。

2.临床检查

肩部肿胀,触痛明显。疼痛随肩关节活动加剧。

3.影像学检查

常规影像学检查即可明确诊断。儿童中常见的是 Salter Ⅱ 型骨折。

4.并发损伤

解剖颈骨折通常不并发周围组织的损伤。

5.治疗

急诊处理措施包括患肢 sling 和 swath 制动、冷敷、应用镇痛药物和早期转诊。移位或无移位的解剖颈骨折均需要转诊到骨科。移位的解剖颈骨折需要立即复位,应急症转诊到骨科。

儿童期解剖颈骨折并不是真正的骨折,而是指肱骨近端的骺板损伤。处理措施包括患肢制动、应用镇痛药物和急症转诊。

6.并发症

解剖颈骨折常并发肱骨头的缺血性坏死。我们建议医师在处理此类患者时应该咨询骨科专业医师,制定恰当的治疗方案和随访计划。

三、肱骨大结节骨折

冈上肌、冈下肌和小圆肌均止于大结节,因此,骨折时,牵拉骨折块向上移位。向上移位的骨折块阻挡肩关节的外展活动。

肱骨大结节骨折包括无移位和有移位两类。无移位骨折进一步细分为压缩骨折和非压缩骨折(图 8-13)。而并发移位的大结节骨折也包括两类:仅骨皮质撕脱骨折和大结节完全撕脱骨折(图 8-14)。骨折块移位>1cm 常并发肩袖撕裂。

规则:肱骨大结节骨折移位并发肩袖纵向撕裂。15%的肩关节前脱位病例可见大结节骨折。

1.损伤机制

大结节骨折常由直接暴力或间接暴力引起。直接暴力常导致大结节压缩骨折。跌倒时,上臂外侧撞击地面引起压缩骨折。那些肌肉萎缩、肌力下降的老年人特别容易摔倒发生这类损伤。

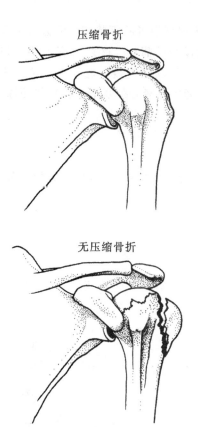

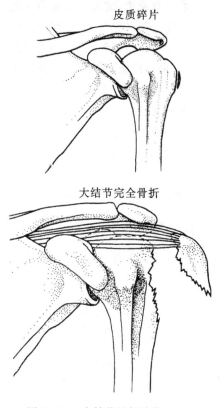

图 8 - 13　大结节骨折无移位　　　　　　　图 8 - 14　大结节骨折移位

间接暴力多引起大结节撕脱骨折。跌倒时,上肢伸开,手部着地,间接引起大结节无移位的撕脱骨折。如暴力过大时,引起肩袖撕裂,牵拉骨折块移位。

2.临床检查

患者大结节区疼痛、肿胀。患肢外展无力,外旋时,疼痛加剧。如果骨折块向后移位撞击肩胛骨关节盂的后缘,就会限制肩关节的外旋。

3.影像学检查

肩关节 X 线正位片能很好地显示大结节骨折及骨折块上移。但是正位片难以评估骨折块后移的准确程度,骨折块也与关节面重叠,影响诊断。肩关节腋位片有助于弥补正位片的不足。因此,如果仅用肩关节正位片,可能会低估骨折块后移的程度,以及误诊两部分骨折。CT 检查大大增加移位程度诊断准确率。

4.并发损伤

神经血管损伤少见。大结节骨折,特别是并发骨折移位的大结节骨折,常伴发肩关节前脱位和肩袖撕裂。

5.治疗

(1)无移位骨折:压缩骨折和非压缩骨折的急诊处理包括冷敷、应用镇痛药物、悬吊制动,由于并发症发生率较高,应及早转诊。

(2)移位的大结节骨折:如果并发肩关节前脱位,复位以后,大结节骨折块也多能复位,即可按照无移位骨折治疗。

如果仍有脱位,或者是肩关节无脱位但骨折移位,则根据患者的年龄和生活方式采取不同的治疗措施。年轻患者采用切开复位内固定术,并修复撕裂的肩袖。必须要有足够大和强度的骨折块才能采用螺钉固定,但老年患者常由于骨质疏松致固定失败。老年患者常不适合手术治疗,可采用冷敷、悬吊、应用镇痛药物和早期转诊。老年患者必须及早进行功能锻炼,预防关节僵硬。

6.并发症

大结节骨折可能有以下并发症。

(1)大结节压缩骨折常出现肱二头肌腱长头撞击症,导致慢性腱鞘炎,最终肌腱断裂。

(2)骨折不愈合。

(3)骨化性肌炎:如果早期功能锻炼则可避免。

四、小结节骨折

小结节骨折少见。肩关节后脱位可见到此类损伤。骨折块很小或很大(>1cm)(图 8 - 15)。

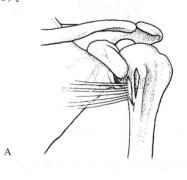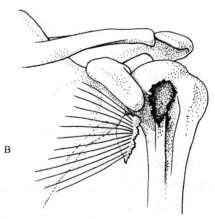

图 8 - 15　小结节骨折
A.小骨折块;B.大骨折块>1cm

1.损伤机制

小结节骨折常由间接暴力引起,例如,癫痫发作或跌倒时上肢内收,肩胛下肌猛烈收缩,导致小结节撕脱。

2.临床检查

小结节区域触痛明显。主动外旋或者对抗阻力内收时,疼痛加剧。被动外旋时,疼痛也加剧。

3.影像学检查

肩关节常规检查即可明确诊断。

4.并发损伤

常见肩关节后脱位。无移位的外科颈骨折也可出现小结节骨折。神经血管损伤少见。

5.治疗

急诊处理包括冷敷、应用镇痛药物、悬吊,以及骨科会诊。骨科医师大多建议悬吊 3～5

天,然后逐步进行功能锻炼。有些医师倾向于手术固定,因此,早期会诊是有必要的。

6.并发症

由于肩部肌肉的代偿作用,这类骨折多无并发症。有些医师相信小结节骨折能减弱肩关节囊前部的支持作用,进而诱发肩关节再次脱位。

五、肱骨近端粉碎性骨折

肱骨近端粉碎性骨折,常由严重暴力引起,并发肩关节脱位。

1.损伤机制

最常见的原因是严重摔伤。受累的结构和移位的程度取决于暴力的大小和肌肉的张力。

2.临床检查

肱骨近端弥散性疼痛、肿胀。患肢活动受限。

3.影像学检查

影像学检查包括肩关节 X 线正位片和肩胛骨出口位。

4.并发损伤

(1)肩关节脱位。

(2)肩袖损伤。

(3)臂丛神经、腋血管损伤及腋神经和肌皮神经损伤。

5.治疗

急诊处理措施包括冷敷、应用镇痛药物、悬吊及入院常规检查。肱骨近端粉碎性骨折都需要手术治疗,有些需要行人工肩关节置换术(四部分骨折)。

6.并发症

早期即并发神经血管损伤。由于严重损伤肱骨头血供,四部分骨折有很高的肱骨头坏死概率。

六、关节面骨折

关节面骨折有些学者也称为嵌入骨折。这类骨折分为:①<40％面积受累;②>40％面积受累;③粉碎性骨折(肱骨头劈裂)。

1.损伤机制

跌倒时,手臂外侧直接撞击地面引起。肩关节前脱位可能导致肱骨头外侧面受累,此类损伤称为 Hill-Sachs 骨折。

2.临床检查

疼痛一般较轻,但是粉碎性骨折疼痛剧烈,活动受限。

3.影像学检查

肱骨内旋、外旋条件下的肩关节 X 线正位片能很好地显示骨折线。嵌压骨折很难判断,常依据骨折的继发征象来明确诊断。患者站立位行肩关节正位片检查,如有脂液平,多表明有关节内骨折。

另外,嵌入骨折并发的关节血肿常导致肱骨头向下半脱位。

4.并发损伤

关节面骨折常并发肩关节前方或后方脱位。

5.治疗

该类骨折的急症治疗包括冰敷、镇痛、腕吊带制动和早期转诊。如果关节面受累不超过40%,上肢外旋位制动。如关节面受累超过 40%或是粉碎性骨折,则要求假体置换。老年患者要求早期活动,不适宜选择手术修复。

6.并发症

如前所述,神经、血管损伤可能使得这些骨折的处理更复杂。四部分骨折由于肱骨头血供受损,发生肱骨头缺血性坏死的概率很高。

第九章　骨盆损伤

第　节　骨盆应用解剖

骨盆介于脊柱与双下肢之间,除承接脊柱所承受的应力及将其分散和传导至双下肢外,同时具有保护盆内脏器、血管与神经等重要结构的功能。了解骨盆应用解剖,有助于对骨盆损伤的诊断与治疗。

一、骨盆的结构与生物力学

(一)骨盆的结构

骨盆是一个完整的闭合骨环,由骶尾骨和两侧的髋骨组成,借助坚强有力的韧带将诸盆骨连接成为一个整体。髋骨包括髂骨、坐骨与耻骨,三块骨初为软骨连接,16 岁左右形成骨性连接,三块骨融合处的外侧即髋臼,后者与股骨头构成髋关节。骶骨位于骨盆的后正中部,上三个骶椎两侧的耳状关节面和两侧髋骨的耳状关节面连接构成骶髂关节。骶髂关节属真正的滑膜关节,但一般只能做上下的微动。关节周围主要的韧带有骶髂前韧带、骶髂后韧带、骶髂间韧带及骶结节韧带等。两侧的耻骨体在骨盆前正中线连接形成耻骨联合,关节面覆以透明软骨,其间的纤维软骨盘具有真正的连接作用。关节周围还有前、后、上、下四条韧带以助于耻骨体的连接。正常的耻骨联合间距为 0.1~0.6cm,平均为 0.5cm。

骨盆骨主要由血运丰富的骨松质构成,骨折后断端极易渗血,其出血量与骨折部位及严重程度成正相关。

(二)骨盆的生物力学

骨盆是躯干和下肢的桥梁,躯干重力是通过骨性骨盆结构向下肢传递。以髋臼为界可将骨盆环分为前后两部分。骨盆后部是承重的主要部分,故称承重弓或主弓。骨盆承接和向下传递躯干重力是通过两个承重弓来完成的,骨盆传递应力部位的骨小梁呈弧形排列,主要集中于骶骨翼、弓状线、髋臼上部及坐骨结节。立位时躯干重力是通过两侧骶髂关节、髂骨后部及髋臼至股骨,该承重弓称为骶股弓。坐位时重力经髂骨后部及坐骨上支抵坐骨结节,称为骶坐弓。

骨盆前部由两侧耻骨上、下支与耻骨联合构成的弓形结构称为联结弓(或称副弓)。联结弓有两个,一个经耻骨体及其水平支连接骶股弓,另一个经耻骨体及其下支与坐骨支连接骶坐弓。副弓的力学作用是稳定和加强主弓。

骨盆骨骼在力线经过的部位骨质增厚,骨小梁亦按应力线排列。主弓骨质粗厚坚实,副弓则较薄弱。因此,骨盆受损时副弓常先折断,而主弓骨折时副弓常同时骨折。承重弓骨折将破坏骨盆环的稳定性,影响承重功能。有关骨盆环稳定性结构的认识,是对这类损伤评估和治疗的基础。

二、盆腔

(一)盆腔脏器

盆腔是指小骨盆上下口之间的腔隙。前壁为耻骨联合及耻骨支部分,后壁为骶尾骨与髂肌及腰大肌,侧壁为髋臼、坐骨上支与闭孔内肌及梨状肌。就腹膜、盆筋膜及内容脏器的连续性而言,盆腔可分为盆腹膜腔、盆腹膜下腔及盆皮下腔。

1.盆腹膜腔

盆腹膜腔是腹膜腔的延续部,相当于大盆腔部位,其内有进入盆腔的小肠与结肠及腹膜内直肠。

2.盆腹膜下腔

此腔大体上相当于小盆腔,其上界为腹膜,下面为盆筋膜。腔内有膀胱、直肠的腹膜外部分、输尿管的盆部、前列腺、输精管盆部与输精管壶腹部。女性还有子宫颈与阴道的上部。腹膜下腔内还有血管、神经、淋巴管及淋巴结。

3.盆皮下腔

此腔位于盆筋膜和会阴部皮肤之间,前为尿生殖器官,后为直肠末端。

(二)盆腔内血管

盆内血管主要为髂内动、静脉及其分支。髂内动脉在髂骶关节部从髂总动脉分出后,在坐骨大孔上缘分支供给盆腔脏器、盆壁及外生殖器。壁动脉支是贴盆壁而行,主要有髂腰动脉、骶外侧动脉、臀上与臀下动脉及阴部内动脉。脏动脉支较小,其分支有膀胱上下动脉和直肠动脉,在女性另有子宫与阴道动脉。此外,还有直接来自腹主动脉的骶中动脉,以及来自肠系膜下动脉和痔上动脉。贴盆壁而行的血管,在前、后和两侧相互吻合成环,并和腹主动脉、髂外动脉及股动脉的分支相通连,形成丰富的侧支循环。

盆腔内还有和动脉伴行的静脉及异常丰富的静脉丛,后者的面积为动脉的 10～15 倍,且相互通连,由于盆腔内外有密布的血管,而动脉支及静脉丛又多围绕盆腔内壁,骨盆骨折时极易损伤邻近的血管引起大量出血,除形成盆腔血肿外,出血量大者还将沿腹膜后间隙向上扩展,形成巨大的腹膜后血肿,引起腹膜刺激症状及低血容量性休克。

(三)盆腔内神经

盆腹下腔的神经非常丰富,主要为骶神经丛和自主神经系统的骶支。骶丛为腰骶干(由 L_4 神经下部和 L_5 神经组成)和 $S_1 \sim S_3$ 前支与 S_4 前支的一半构成,贴于骨盆后壁,分支有坐骨神经、阴部神经、臀上、下神经等。坐骨神经由坐骨大孔出盆。阴部神经由梨状肌下缘出盆,并由坐骨小孔回到盆内进入坐骨直肠窝。上述神经在盆内的移动性小,骨盆骨折移位时可因牵拉致伤,骶骨骨折与骶髂关节损伤并发神经损伤的发生率特别高。盆内脏器由盆内脏神经支配。

第二节　骨盆骨折的急救及并发伤的处理

骨盆骨折常为高能量损伤,可伴有严重的并发伤,死亡率相当高。对患者的急诊评估必须包括可能即刻威胁生命的并发症。例如患者并发脑外伤、胸部外伤、腹部外伤以及更加严重的腹膜后血管损伤。询问受伤史可了解能量来源和强度以及可能存在的并发症，低能量损伤并发症少见，但高能量损伤常并发严重并发症。有学者报道：75％的患者出血，12％并发尿道损伤，8％并发腰骶丛损伤，高能量骨盆骨折并发其他部位骨折常见。严重骨盆骨折死亡率高达15％～25％。对于这类损伤，最好由多科医师进行抢救。骨科医师参与初次抢救并尽可能早期恢复骨盆骨折的稳定性，根据骨折不稳定类型，在急诊室以最快速度予以外固定支架固定。应立刻监测循环系统，对于低血容量休克马上进行抗休克治疗，应尽快选择上肢或颈外静脉穿刺（因为下肢静脉通路可能存在盆腔静脉损伤而造成输液无效），建立2条通畅静脉快速补液通道，扩容抗休克，首选平衡液。可根据失血1mL补充3mL晶体液的原则给予补液，20分钟内至少补充2L的晶体液，然后，立即输血。

抗休克过程中必须监测循环情况，可通过观测毛细血管充盈、脉搏、皮肤颜色、皮温和体温来评估血液灌注压。动脉插管监测动脉压和中心静脉压监测有助于确定血容量情况。大量低于体温的液体输入会增加低血容量休克反应，低体温也会导致凝血障碍、心室颤动、感染率增高以及电解质紊乱。因而，输入的液体和血液应至少加热至32～35℃。

对于骨盆骨折给予快速输液和扩容后，患者仍无反应或只有暂时反应，说明患者存在活动性出血，需要进行紧急止血。对于腹腔内出血检查阳性的患者，立即进行腹腔手术处理腹腔内脏器损伤和止血。剖腹治疗腹腔、盆腔内脏器损伤后循环仍不稳定，可考虑行髂内动脉结扎止血。腹膜后血肿处理应十分慎重，不应贸然切开后腹膜探查止血，必须对腹膜后血肿进行评估，包膜完整、非扩散、非搏动性血肿不能打开，对于搏动性血肿可能伴有大血管损伤，有条件医院建议进行术中造影，对伴有大血管损伤患者，在补液输血准备充分后打开血肿、修复血管可以挽救生命。对于腹腔内出血检查阴性的患者，X片显示骨盆环不稳定者，立即行骨盆环外固定支架固定，以有效固定骨盆环，减少骨折端移动和出血。在积极复苏补液同时行DSA检查以明确出血部位，对于盆腔静脉丛和髂内血管出血可同时行栓塞止血。若患者病情稳定可以接受CT检查，CT增强扫描，对判断出血部位十分有价值。

腹腔器官损伤并发骨盆骨折病情严重，骨盆骨折时患者休克症状以及由于腹膜后大血肿引起腹膜刺激征，会掩盖某些脏器损伤征象。骨盆后环骨折患者80％伴腹膜后血肿，部分血肿可高达肾区及膈肌，向下可达腹股沟处，血肿容量可达2000～4000mL，此时常出现严重失血性休克。由此可见，腹部体征明显并不意味一定存在腹腔内脏损伤。在急性损伤，腹部查体并不可靠，腹腔穿刺是简单、安全、有效的检查方法。然而，伴有腹膜后血肿时腹腔穿刺不宜过深，穿刺点应选择脐以上部位。B超检查可明确实质性器官损伤的部位及程度，对发现腹膜后血肿的范围具有重要价值，同时也可避免腹腔穿刺抽出血液造成分析上的错误。若经上述初次检查无阳性结果，应在抗休克的情况下做动态观察，重复检查。

开腹手术探查应全面，循序渐进，防止遗漏隐蔽性损伤及小的肠破裂。遵循先止血、后修补，简单、有效为原则。在具体处理上，应尽量缩短手术及麻醉时间，对常见严重脾破裂毫不犹豫施行全脾切除，以拯救生命。

第三节 骨盆骨折的分型与治疗

一、概述

(一)骨盆骨折的分型

骨盆骨折的正确分型(表9-1,表9-2)对骨盆骨折的治疗起着关键作用。国内外学者对骨盆骨折分型进行深入研究,近年来,随着大宗临床资料的总结、体外骨折模型的建立以及CT、MRI等影像技术的引入,骨盆损伤的研究工作取得了一定的进展。骨盆骨折正确分型目的在于指导临床治疗、评价伤情特征、了解损伤机制、判断病程转归及推测预后等。然而,目前各种分型方法都难以同时满足上述要求。相比之下,Tile根据骨折的稳定程度及其移位方向所提出的分类标准得到了学术界较广泛的认可,1998年Tile参照AO分型提出更为完善的损伤分型,具有明显的优点。①有助于制订个体化治疗方案。对稳定型骨折($A_1 \sim A_3$)一般采取保守疗法。对分离性旋转不稳定型骨折(B_1)可使用外固定支架或前方钢板固定。对压缩性旋转不稳定型骨折(B_2、B_3)应视伤情而定:其中骨折相对稳定者只需卧床休息,而骨折失稳者应同时对前后环施行手术固定。对旋转及垂直均不稳定型骨折($C_1 \sim C_3$),前环损伤可使用外固定支架或前路钢板固定;后环骨折通常有3种处理方法:骶骨骨折可采用骶骨棒或骶髂螺钉固定,骶髂关节脱位可选择骨盆后环前路钢板固定或后路骶髂螺钉固定,复位满意病例也可应用骶髂螺钉固定。髂骨翼骨折可采用切开复位重建钢板和(或)拉力螺钉固定。②与损伤严重度评分(Injury Severity Score,ISS)有一定的相关性。③强调骨折的移位方向和稳定性。④可间接反映软组织的损伤情况。⑤能在一定程度上提示远期疗效。

据文献报道,骨盆骨折常继发于直接暴力,其侧方压缩型损伤(Lateral Compression,LC)占41%~72%,前后挤压型损伤(Anterior Posterior Compression,APC)占15%~25%,垂直剪力型损伤(Vertical Shear,VS)占6%,复合应力型损伤(Complex Mechanism of Injury,CMI)占14%。Young和Burgess等在总结Pennal和Tile原分型的基础上,以损伤机制为重点,提出了新的修订方法。他们认为,该分类方法可作为判断骨盆损伤严重程度的预警性标准。其临床意义为:①注重暴力的传递途径及骨折发生的先后顺序,旨在减少对后环损伤的遗漏;②注意骨折局部及其伴发损伤的存在,并预见性地采取相应的复苏手段;③根据患者的全身情况结合骨折的具体表现选择恰当的治疗方法(图9-1)。

A:侧方暴力。Ⅰ型:侧后方直接暴力所致骶骨压缩骨折及同侧耻骨支骨折。这种损伤是稳定的。Ⅱ型:侧方直接暴力所致骶骨骨折及耻骨支骨折,以及同侧骶髂关节损伤或髂骨翼骨折。这种损伤是同侧的。Ⅲ型:侧前方直接暴力,继续作用导致Ⅰ型或Ⅱ型的同侧的骨折及对侧的外旋损伤;骶髂关节对侧分开,骶结节韧带及骶棘韧带断裂。

B:前方暴力(AP)骨折。Ⅰ型:AP直接暴力打开骨盆但后方韧带结构完整,此型稳定。Ⅱ型:Ⅰ型损伤继续作用导致骶结节、骶棘韧带断裂,并且骶髂关节前方打开,这种骨折旋转不稳定。Ⅲ型:完全不稳定或垂直不稳定,伴所有支持韧带结构完全断裂。

C:垂直直接暴力或暴力作用在骨盆支持结构的角度上,导致骨盆支的垂直骨折及所有韧带结构的断裂。这种损伤等同于APⅢ型或完全不稳定,旋转不稳定骨折。

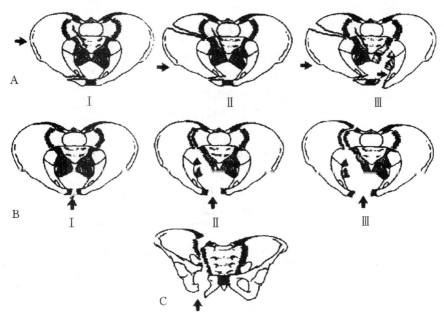

图 9-1　骨盆骨折各种表现

表 9-1　改良 Tile AO Muller 骨盆骨折分类

A 型:稳定,后弓完整

A_1 型:后弓完整,髋骨骨折(撕脱)

$A_{1.1}$:髂嵴

$A_{1.2}$:髂骨

$A_{1.3}$:坐骨结节

A_2 型:后弓完整,髋骨骨折(直接损伤)

$A_{2.1}$:髂骨翼骨折

$A_{2.2}$:前弓单侧骨折

$A_{2.3}$:前弓双侧骨折

A_3 型:后弓完整,骶骨(至骶_2)的横行骨折

$A_{3.1}$:骶骨尾骨脱位

$A_{3.2}$:骶骨骨折无移位

$A_{3.3}$:骶骨骨折有移位

B 型:后弓不完全损伤,部分稳定,旋转

B_1 型:外旋不稳定,开书样损伤,单侧

$B_{1.1}$:骶髂关节,前方损伤

$B_{1.2}$:骶骨骨折

B_2 型:后弓不完全损伤,单侧,内旋(侧方暴力)

$B_{2.1}$:前方压缩骨折,骶骨

$B_{2.2}$:骶髂关节部分骨折,半脱位

$B_{2.3}$:不完全髂骨同侧骨折

B_3 型:后弓不完全损伤,双侧

$B_{3.1}$:双侧开书样损伤
$B_{3.2}$:开书,侧方压缩
$B_{3.3}$:双侧侧方压缩
C 型:后弓完全损伤,不稳定
C_1 型:后弓完全损伤,单侧
$C_{1.1}$:通过髂骨的骨折
$C_{1.2}$:骶髂关节脱位或骨折脱位
$C_{1.3}$:骶骨骨折
C_2 型:双侧损伤,一侧旋转不稳定,一侧垂直不稳定
C_3 型:双侧损伤,双侧侧垂直不稳定

表 9 - 2 Young-Burgess 骨折分类系统的损伤特点

分型	共同点	特异点
侧方压缩型(LC)		
LC Ⅰ	耻骨支横形骨折	侧方骶骨压缩骨折
LC Ⅱ	耻骨支横形骨折	髂骨翼新月样骨折
LC Ⅲ	耻骨支横形骨折	对侧开书样损伤
前后挤压型(APC)		
APC Ⅰ	耻骨联合分离小于 2.5cm	耻骨联合分离小于 2.5cm 和(或)骶髂关节轻度分离,前后韧带拉长但结构完整
APC Ⅱ	耻骨联合分离大于 2.5cm 或耻骨支纵形骨折	骶髂关节分离,其前部韧带断裂、后部韧带完整
APC Ⅲ	耻骨联合分离或耻骨支纵形骨折	半侧骨盆完全性分离,但无纵向移位,前后方韧带同时断裂,骶髂关节完全性分离
垂直剪力型(VS)	耻骨联合分离或耻骨支纵形骨折	骶髂关节分离并纵向移位,偶有骨折线通过髂骨翼或(和)骶骨
复合应力型(CMI)	前和(或)后部	各类骨折的组合形式 LC-VS,LC-APC 等
	纵和(或)横形骨折	

(二)骨盆骨折的治疗

合理的治疗必须依赖于正确的分型与诊断。稳定的无移位骨盆骨折(Tile A 型)不需手术治疗,采用早期制动和止痛药即可不必等到骨折完全愈合,但个别骨折块游离突出于会阴部皮下,愈合后影响美观和坐骑,以及髂前上棘、髂前下棘等撕脱骨折患者需要手术治疗。

Tile B、C 型骨盆环骨折非手术治疗有很高的死亡率和远期病残率,手术切开复位和内固定治疗不稳定骨盆后环骨折可明显提高治疗结果,可以矫正畸形,早期活动,减小后期疼痛,预防晚期骨不连和骨盆不稳,争取达到无痛和功能满意。

耻骨联合分离大于 2.5cm 或耻骨支骨折移位大于 2.0cm 者,或其他旋转不稳定的骨盆骨折伴有明显的下肢不等长超过 1.5cm 者均宜手术复位和固定。可行前方钢板固定或拉力螺钉固定,耻骨支骨折,可采用髂腹股沟手术入路,与髋臼前柱骨折进行内固定所用的切口相似(图 9-2,图 9-3)。

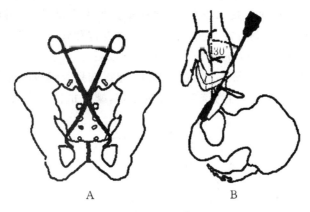

图 9-2　耻骨联合复位及电钻方向

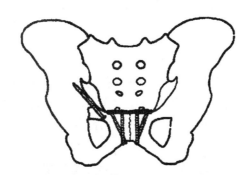

图 9-3　耻骨联合钢板固定示意

骨盆后环是承载或负重的必经之路,最大限度地恢复骨盆后环结构的连续性和稳定性始终是外科治疗的主要目标。有关各种内固定模式的临床和生物力学研究也多集中于此。目前,能被多数学者认同的处理方法主要包括:①利用骶骨棒从一侧髂后上棘经骶骨后面贯穿至对侧固定;②使用 2 块 2 孔加压钢板、1 块 4 孔方形钢板或骶髂关节解剖钢板将骶髂关节经前路固定;③用松质骨拉力螺钉将髂骨经骶髂关节固定于 S_1、S_2 椎体。Shaw 等用几种不同的内、固定方法来稳定骶髂关节,结果发现其固定强度主要取决于骶髂关节的解剖形态和骨折的复位质量,采用同种固定方式处理不同个体的同类损伤时,其稳定程度各异,骶髂关节面粗糙不平和准确复位是取得满意疗效的主要因素。Simpson 等认为,后环的稳定程度除取决于骶髂关节的自身形状及其复位质量外,还与内固定器械的合理选择有关,用骶髂关节前路钢板或后路 3 枚松质骨螺钉的固定效果明显优于骑缝钉的力学强度。直径相同的 2 枚骶髂螺钉,其稳定作用较单根固定者有显著提高。Simonian 等的体外研究表明,单根螺钉对骶髂关节的制动作用与应用前路钢板的固定效果完全相同,而使用 2 枚骶髂螺钉固定,能起到良好的防旋转作用。近年来骨盆固定临床和生物力学研究表明后骨盆环的解剖复位程度将明显影响患者的治疗结果。有学者研究表明骨盆后环复位满意,50%患者在未改变工作或生活方式情况下没有疼痛;而复位不满意的 C 型骨盆骨折患者,仅有 33%患者恢复受伤前的工作。

二、前方钢板-螺钉固定

沿髂骨做切口,于髂骨内板剥离髂肌至骶髂关节前方,该切口向前内侧可暴露髋臼前柱至骨盆前环。应用该入路进入骶髂关节前方时,须注意保护臀上动脉、L_4神经根、腰骶干,特别是在骶髂关节的下 2/3。对于髂骨翼骨折,则应用开放复位和骨盆重建钢板固定技术。对于骶髂关节骨折-脱位(即所谓的新月形骨折),可于前方或后方对骨折进行复位和固定,用或不用贯穿骶髂关节的内固定物。在保证安全的前提下,建议选择双钢板固定或 4 孔方钢板,其中 1 块钢板尽可能沿小骨盆环放置,因为该部位骨量较多,螺钉把持骨力大,以获得较大稳定性(图 9-4)。

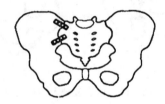

图 9-4　骶髂关节前方钢板固定

三、后方骶骨棒固定

治疗复杂的粉碎的骶骨骨折时,对骶骨本身进行内固定有时较困难,此时经双侧髂骨行螺栓或骶骨棒固定,通过双侧加压能对骶骨产生稳定作用。对于骶髂关节骨折-脱位因其力学稳定性较弱,目前已经较少使用,建议与后路骶髂螺钉合用(图 9-5)。

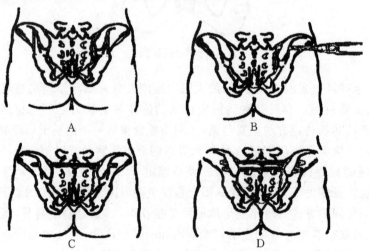

图 9-5　骶骨棒固定

四、骶髂拉力螺钉固定骨盆后环技术

1989 年 Matta 和 Saucedo 报道了骶髂拉力螺钉固定骨盆后环的技术;近年来骨盆固定临床和生物力学研究表明,骶髂螺钉自髂骨翼后外侧面植入穿过骶髂关节进入骶骨中上部椎体成为较为优越的骨盆内固定方式。下面将详细阐述骶髂螺钉固定骨盆后环骨折技术。

(一)骶骨及其毗邻结构的放射解剖学特点

Routt 等研究指出在正常骶骨翼前上方有一倾斜面,骶骨翼的斜坡由近端的后方走向远端的前方。在这一区域,骶骨翼前方走行的是 L_5 神经根和髂血管。骶骨翼倾斜的皮质是"安全区"的前界,供骶髂螺钉进入 S_1 椎体,安全区的后缘是 S_1 神经根孔。骶骨翼斜坡可由骶骨的真实侧位 X 线片上的髂骨皮质的致密影(ICD)估计出来,ICD 将骶髂关节髂骨前方增厚的皮质划分出来。骶骨翼斜坡在骶骨发育异常时倾斜更为明显,使螺钉经过的安全区变窄。髂骨皮质致密影与骶骨翼斜坡一致,或投影于真实骶骨侧位像的后方。这一特征成为决定安全区前线的有用的放射线标志。但 6% 骶骨翼发育异常者在轴位 X 线图像上表现为前方凹陷或隐窝,在真正的侧位像上髂骨皮质致密影投影于骶骨翼斜坡的前方。术前 CT 扫描对于确定安全区的三维结构和确认骶骨翼的凹陷是有益的。凹陷的骶骨翼使螺丝钉在"进→出→进"过程中易引起 L_5 神经根损伤。Routt 等强调骨盆后环必须准确地复位,以便坐骨大切迹和双侧髂骨皮质致密影投影于真实的侧位像上,以此作为螺钉拧入通道的必要标准(图 9-6,图 9-7)。

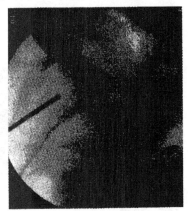

9-6 骶骨侧位像显示进钉位置

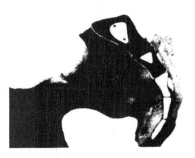

图 9-7 S_1、S_2 钉道示意

对骶髂关节螺钉固定钉道参数进行解剖学研究(中国成人),测得:S_1椎弓根横截面呈椭圆形,S_1椎弓根平均宽和高分别为 27.7mm 和 20.2mm。S_1椎弓根直径较大,经 S_1椎弓根水平可置入 2 枚直径为 7.3mm 骶髂螺钉(图 9-8)。

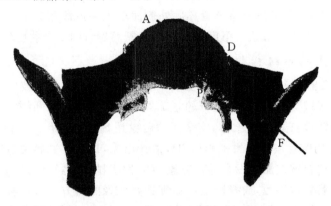

图 9-8　经 S_1椎弓根水平骶髂关节螺钉固定钉道测量

S_2椎弓根横截面呈三角形,直径平均为 11.5mm;考虑到术中进针点定位的偏差,为便于调整,建议选择直径为 6.0mm 的松质骨螺钉较为适宜。骶髂螺钉进针方向垂直于正中矢状面,或选择与髂骨翼外侧面夹角为 60°作为进针方向(水平面)(图 9-9)。

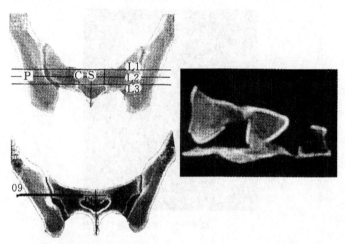

图 9-9　经 S_2椎弓根水平骶髂关节螺钉固定钉道测量

(二)手术方法及适应证

1.闭合复位经皮骶髂螺钉固定技术

早期精确的闭合复位和经皮骶髂螺钉固定是治疗不稳定骨盆后环骨折或脱位的一种理想治疗方法,特别是那些并发有严重的多发伤患者。闭合复位和经皮骶髂螺钉固定可以早期进行,甚至可在患者复苏时期进行,以减少患者骨盆出血。

(1)手术方法:患者仰卧于可透视手术台上。闭合复位后,应用 1 枚 0.45mm 的克氏针经皮穿过外展肌群,在入口和出口双平面 X 线透视导引下,确定侧方髂骨的进针位置。进针的位置和方向应自髂骨垂直进入骶髂关节(或骶骨骨折)处,在第 1 骶神经孔上方,L_5、S_1椎间盘下方,终止在第1骶骨椎体或对侧骶骨翼内。由于有骶骨前方斜坡,螺钉的位置应避开骶骨翼前部。进行间断双平面透视证实固定位置,驱动导针恰好到达同侧第1骶神经孔的外侧水平。摄侧位骶骨像判断针尖与骶骨翼斜坡的关系及前后位上与第1骶椎的关系。针尖应位于骶骨翼斜坡下方且安全进入椎体;对于骶髂关节分离者,针应直接进入第1骶椎中线;对于骶骨骨折,针尖应超过中线,以改善内侧的固定;导针进入对侧骶骨翼时,应摄侧位像保证针尖位于对侧骶骨翼斜坡的下方,用反标尺测量导针的正确深度,用空心钻和攻丝锥准备螺丝钉道,通过导针置入空心骶髂螺钉(图9-10)。

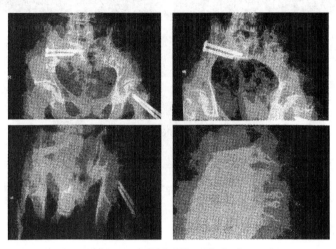

图9-10 骶髂螺钉固定术后

与常规X线透视下骶髂拉力螺钉置入治疗不稳定骨盆后环骨折相比,近年来开始采用CT导引下骶髂拉力螺钉置入。后者螺钉置入安全性更高,手术时间短,准确率高,术中可以动态观测拧入拉力螺钉时骶髂关节复位情况。对于骶骨骨折Ⅱ型常采用局部麻醉下进行骶髂螺钉固定,术中仔细询问患者下肢疼痛、麻木和鞍区感觉情况,在16例患者中共置入24枚螺钉,无医源性神经损伤发生(图9-11)。

(2)适应证:闭合复位和经皮骶髂螺钉固定治疗不稳定骨盆环骨折适用于并发严重软组织挫裂伤,以致手术切开复杂或不能切开手术患者。这些患者具有:①严重的开放性骨盆后环骨折;②周围污染严重;③广泛的撕脱性损伤;④闭合复位能达到较理想复位。临床观测表明经皮骶髂螺钉固定提供骨盆空间稳定以支撑局部有生机的软组织,而避开大的手术切开暴露。

(3)禁忌证:对于有骶骨畸形或者其他不常见的骨盆解剖异常,不宜采用经皮骶髂螺钉固定技术。对于闭合方法不能达到精确复位的患者,建议前方手术切开复位行钢板固定或经皮骶髂螺钉固定。

2.后方切开复位骶髂螺钉固定技术(Matta和Moed)

患者俯卧于可行前后位、头斜位和尾斜位透视的手术台上,采用标准髂后上棘的外侧1~2cm的后方垂直切口,自髂骨翼后部牵开臀肌后部,自骶骨掀开臀大肌起点,显露坐骨大切迹,检查复位情况。对于骶骨骨折,应提起多裂肌,显露骶骨板后方的骨折线。后方的骶后孔和骶骨可以直视。Matta等以臀后线前方15mm髂骨与坐骨大切迹连线中点作为进针点,进针方向垂直于该局部髂骨表面。手术时外科医生可以暴露髂后下棘和坐骨大切迹,并通过坐骨大切迹触摸钻头和骶髂关节复位情况,以避免损伤前方的髂血管和骶神经。

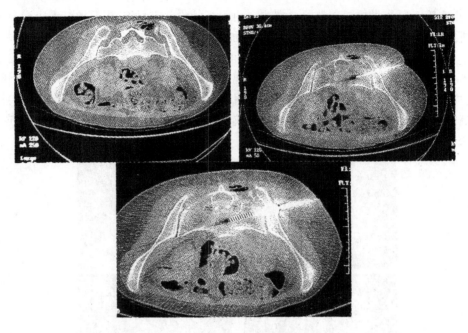

图 9-11　CT 引导下骶髂螺钉固定

(三)手术并发症

骶髂螺钉手术并发症包括内固定失败、位置不当、血管神经损伤、感染、骨盆后环复位不佳。术者必须了解骶骨的解剖变异,在骨盆出口位、入口位以及骶骨真实侧位像的三平面透视下精确复位后骨盆环,可使骶髂螺钉安全植入。Routt 等 C 形臂透视下植入的 244 枚螺钉 5 枚(2.05%)错位。Shuler 等以骶髂螺钉治疗 20 例不稳定骨盆骨折的后部损伤,1 例发生 S_1 神经根损伤。

精确复位对螺钉安全植入骶骨十分必要。复位不佳后骨盆解剖扭曲,使透视影像模糊,导致螺钉植入的安全区不复存在。Keating 等报道 7/40 例(17.5%)后骨盆复位不满意,6 枚螺钉失误(15%),48% 的愈合不良率提示初期复位进一步丧失。Routt 等报道 19 例(11%)患者后骨盆环复位不良,1/5 枚螺钉失败是由于骶髂关节复位不良。Routt 等报道经皮骶髂螺钉固定后骨盆环骨折,术后无 1 例感染,骨折不愈合率仅为 1.1%,并认为其原因可能是这种方法对损伤的后骨盆软组织的侵扰最小。Routt 等认为绝大部分的固定失败是由于术前计划不足和术后患者不配合所致。Zheng 等关于骶髂关节脱位的生物力学研究发现,长螺纹的骶髂拉力螺钉植入骶骨体产生的拉出力是短螺纹螺钉植入骶骨翼的 10 倍。Routt 等只用长螺纹拉力螺钉或全螺纹松质骨螺钉植入骶骨体,无 1 例出现螺钉退出问题。

(四)腰骶丛神经损伤术中监测

术中骶髂螺钉位置不良可造成腰骶丛神经损伤,这也是影响骨盆骨折远期疗效的重要因素之一。近年来术中应用诱发电位或辅以神经肌电图监测获得了满意的疗效。有临床研究表明,治疗骨盆创伤时,应用体感诱发电位(Somatosensory Evoked Potential,SEP)或连续神经肌电图(Electromyography,EMG)监测能使腰骶丛神经损伤的发生率下降至 2%。这两种监测系统的信号改变与神经组织受到牵拉、挤压、撕裂或热损伤等因素有关。其优点在于:①及时提醒术者注意内固定物或手术器械可能已接近神经走行；②能早期发现一过性腰骶丛神经损伤，并采取相应的补救措施，以免加重损伤；③对术中神经损伤与原发性神经损伤能做出鉴别诊断。其缺点包括：①只有当神经受到一定程度的损害后才能出现信号改变；②无法判断致伤原因，并逆转其病理过程；③偶有假阳性结果发生。

作者在局部麻醉下置入骶髂螺钉固定骶骨骨折 Denis Ⅱ 型，术中仔细观测和询问患者反应，植入 24 枚骶髂拉力螺钉，术后没有螺钉损伤神经症状。该方法简单有效，对于骶骨骨折尤为适合。

（五）三角形的骨连接

Schildhauer 等于 1998 年设计了一种三角形的骨折连接（Triangular Osteo Synthesis，TOS)方法。TOS 是在骶髂螺钉的基础上加用 L₄、L₅ 椎弓根与髂骨翼固定从而形成的三角形框架结构，这样患者术后 2～3 天即可完全负重。其中 TOS 的实现可借助于 AO 脊柱内固定器械或其他椎弓根内固定系统（如 TSRH 技术等）。

目前，临床上应用 TOS 的病例尚少，其远期疗效仍有待观察。Schildhauer 等报道一组 34 例患者的病例，其主要并发症包括：①内置物松动 3 例（9％）；②复位丢失需再手术 2 例（6％）；③术后出现肺脂肪栓塞综合征 1 例（3％）；④术中医源性神经损伤 1 例（3％）；⑤皮肤切口边缘坏死 1 例（3％）、感染 1 例（3％）。Schildhauer 等对 TOS 固定的骨盆标本进行 10 000 次单腿站立测试及循环负荷试验，骨折移位仍在可接受范围。该实验结果表明，TOS 是迄今为止最坚固的内固定方法，其不足之处在于手术创伤相对较大。目前，TOS 作为一种新型固定装置，尚未得到普遍认可，其治疗价值还有待于进一步观察。探索能提高骨盆后环固定强度的治疗方法无疑是今后临床医师应关注的焦点（图 9-12）。

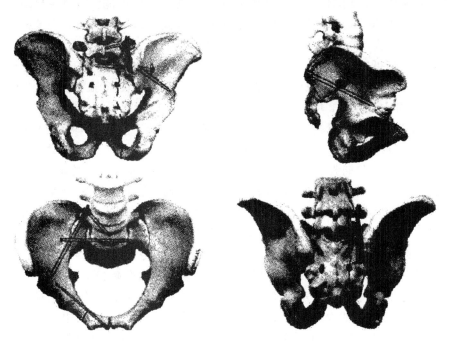

图 9-12　三角形的骨连接

第四节　骨盆骨折的术后并发症及防治

一、早期并发症

1.深静脉血栓(Deep Venous Thrombosis，DVT)

深静脉血栓形成是骨盆骨折的常见并发症之一，特别在并发下肢骨折时更为常见，文献报道 DVT 发生率为 40%～60%，栓子多位于骨盆内静脉丛，DVT 脱落最常见并发症为肺栓塞，造成危及生命的并发症。DVT 在创伤早期即可出现，此时血液处于高凝状态、局部或全身的静脉回流停滞以及周围软组织损伤严重，都易造成深静脉血栓形成。早期骨盆骨折复位固定、患肢早期活动以及抗凝药物应用可减少血栓形成，临床普遍采用低分子肝素，但在实际工作中因害怕骨盆骨折出血很少使用。对于已经发生的深静脉血栓可予以药物阻止其进一步发展，以期尽快再通，也可手术取栓。目前临床广泛应用下腔静脉滤网可有效预防静脉血栓脱落造成重要脏器栓塞，同时不必担心患者手术、搬运、检查时血栓脱落造成栓塞。

2.脂肪栓塞(FES)

对四肢骨折时脂肪栓塞(FES)发生比较重视，而对骨盆骨折可能造成脂肪栓塞未引起注意。由于骨盆骨折患者病情往往较重，并发伤多且较为严重，脂肪栓塞症状通常不典型，常未能注意 FES 的发生。骨盆骨折创伤比较严重，出血较多可出现休克早期症状，易与 FES 的症状相混淆，两者可以同时存在，并彼此加重。当早期不明原因的高热，脉速，血小板及血红蛋白进行性下降，血气分析 PO_2 降低，即应高度怀疑急性脂肪栓塞的可能。当患者出现嗜睡、呼吸困难时仍以休克来解释，仅进行抗休克治疗，而延误了抢救。Gurd 诊断标准主要标准：①皮下出血；②呼吸系统症状，肺部 X 线片"暴风雪"样改变表现；③无颅脑外伤的神经症状。次要标准：①动脉血氧分压低于 8.10kPa(60mmHg)；②血红蛋白下降(10g 以下)。参考标准：①脉速快；②高热；③血小板减少；④尿中出现脂肪滴或少尿；⑤血沉快；⑥血清脂酶上升；⑦血中游离脂肪滴。其中有主要标准 2 项以上，或主要标准仅有 1 项，而次要标准或参考标准 4 项以上时可以确定脂肪栓塞的临床诊断。无主要标准只有次要标准 1 项及参考标准 4 项以上的，疑为急性脂肪栓塞。诊断的另外一个因素为，外伤骨折后至少间隔 6～12 小时才出现 FES 的临床症状，因为 FES 的潜伏期为 4～72 小时，这对并发头脑部外伤的 FES 的诊断有帮助。

对于脂肪栓塞的治疗我们遵循的原则是：①骨盆环骨折的固定以减少骨折端的活动，建议使用外固定架，尽量少搬动，以减少骨折端活动及组织再损伤。调整机体的应激反应，减少脂肪栓子的来源。②支持生命，保护肺、脑与重要受累器官。血容量降低极易造成 FES 的发生。Kroupa 认为严重创伤后及时补充血容量，防止和治疗休克，是预防创伤后脂肪栓塞综合征是重要的措施，可以防止外周血管痉挛，保持循环通畅，维持酸碱平衡和正常的血凝集状态。支持呼吸，必要时机械通气，保护脑及神经系统机能，预防和治疗肺脑水肿，防止肾功能衰竭，是治疗脂肪栓塞的关键。早期大剂量皮质激素应用。我们的原则是早、足、短，即尽早，药量足，短时间大剂量，可以抑制脂肪酸对肺部炎症反应，减轻细胞水肿，抑制透明脂酸的活化，减少毛细血管的渗漏；防止血小板聚集和释放活性物质，降低血液高凝状态，减轻支气管痉挛；稳定膜作用，保护肺泡细胞和内皮细胞，促进肺泡Ⅱ型细胞增生，分泌表面活性物质，防止肺塌陷，增加氧弥散效率。预防性应用广谱抗生素,防止肺部继发细菌感染。防止弥散性血管内凝血(DIC)的形成。综上所述对于骨盆骨折患者要注意三防及三早原则,即防治休克,防治 DIC,防治 FES;早发现,早治疗,早期骨折固定(外、内固定),可以降低 FES 发生率及病死率,提高FES 治愈率。

3. 内固定或外固定失败

骨盆骨折固定具有较高的失败率,最常见原因是骨盆后环术后再移位,术前缺乏对骨盆环稳定性损伤的认识,未能正确区分 B、C 型骨盆骨折。后环骨折或脱位手术切开复位未能达到解剖复位,骨盆环力学稳定性将受到严重影响。对于骨盆环固定效果的评价应在手术治疗结束以后,外固定或牵引常作为内固定的辅助。若术中感觉内固定不确切或复位不充分,建议术后加用外固定或牵引,延长制动时间直到骨愈合。对于单纯骶髂关节脱位患者,不管采用何种固定方法应力求解剖复位,残留的移位可造成复位的进一步丢失以及长期的腰骶部酸痛不适。我们对单纯骶髂关节脱位手术治疗 46 例,骶髂关节前方钢板固定 12 例,骶髂螺钉固定 26 例,骶骨棒固定 8 例,其中 5 例复位不佳,在后期均存在不同程度的复位丢失,3 例腰骶部疼痛明显,1 例术后 2 年予以骶髂关节融合,症状消失。而骶髂关节复位满意者,仅 1 例存在腰骶部疼痛。因而,我们对单纯骶髂关节脱位闭合复位不满意者果断采用切开复位经皮骶髂螺钉固定。

4. 感染

外固定支架常发生钉道感染,处理相对简单,可以通过调整钉道、开放感染部位的皮肤以及更换敷料而得到控制,如感染造成螺钉松动,建议拔出固定螺钉,经创口换药能较快愈合。对于骨盆环不稳定患者建议更换固定针位置以获得骨盆环稳定性。闭合性骨盆骨折内固定术后感染发生率较低,常发生于周围软组织损伤严重患者,切口软组织失活较多。这些并发症骨盆后入路较为常见。对于内固定术后感染应尽早切开引流及清创。内固定是否保留要仔细评估,若固定可靠则可留置,但创口必须引流充分;若内固定松动,建议取出并加用辅助外固定。骨盆骨折端感染易发生髂骨骨髓炎,使治疗相当棘手,术前同位素扫描对判断髂骨感染范围有相当帮助,在扩创时必须切除感染髂骨。

二、晚期并发症

1. 后骨盆环复位不良

骨盆后环骨折脱位复位不满意、畸形愈合常导致严重的并发症。对于单纯骶髂关节脱位,手术不能达到解剖复位,不管使用何种固定,术后极易发生腰骶部位疼痛,术后可存在双下肢不等长,步态异常,而术后复位进一步丢失加重双下肢不等长。而对于后方髂骨骨折,即使骨折存在一定的错位,下肢短缩小于 1cm,愈合后也常无明显的腰骶部疼痛,而短缩大于 2cm,将明显影响患者下肢行走功能。对于明确由骶髂关节复位不良造成的疼痛,可行骶髂关节融合术治疗,我们对 1 例单纯骶髂关节脱位术后 2 年的腰骶部疼痛患者进行骶髂关节融合术,术后患者疼痛症状消失。对于骨盆旋转畸形,特别是移位的耻骨支骨折端可能对膀胱造成损伤,对症状严重者可行骨切除以解除压迫,而对于尿道本身病变造成梗阻者,建议由泌尿外科处理(图 9-13)。

2. 不愈合

经髂骨骨折不愈合发生率较低,常见发生于前方耻骨支或耻骨联合以及后方骶髂关节骨

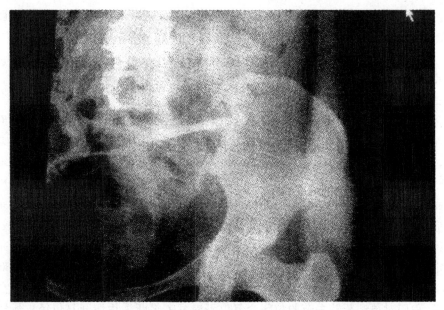

图 9-13　骶髂关节复位后再移位

折或脱位。骨盆环骨折不愈合最初症状是骨盆的疼痛和不稳定,前后压缩损伤造成前部耻骨支不愈合,而且往往是无症状性的,而对于耻骨联合分离损伤不愈合常见遗留会阴区疼痛。后方骶髂关节骨折或脱位不愈合常遗留腰骶部疼痛以及下肢不等长。因而对患者症状和骨盆异常进行全面评价是必需的,外科手术的原则是稳定骨盆环和不愈合区植骨融合。

3. 永久性神经损伤

腰骶丛的主要部分位于骨盆内,受到稳定的骨盆骨性结构保护,故腰骶丛神经损伤临床较为少见。神经损伤的发生率和骨盆骨折的部位及其严重程度有关。Tile C 型骨折并发腰骶丛损伤发生率为 50% 左右,可表现为坐骨神经症状和直肠、膀胱和(或)性功能障碍。Denis 等报道骶骨骨折神经损伤发生率为 22%,其中骶骨翼(Ⅰ区)发生率为 5.9%,L_5神经根部分损伤(坐骨神经为主)功能障碍轻微;骶骨孔(Ⅱ区)为 28.4%,常致 L_5、S_1、S_2腹侧神经根损伤(坐骨神经为主),部分患者有直肠和膀胱功能障碍;骶骨孔内侧(Ⅲ区)为 56.8%,常致患者有直肠、膀胱和(或)性功能障碍;涉及中央管的骶骨骨折出现括约肌控制障碍最为常见。肌电图检查既可确定神经损伤的有无,又可为神经损伤的定位和定性诊断提供依据。Weis 报告 28 例骨盆骨折,临床未发现有神经损伤表现,经肌电图检查发现 11 例(40%)分别有腰骶丛、坐骨神经、L_5、S_1神经根或股神经损害的肌电图改变。

对腰骶丛损伤以保守治疗为主:Reilly 等认为只要骨盆后环解剖复位、牢固固定,损伤神经的恢复有了最佳局部环境,多数患者能自行恢复功能。Dujardin 等认为神经损伤的恢复具有不可预知性,大多数神经损伤因牵拉所致,可以先行保守治疗,同时应用适宜的夹板或支具,防止畸形发生。手术探查、减压、神经修复慎用。但对于骶骨骨折,术前 X 线显示骨性嵌压一个或多个神经根、单纯骨折复位不可能解除嵌压时,可行骶骨椎板切除、神经根减压术。

4. 医源性并发症

骨盆骨折手术创伤大,解剖复杂,术中易发生血管损伤,造成危及生命的大出血,手术医师经验不足,暴露不充分,骨折复位及内固定位置不满意。在经髂腹股沟入路时易损伤股动脉、股静脉、股神经、Corona Mortise 血管以及精索或子宫圆韧带。在经骶髂关节螺钉固定时，螺钉位置不佳，螺钉进入骶管或穿出骶骨前方骨皮质损伤髂血管或腰骶丛。在处理骨盆前环时损伤膀胱和尿道。

第十章 髋部损伤

第一节 髋部应用解剖

一、骨骼

1.股骨近段

股骨近段由股骨头、股骨颈、大、小转子和转子间区组成。股骨头由关节软骨覆盖,构成了圆球的 2/3。股骨头凹处有股骨头圆韧带附着,没有软骨覆盖。从结构上看股骨颈是股骨干近端的延续,颈干之间有 110°～140°颈干角。与股骨内外髁后方相切的平面和颈的纵轴构成了股骨颈的前倾角,一般为 12°～15°。股骨颈远端与大、小转子术、前侧的转子间线、后侧的转子间嵴融合在一起。股骨颈的近端截面为圆形,而中、远段截面呈椭圆形,矢径小于冠径。平均颈径约为头径的 65%。头径与颈径的差异和关节盂唇的存在,保证了髋关节的活动范围和稳定性。突出的大转子增加了附着于其上的髋外展肌杠杆臂长度,从而加强其外展作用。股骨颈前侧皮质较厚,外侧与大转子相连。后侧骨皮质较薄,有很多短的旋转肌附着,股骨颈骨折时会产生典型的侧向旋转畸形。

股骨头负重时,由于颈干角的存在,使股骨偏心受载。股骨近段内部的应力较大部位相应形成了较坚强的松质骨结构。骨小梁沿主应力方向排列,形成抗压和抗张两个小梁系统,二者在股骨颈部交叉,并留下一段薄弱的三角形区域,称为 Ward 三角。老年人 Ward 三角内的骨小梁只有骨髓充填。股骨上段骨折的内固定位置与上述内部结构特征密切相关。

在股骨颈干连接部后内方的松质骨中,有多层致密纵形骨板构成的股骨距,股骨距所在的位置,是直立负重时压应力最大的部位。股骨距的存在减少了颈干连接部所受的弯矩,增强了该部对压应力和扭转应力的承受能力。此外,股骨颈内侧骨皮质,特别是近基底部,也有一增厚区,以加强股骨颈内侧压应力最大部位的承载能力,称为股骨颈内侧支柱。骨折时如股骨颈干部的内侧支柱和股骨距的完整性受到严重破坏,将明显影响复位后的稳定性,骨折部有明显内翻倾向,内固定器可因受到较大内翻弯矩而松动或折断。

2.髋臼

髋骨、耻骨、坐骨构成髋臼杯,杯呈倒置的圆臼形,面向外、下、前方。髋臼上、后方有显著的骨性隆起,以抵抗在髋屈曲和伸展时股骨头相对于髋臼的压力。髋臼被马蹄形软骨覆盖,在无软骨覆盖的髋臼底部,有脂肪垫和韧带附着,并被滑膜覆盖。髋臼边缘有关节盂唇,可加深髋臼而增加髋关节的稳定性,其下方则有横韧带加强。由于髋关节有很大的稳定性,引起髋关节脱位的暴力往往很大,且常伴有髋臼或股骨头骨折。从临床角度还将髋臼划分为前柱和后柱。前柱由髂骨翼前部,整个骨盆上口、髋臼的前壁和耻骨上支构成。后柱则由大、小坐骨切迹的坐骨部分、髋臼的后壁和坐骨结节构成。充分了解前、后柱解剖对理解髋臼骨折的诊断和处理有重要意义。

二、关节囊

髋关节囊由致密的纤维组织构成,并有髂股韧带、耻股韧带和坐股韧带加强。关节囊的后下方较薄弱,此处仅有闭孔外肌和滑膜覆盖其上,股骨头可从此处脱出。关节囊和韧带不但保障了血供和关节的稳定性,而且有神经末梢纤维分布,可以感受伤害性刺激并可调节肌肉活动。髋部的完全伸展可使关节囊和韧带紧张而迫使命名股骨头压向髋臼,并限制关节的伸展。在伸展时股骨头可出现在坐股和耻股韧带之间,此处关节腔和腰大肌下滑囊相连。在完全屈曲位,股骨头处于外侧盂唇的后下方。

内侧关节囊牢固附着于髋臼边缘,髂股韧带起源于髂前下棘。从侧面看,前方关节囊及其滑膜衬里止于股骨结节和转子间线。而股骨颈的后方上 2/3 被关节囊和滑膜覆盖。坐股韧带呈螺旋样经股骨颈下后方止于转子窝。关节囊滑膜皱襞在股骨颈关节囊远侧缘向上反折,形成上、后下、前 3 组支持带,内含血管,并与头下的血管环相连。

三、肌肉

髋部肌肉从各个方向包绕髋关节。腰大肌是髋部的主要屈肌,股直肌和缝匠肌也有屈髋作用。伸肌为绳肌和臀大肌,由坐骨神经分支支配。内收肌群由闭孔神经支配。主要的外展肌是臀中肌和臀小肌,由臀上神经支配,在屈曲位,这两块肌肉可变成有效的内旋肌。屈肌和伸肌,外展肌和内收肌对髋关节形成的力矩是相互平衡的,6 块外旋肌与内旋肌的肌力比是 3∶1,但髋外展肌可加强内旋的力量。

臀大肌对坐骨神经和关节后方形成保护。臀大肌掀起后可见较多脂肪组织和血管丛,推开或移去脂肪和血管丛后可显露自梨状肌的下缘穿出的坐骨神经,后者经大转子和坐骨结节连线中点处下行。髋部伸展时神经松弛,但在屈曲时紧张,易受到后方关节囊和股骨头的压迫。

四、血液供应

股骨颈和头部的血液供应比较复杂。股骨头的血供主要来自支持带动脉、股骨滋养动脉和圆韧带动脉,其中以支持带动脉最为重要。支持带动脉由旋股内、外侧动脉等组成的股骨颈基底部血管环发出,分为前、后上、后下 3 组。股骨颈后部的支持带是一层较厚的滑膜皱襞,后上和后下支持带血管通过其内通向骨折头部。当股骨颈骨折时,骨骼内的血管断裂,支持带血管也受压扭曲和痉挛,因此股骨颈骨折后应尽早复位和固定,使未断裂的支持带血管解除压迫,以恢复对股骨头部的血液供应。

第二节　髋臼骨折创伤机制

髋臼骨折损伤类型取决于受伤时髋关节内股骨头相对位置以及暴力的大小、方向和作用速度,尤其是股骨头的位置最为重要,髋关节在屈伸、内收、外展、旋转等不同状态时,股骨头在髋臼内位置不同,受到暴力时造成髋臼骨折类型也不同。

1.膝关节前部暴力

常见于交通事故,高速行驶的汽车相撞或急刹车,膝关节和髋关节处于屈曲 90°～100°,膝关节前部撞击汽车的仪表盘或前排座椅,暴力通过股骨向后传到至股骨头,这就是所谓的"仪表板损伤"。根据下肢的不同收展位置,可产生不同形式髋臼损伤。当下肢内收位时,可仅造成股骨头脱位,而不损伤髋臼或仅髋臼后缘骨折;下肢轻度外展或处于中立位时,髋臼后壁可有骨折,并且可并发髋关节后脱位;下肢外展大于 10°～15°时,常造成后柱骨折和股骨头后脱位。对于这类损伤,髌骨和后交叉韧带常同时伤及,在临床工作中应引起注意。

2.股骨大转子外侧部暴力

常见于侧方暴力损伤,暴力来源有 2 个:一是失足跌倒时髋关节外侧着地,暴力沿股骨头传到至髋臼;二是暴力直接作用于股骨大转子外侧部。作用于大转子外侧部的暴力几乎可产生所有类型的髋臼骨折。

3.腰骶区后部暴力

该型损伤比较少见,损伤时髋关节固定于屈曲位,股骨头作为一个铁砧,暴力从后方直接作用于腰骶部,该类型主要产生髋臼后部骨折。

第三节　髋臼骨折分型与治疗

一、髋臼骨折分型

(一)Judet-Letournel 髋臼骨折分类

Judet-Letournel 按骨折解剖部位将髋臼骨折分为 2 种基本类型:简单型和复杂型,每个类型又包括 5 种亚型。这种分类方法在临床上应用最为广泛,但按解剖部位进行分类,不包括那些影响预后的重要因素,即骨折移位程度和方向、骨折粉碎程度、是否累及髋臼负重面及是否并发髋关节脱位等,而这些因素对骨折处理和判断预后均十分重要。在解剖分类中,任何类型都可以是简单的(如无移位),也可以是复杂的(骨折粉碎或移位)同一类型的骨折,损伤程度可以完全不同。因此,对分析同一组资料的不同调查者来说,这些信息的缺乏导致难以进行正确的比较(图 10-1)。

1.简单型骨折

(1)后壁骨折:骨折仅涉及髋臼后缘及一部分髋臼的关节面,一个常见的表现是关节软骨可有压缩。容易并发坐骨神经的损伤以及股骨头后脱位,较大骨折块可以包括整个髋臼后壁,甚至涉及坐骨大、小切迹或坐骨结节。X 线平片示:髋臼后缘线中断、不连续或明显分离,一般不能显示关节软骨压缩情况。CT 扫描可清楚显示后壁骨折以及关节软骨压缩情况。

(2)后柱骨折:骨折仅包括坐骨部分,骨折线从坐骨大切迹起,经过髋臼,延伸至坐骨支和耻骨下支交界处,整个髋臼后关节面与后柱一起移位。X 线平片示:髂坐线中断,髂骨斜位片显示最为清楚。

(3)前壁骨折:骨折仅涉及前柱的中间部分,而耻骨支没有骨折,单纯前壁骨折少见。前后位或闭孔斜位片可见髂耻线的完整性破坏。

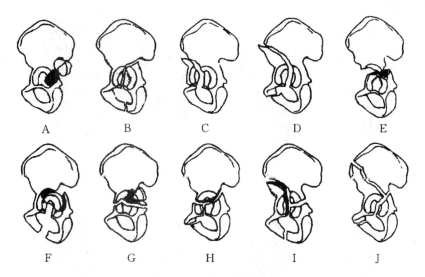

图 10 - 1 髋臼骨折分型

A. 后壁骨折;B. 后柱骨折;C. 前壁骨折;D. 前柱骨折;E. 横形骨折;F. 后壁后柱联合骨折;
G. 横行和后壁联合骨折;H. "T"形骨折;I. 前柱骨折伴半横行后柱骨折;J. 双柱骨折等

(4)前柱骨折:前柱骨折的起点,可高可低,高至髂嵴,低可起于髂前下棘下部,累及髋臼前半,延伸至耻骨支。X 线平片见:骨盆的边缘、髂耻线中断和移位。闭孔斜位显示最为清楚。

(5)横形骨折:骨折线通过髋臼窝上缘,有时候偏上或偏下,从而将半骨盆分为上、下两部分。X 线平片示:髂耻线和髂坐线中断、移位,股骨头轻度内移或完全性中心脱位。

2.复杂型骨折

(1)后柱伴后壁骨折:由后柱骨折与后壁骨折组成。CT 扫描可明确该类诊断。

(2)横形伴后壁骨折:在横形骨折基础上并发后壁骨折。

(3)前柱伴后半横形骨折:"T"形骨折的变异,CT 或三维 CT 显示最为清楚,该型骨折与T 型骨折的区别仅在于前者的前柱骨折线起点高,而后者前方骨折线近水平。

(4)"T"形骨折:"T"形骨折在横形骨折的基础上,髋臼下半部分被垂直骨折线分离。典型的 T 形骨折,垂直骨折线通过闭孔,并发耻骨下支骨折,有时候也可涉及闭膜管或坐骨。

(5)双柱骨折:双柱骨折是髋臼骨折类型中最为复杂的一种,主要特征是前柱上有一裂缝在冠状面上与其下方的髂骨分离;后柱在髂骨的骨折线上分离,其位置正好位于髋关节上方,经髂骨冠状面将两柱分开;骨折线的形态呈"T"形,横形骨折线在髋臼上水平的冠状面劈裂髂骨,垂直骨折线经过关节面。因为关节面不再与中轴骨相连续,有人称双柱骨折为"飘浮髋"。在所有的双柱骨折中,股骨头和前柱一起向前半脱位。在闭孔斜位片上可呈"马刺征"。即髂骨翼的后部与内移的髋臼相反,较为突出,是双柱骨折的特征表现。

(二)AO 髋臼骨折分类

AO 学派根据骨折的严重程度提出了髋臼骨折的字母与数字分型系统。从 A、B 到 C,程度相应加重。Tile 在 AO 分类的基础上,又将影响预后因素包括在内,形成了目前通用分类系统,与 Judet-Letournel 分类有一定的相通性。该分类最大缺点是复杂、烦琐、难以记忆(图 10 - 2)。

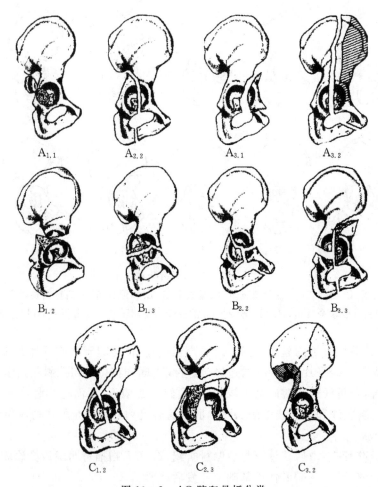

$A_{1.1}$ $\qquad$ $A_{2.2}$ $\qquad$ $A_{3.1}$ $\qquad$ $A_{3.2}$

$B_{1.2}$ $\qquad$ $B_{1.3}$ $\qquad$ $B_{2.2}$ $\qquad$ $B_{3.3}$

$C_{1.2}$ $\qquad$ $C_{2.3}$ $\qquad$ $C_{3.2}$

图 10 - 2 AO 髋臼骨折分类

1. A 型骨折

A 型骨折仅一柱和(或)相应的壁被累及,常并发股骨头向前或向后脱位,并发相应的壁或柱骨折。这一类型骨折中股骨头坏死相当常见。

A_1 型为后壁骨折:①通常为屈膝关节撞击所致;②髋关节后脱位常见,后壁骨折时,几乎都并发存在,股骨头坏死与坐骨神经损伤的发生率明显上升。分为 3 个亚型。

$A_{1.1}$:单纯骨折-脱位型,一个骨折片。复位容易但不稳定,需要牵引来维持复位,手术相对简单。

$A_{1.2}$:单纯骨折-脱位型,多个骨折片。后壁粉碎骨折,复位及固定难度加大。

$A_{1.3}$:单纯骨折-脱位型并发臼缘压缩骨折。

A_2 型为后柱骨折:该骨折在髋关节复位后 CT 扫描常存在明显台阶移位,往往需要手术治疗。

$A_{2.1}$:骨折线通过坐骨。

$A_{2.2}$:骨折线通过闭孔。

$A_{2.3}$:后柱联合后壁骨折。

A_3前柱或(和)前壁骨折：

$A_{3.1}$：前壁骨折。

$A_{3.2}$：前柱骨折(高位型)，前柱骨折线达髂嵴。

$A_{3.3}$：前柱骨折(低位型)，前柱骨折线低于髂前下棘。

2.B型骨折

B_1型为横形骨折：

$B_{1.1}$型：臼顶下型，属低位横形骨折，可非手术处理，因骨折线低于负重的臼顶，负重面得以保存完整。

$B_{1.2}$型：臼顶下缘型，骨折线恰恰经过髋关节面与髋臼窝上缘的交界处。

$B_{1.3}$型：经臼顶型，属高位横形骨折，骨折线横过主要的负重的臼顶区，因此预后最差。

B_1型横形骨折＋后壁骨折：在通用分型系统的B型中，后缀"a"表示联合后壁骨折。

a_1：单纯横形骨折。

a_2：后壁骨折，一个骨折片。

a_3：后壁骨折，多个骨折片。

a_4：后壁骨折，多个骨折片并发臼缘压缩骨折。

B_2型为"T"形骨折：在横形骨折基础上，髋臼垂直分裂。由于T形骨折通常由高能量创伤引起，股骨头中心脱位更常见。

$B_{2.1}$型：臼顶下型。①垂直骨折线位于闭孔后侧，不累及闭孔；②垂直骨折线经过闭孔；③垂直骨折线位于闭孔前侧，不累及闭孔。

$B_{2.2}$型：臼顶下缘型。①垂直骨折线位于闭孔后侧，不累及闭孔；②垂直骨折线经过闭孔；③垂直骨折线位于闭孔前侧，不累及闭孔。

$B_{3.3}$型：经臼顶型。①垂直骨折线位于闭孔后侧，不累及闭孔；②垂直骨折线经过闭孔；③垂直骨折线位于闭孔前侧，不累及闭孔。

B_2型T形骨折＋后壁骨折：在通用分型系统的B型中，后缀"a"表示联合后壁骨折。见上文。

B_3型为前柱伴后半横形骨折-T形骨折的变异，CT或三维CT显示最为清楚。

B_3型可以根据前壁骨折的不同水平而分亚型。后缀"a"表示前柱骨折的粉碎程度。

$B_{3.1}$型：前壁骨折。

$B_{3.2}$型：前柱骨折(高位型)。

$B_{3.2}$型：前柱骨折(低位型)。

后缀"a"如下：

a_1：前柱一处骨折。

a_2：前柱两处骨折。

a_3：前柱超过两处骨折。

3.C型骨折

C型骨折为髋臼双柱骨折、关节完全破坏，骨折线位于髋臼上的水平，髋关节不再与中轴骨相连，所以归属完全关节骨折。尽管C型骨折骨折十分严重，但一些患者前柱、后柱可以围绕股骨头继发二次匹配，使髋臼关节面得到较好复位。根据髂骨骨折水平，分型如下：

C_1型：双柱骨折，高位型。

$C_{1.1}$：每柱均有一处骨折。

$C_{1.2}$：后柱有一处骨折，前柱两处或多处骨折。

$C_{1.3}$：后壁及后柱同时存在骨折。

C_2型：双柱骨折，低位型。前柱骨折线低于髂嵴，通常位于髂前下棘的上部或下部。

$C_{2.1}$：每柱均有一处骨折。

$C_{2.2}$：后柱有一处骨折，前柱两处或多处骨折。

$C_{2.3}$：后壁及后柱同时存在骨折。

C_3型：双柱骨折，累及骶髂关节。

$C_{3.1}$：后柱一处骨折。

a_1：高位前柱骨折一处。

a_2：低位前柱骨折一处。

a_3：高位，多处骨折。

a_4：低位，多处骨折。

$C_{3.2}$：后柱多处骨折，前柱高位骨折。

$C_{3.3}$：后柱多处骨折，前柱低位骨折。

二、髋臼骨折治疗

髋臼骨折是关节内骨折，由于是下肢的主要负重关节，需要准确地恢复关节面的完整性及连续性，以保证术后关节良好活动度和无疼痛。目前对髋臼骨折，特别是有明显移位的髋臼骨折，手术治疗已成为共识。许多学者认为，高质量的复位是获得良好功能的基础。Matta 还指出，虽然解剖复位和差的复位的早期临床结果可能没有明显的区别，但随着时间的延长，解剖复位的优势便日渐显露。他认为要获得长期良好的临床功能，解剖复位是基础。因此，对髋臼骨折的治疗，应该同其他关节内骨折的治疗原则一样，尽可能做到解剖复位。有无并发损伤是影响治疗效果的重要因素，尤其是并发股骨头损伤，无论是软骨磨损还是剥脱，均容易在早期发生创伤性关节炎。但是，股骨头软骨损伤在术前的 X 线平片甚至 CT 扫描片上很难发现，所以，在术前对预后进行判断时应考虑这一未知因素。许多骨折类型相同，但临床结果差别很大可能与这一原因有关。另外，坐骨神经损伤以及同侧下肢的并发伤均对结果有明显影响。因此，对并发损伤采取积极有效的治疗也是获得最佳疗效的关键。

（一）手术时机

手术时机对于疗效的好坏也起重要作用。应考虑行急诊手术的情况为：伴有不能闭合复位的髋关节脱位、进行性神经损伤、并发重要血管损伤以及开放性骨折。对于未并发其他部位损伤且全身情况较好的患者，可在伤后 2～6 天手术。对于复合伤患者，伤后前 6 天应以处理并发伤及稳定全身情况为主，伤后 11～21 天将进入免疫抑制期，不利于患者恢复，因此伤后 6～10 天为手术的"有利时期"。

髋臼骨折的复位质量是决定术后髋关节功能优劣的重要因素之一，髋臼周围有广泛的肌肉组织附着，周围骨质几乎全部为松质骨，血液循环丰富，骨折后局部出血多，伤后短时间内很容易形成骨痂及畸形愈合，使手术复位及固定的难度增大，从而影响最终疗效。Letournel 等指出，髋臼骨折的最佳手术时机为伤后 4～7 天。理论上超过 7 天，骨折表面形成新的骨痂，断端内填充瘢痕组织，使手术暴露、复位、内固定等都变得困难，增加手术难度。超过 15 天，骨折面重塑,各断端失去解剖匹配,与骨折片相连的肌肉也会因失去拮抗力而变短,必须行更广泛的显露,以期正确复位。超过 3～4 周,由于髋臼及其周围血供丰富,骨痂生长迅速,X 线片中仍有相当"清晰"的骨折线,在术中已很难辨认,更难以判断骨折在三维方向上的旋转情况,手术难度明显增加,如欲在直视下复位,应清除大部分骨痂,这将增加术中失血,且往往仍难以取得完善的复位。3～4 个月以上未做过任何治疗或首次手术失败的陈旧性骨折,基本上已失去切开复位的机会,应选择其他治疗如全髋关节置换术。

(二)保守治疗的适应证

髋臼骨折的治疗方法应根据病情的具体特征而制订,能以保守治疗获得满意疗效的简单骨折应选择保守治疗,但如保守治疗未能达到目标或虽已整复仍不能维持复位,应果断地决定手术治疗。保守治疗的指征:根据影像学检查,包括 CT 三维重建图像。①关节间隙正常,髋臼无移位或移位小于 3mm,断端稳定,无移位倾向者;②虽有移位骨折但距臼顶负重区较远,顶弧角大于内 30°、前 40°、后 50°(按 Matta 顶弧角标准);③双柱骨折分离移位小于 3mm,且彼此间与股骨头对应关系尚好或软组织交锁使其包容状态逐渐恢复者,即 Letournel 等所谓的"双柱二次匹配";④并发骨质疏松的老年患者宜考虑牵引复位或采用人工关节置换术;⑤部分累及前柱的髋臼内壁骨折;⑥有明确手术禁忌证或并发全身多发伤者,见图 10-3。

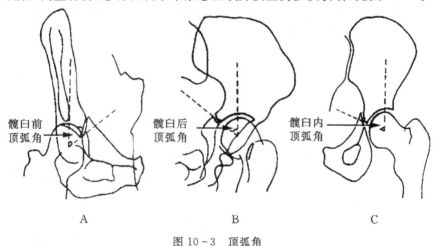

图 10-3　顶弧角

A.髋臼闭孔斜位的前顶弧角;B.髋臼髂骨斜位的后顶弧角;C.髋臼前后位的内侧顶弧角

(三)髋臼骨折手术适应证

(1)按 Matta 顶弧角标准,移位骨折累及髋臼负重顶。

(2)股骨头与髋臼对位不佳(即股骨头未处于负重顶下方),股骨头脱位造成关节失稳。

(3)关节腔内有游离碎骨片、软组织剥脱或软组织交锁。

(4)复合伤或并发同侧肢体损伤时护理需要。

(5)严重移位的粉碎性骨折。

(6)并发坐骨神经损伤需早期手术探查术。

量化的髋臼骨折手术指征为:①髋臼后壁骨折缺损面积大于 40%;②骨折移位大于 3mm,经复位后效果不佳;③移位骨折累及髋臼顶(Matta 顶弧角标准)小于内 30°、前 40°、后 50°(顶弧角即 X 线平片上通过髋臼几何中心画一条经过臼顶的垂线,再做该几何中心和臼顶骨折断端的连线所成的交角。在闭孔斜位片、正位片、髂骨斜位片上相应地测得前顶弧角、内顶弧角、后顶弧角），即臼顶负重区受累；④髋臼顶弧和股骨头的几何中心之间的距离大于 3mm，即对位不佳。

切开复位内固定治疗髋臼骨折已成为共识，但对于移位并波及关节面的髋臼骨折，伴有髋关节脱位骨折、广泛粉碎性骨折、压缩性骨折、股骨颈或股骨头骨折的髋臼骨折往往效果不良，若复位不良、髋臼或股骨头骨软骨缺损、外伤引起软骨吸收和股骨头或髋臼缺血坏死等，髋关节不可避免地发生严重的创伤性髋关节炎，最终必须行全髋关节置换术来改善关节功能。

（四）髋臼骨折手术入路

1. 腹股沟入路

Letournel 于 1960 年发展了髂腹股沟入路作为髋臼及骨盆的前方入路用于治疗髋臼前壁、前柱以及骨盆骨折。不能显露髋臼的关节面是它的缺点。然而，这个切口提供了从耻骨联合到骶髂关节前面髂骨内板的显露，手术中常采用其中的一段进行显露。包括四边形体和耻骨支的上下表面。髋关节的外展肌肉未受到干扰，使术后尽早康复成为可能。髂腹股沟入路可以应用于后柱移位较小的横行骨折和双柱骨折、前柱并发后半横行骨折等复杂骨折。该入路术中仅需剥离髂肌，术后异位骨化发生率低，并能联合后侧入路治疗任何类型的髋臼骨折。但该入路对后柱暴露有限，复位技术要求较高，不能很好地控制关节内的复位情况。该入路解剖结构相对复杂，术中注意保护相关间隙的血管、神经、精索或子宫圆韧带等结构（图 10 - 4）。

2. 髂股骨入路

Letournel 改进了 Smith-Peterson 切口或称髂股骨入路。髂骨内侧壁的肌肉被推开以便直接获得髋臼前柱的显露（图 10 - 5）。

手术方法（Letournel 和 Judet）：切口始于髂嵴中部，向前越过髂前上棘，然后向远端沿缝匠肌的内侧缘到达大腿中段 1/3 处。切开浅、深筋膜，分离阔筋膜张肌与缝匠肌的间隙，显露股直肌。从髂前上棘处切断缝匠肌的附着点。分离股外侧皮神经的外侧分支。从髂嵴上切开腹部肌肉组织并将它们向内侧牵开。下一步，推开髂肌以显露髂窝。保护股神经、股血管及股外侧皮神经的其余分支，通常它们在分离平面的内侧。切断股直肌的两个起点，并将肌肉拉向内侧，可显露髋关节囊的前表面及髋臼的前柱。髂腰肌肌腱可以被切断，提供髋臼前柱的显露。髂股骨入路可以提供包括后方骶髂关节至前侧的耻骨上支的显露，但不包括耻骨联合。

3. 后侧入路

Kocher-Langenbeck 的后侧入路，提供髋臼后壁及后柱的显露。其缺点是对前柱暴露欠佳，有损伤坐骨神经、臀上动脉的风险，术后下肢外展肌力将受影响，异位骨化的发生率也高于髂腹股沟入路，见图 10 - 6。

4. 扩展型的髂股入路

同时显露髋臼的前后柱需要分别使用前后切口入路，有些医生采用扩展型的髂股入路，从而避免分别从前、后路进行显露。扩展型髂股入路提供了髂骨内外板、髋臼及前后柱的完全显露。它需要从髂嵴和大转子上切断臀中肌与臀小肌的起点与止点。注意避免臀上血管的损伤，防止髋外展肌的缺血坏死。术前 CT 下动脉血管造影（CTA）是必需的，当动脉造影显示存在坐骨大切迹骨折并发臀上血管损伤时，不能采用该入路。扩大的髂股入路：该入路能暴露几乎整个半骨盆，有利于解剖复位，缺点是剥离和创伤较大，可能损伤臀上动脉，术后异位骨化的发生率相当高。如损伤臀上动脉，可能导致外展肌缺血坏死。尽管如此，仍有不少学者推荐此

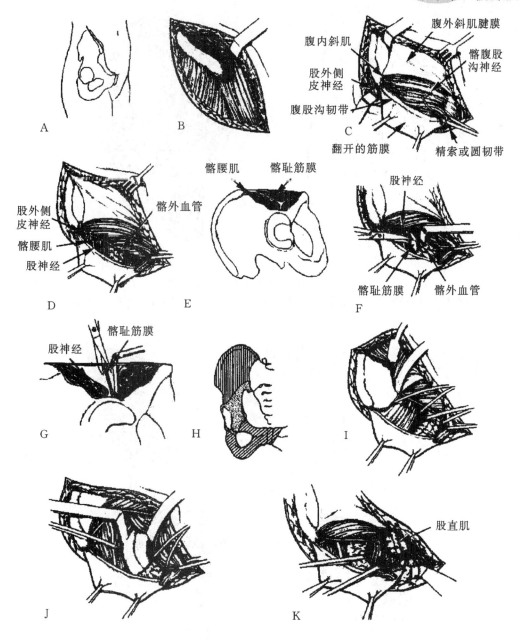

图 10 - 4　Letournel 髂腹股沟入路

A. 切口始于耻骨联合上方 3cm,向侧方延长至髂前上棘;B. 将髂肌的起点被从髂嵴上推开;

C. 显露并保护好股外侧皮神经,切开腹外斜肌的腱膜;从髂骨内板剥离髂肌。切开的腹外斜肌腱膜,
显露腹内斜肌、腹股沟韧带、精索或圆韧带;

D. 切开腹股沟韧带,松解腹内斜肌及腹横肌的共同起点;E. 髂耻筋膜分隔肌腔隙和血管腔隙;

F. 将髂耻筋膜向髂耻隆起方向切开;G. 分离并保护好髂外血管向内侧牵开,术中一定要注意;

H. 本入路可显露的骨盆的三个区域;

I、J. 向外侧翻转髂腰肌、股神经和向内侧牵开髂外血管,显露骨盆边缘和耻骨隆起;

K. 向外牵开髂外血管、精索或圆韧带并松解腹直肌,显露耻骨支的内侧面和耻骨联合

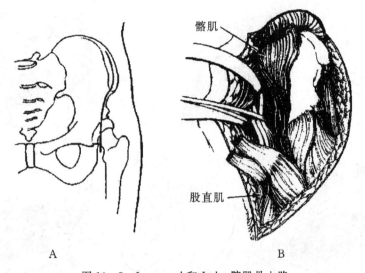

图 10 - 5　Letournel 和 Judet 髂股骨入路

A. 皮肤切口;B. 松解缝匠肌和股直肌并将髂骨肌向内侧反折,显露髋关节的前侧面及前柱

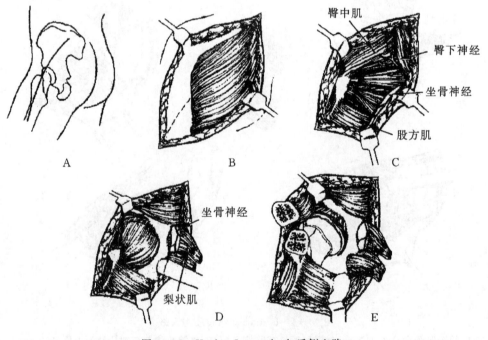

图 10 - 6　Kocher-Langenbeck 后侧入路

　　入路治疗超过 14 天的陈旧性骨折及"T"形骨折、横行并发后壁骨折和双柱骨折等严重的髋臼骨折,见图 10 - 7。

　　术中膝关节应保持 45°屈曲,以避免过度牵拉坐骨神经。A. 在大转子上切开皮肤,延伸到距髂后上棘约 6cm 处;B. 切开阔筋膜和沿臀大肌肌纤维分离;C. 牵开臀大肌显露短内收肌、坐骨神经和臀上血管;D. 切开短内收肌显露髋关节囊,保留股方肌完整;E. 大转子截骨,向上分离进一步显露白顶,于坐骨转子上将腘绳肌的起点反折做更大显露,关闭切口时,用 2 枚

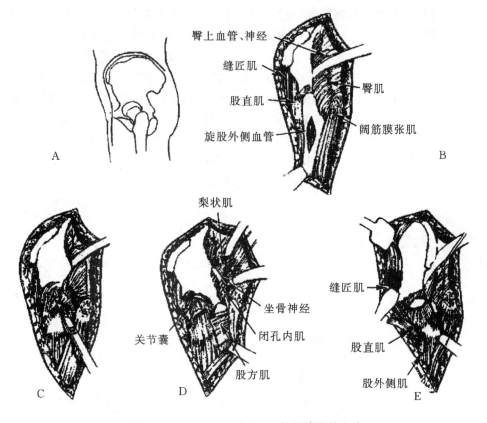

图 10 - 7 Letournel 和 Judet 扩展髂股骨入路

A. 从髂后上棘切开皮肤,沿髂嵴至髂前上棘到大腿前外侧中段;

B. 臀中腕、臀小肌和阔筋膜张肌被部分提起并向后牵开;

C. 将臀小肌肌腱从大转子的前侧切断,臀中肌被部分切断;

D. 反折梨状肌、短内收肌群及臀中肌和臀小肌显露髋骨的外表面;

E. 向内侧牵开髂肌、缝匠肌、股直肌,显露髂骨内表面及髋臼前面

6.5mm拉力螺丝钉将大转子复位固定。

5.改良髂股入路

Reinert 等对扩展型髂股入路做了改良。通过截骨松解外展肌的起点与止点。使肌肉坚强的"骨对骨"的再附着,减少术后早期康复失败的风险。要注意避免臀上动脉的损伤,防止外展肌坏死。在施行手术时,可以采用同一皮肤切口入路的全部或一部分。

手术方法(Reinert 等):髂前上棘后方 2cm 切开皮肤,向后沿髂嵴切开 8～10cm。在切口中部、大腿的外侧向远端作弧形切开,形成一个"T"形切口,切开远端,止于大转子远侧 15cm 处,在深筋膜外皮下游离直至髂前上棘、缝匠肌与阔筋膜张肌肌间隙,形成前侧皮瓣。同样方式形成后侧皮瓣。术中注意保护股外侧皮神经。屈曲髋关节 45°并外展。从大转子的中点向远端纵行切开阔筋膜到阔筋膜张肌止点远端 2cm 处。然后切开臀筋膜,沿臀大肌纤维方向钝性分离臀大肌,直至臀下神经及血管。于阔筋膜张肌附着点以远 2cm 横向切开阔筋膜的前部。松解臀大肌股骨止点的近侧部分。钝性扩大阔筋膜张肌与缝匠肌的间隙。向深部解剖阔筋膜张肌的前后侧面,将其与缝匠肌和股直肌分开。在切口的近端结扎并切断旋股外侧动脉的升支。从髂骨板推开腹肌和髂肌,向后方延伸解剖,显露骶髂关节和坐骨大切迹。髂前上棘截骨,将附着的缝匠肌和腹肌沟韧带与腹肌和髂肌一起向内侧翻折。用骨刀由髂嵴内侧面开始截除一块三面皮质骨的髂嵴长 10～12cm,高 1.5cm。保留外展肌群附着于骨块上,向外侧翻开此肌骨瓣。在翻开过程中骨膜下将外展肌群由髂骨外板上推开。注意保护好臀上神经和血管。行大转子截骨术,将外展肌群由髋关节囊上分开、向后方小心翻开外展肌和附着的大转子。从大转子上松解短外旋肌群,保留股方肌以保护旋股内侧动脉的升支。找出并保护坐骨神经。如果需要进一步前方暴露,则松解开股直肌的直头和反折头。在髋臼盂唇处环形切开关节囊。在关闭切口时,在髂前上棘打孔,并用粗线将股直肌缝合在髂前上棘上。用拉力螺丝钉修复所有截骨骨块,将髂肌及外展肌重新固定于髂嵴上,见图 10 - 8。

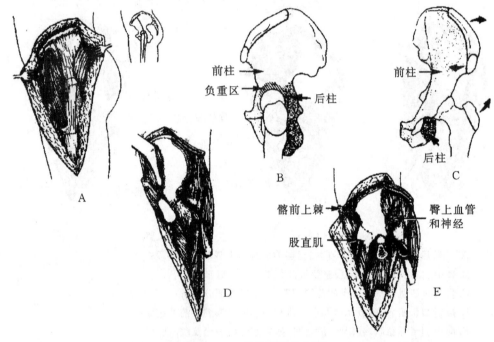

图 10 - 8　改良髂股骨入路

A.皮肤切口,皮瓣已分开,虚线显示筋膜切口;B、C.髂嵴、髂前上棘及大转子截骨;
D.完成截骨术后,牵开肌瓣显露前柱;E.显露后柱。虚线显示松解股直肌的切口

6.三叉形扩展型入路

提供了对髋臼、前后柱、髂骨内壁及髂骨的外侧面的显露。Y 型入路:该入路能提供和扩大髂股入路相似的暴露,且能避免扩大髂股入路可能损伤臀上动脉的风险。但该入路术后异位骨化发生率则高达 52.6%,见图 10 - 9。

7.联合入路

扩大的髋臼手术入路虽可同时暴露前后柱,但对双柱的显露均不彻底。对严重的双柱骨折或陈旧性骨折,可联合应用 K-L 入路和髂腹股沟入路。复杂髋臼骨折采用前后联合入路有明显优点,骨折显露良好,且髂骨外板骨膜下剥离范围明显少于任何单一后侧入路,术中解剖复位率高,适合于任何复杂髋臼骨折,术后异位骨化发生率与单一 K-L 入路基本一致。前后联合入路可以很容易地对后柱和前柱行两块重建钢板固定,或后柱钢板＋前柱拉力螺钉固定。

Shazar 等研究表明：双柱同时固定优于单柱固定，而后柱钢板＋前柱拉力螺钉能达到最为坚固的内固定。但联合入路需做 2 个切口，创伤大，增加了手术时间、出血量、感染机会等，并对髂骨、臀肌的血供影响较大。

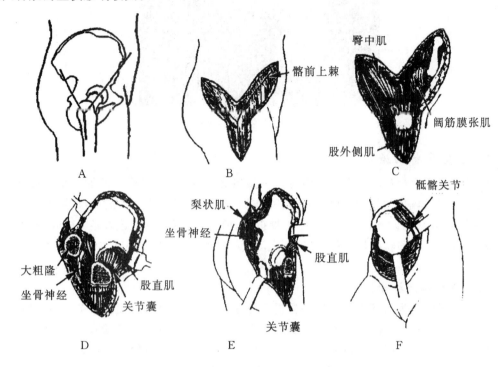

图 10-9　三叉形扩展型入路

A. 切口自大转子的尖端向远端切开 6～8cm，三叉形入路前方切口支自大转子尖端经髂前上棘，后切口支自大转子尖端至髂后上棘，两条交叉切口与纵切口分别成 120°角；

B. 从阔筋膜张肌上覆盖的筋膜处剥离出阔筋膜张肌的前缘；

C. 髂前上棘剥离阔筋膜张肌的起点，沿臀大肌的纤维方向分离臀大肌至臀下血管、神经；

D. 行大转子截骨术，并将截骨块与所附着的臀中肌与臀小肌的止点向近端牵开。继续分离至坐骨大切迹，注意保护臀上血管。大转子行截骨显露坐骨神经和短外旋肌；

E. 然后在股骨近端分离短外旋肌的止点，包括股方肌的近端 1/3。保留此肌肉的剩余部分及其下方旋股内侧动脉升支的完整。向后方翻开已断离的短内旋肌，以显露髋关节囊的后侧面和后柱。在坐骨大小切迹处放置 Hohmann 拉钩，以维持前柱的显露。在坐骨大切迹上方 5cm 处，将两根 Steinmann 钉打入髂骨约 2.5cm，以保持外展肌上移。锐性切开腘绳肌的止点，显露坐骨结节；

F. 前上切口至髂前上棘内侧 6～8cm 处，从髂嵴上方切开腹肌，并从髂骨内板上骨膜下分离髂肌显露髂骨内板和髋臼前柱

　　髋臼骨折切复内固定术是对失去连续性的髋臼前、后柱行解剖复位后再予坚强内固定，以恢复其力学传导和对股骨头的包容等功能。一个成功的髋臼骨折手术需要良好的手术暴露和合适内固定的选择。手术入路的选择是髋臼骨折治疗中的关键点，对于单纯的髋臼前壁、前柱或后壁、后柱骨折，手术治疗相对简单。对于髋臼横形骨折、"T"形骨折和双柱骨折这类复杂性髋臼骨折，选择恰当的手术入路有助于减少手术创伤，减少手术并发症，有利于骨折的复位；相反，则不但使手术创伤加大，增加手术危险性，还有可能导致骨折复位困难甚至不能达到解剖复位而影响日后关节功能（图 10-10）。

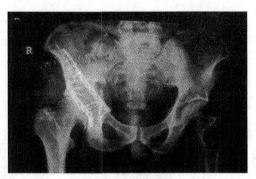

图 10-10　联合入路固定双柱骨折

(五)各型骨折的治疗

髋臼骨折手术治疗难度较大。在涉足这一领域之前,我们强烈建议参加一个现有的综合训练课程,包括尸体解剖和切开复位内固定操作训练班。髋臼骨折的最佳治疗需要专门的骨盆器械、内固定器材和设备,包括可透视的骨折床、所有型号和长度(最长达 110mm)的螺钉,能三维塑型以适应髋臼特殊形状的重建钢板。AO/ASIF 组织为骨块复位设计的骨盆钳尤为有用。

1.后壁骨折和后柱骨折

髋臼骨折最常见为后壁骨折。后壁骨折多数累及关节面,且易并发髋关节脱位,骨折常位于髋臼后上缘,且向后方移位,易发生坐骨神经损伤。患者取俯卧位或侧卧位。对于单纯后壁骨折,最好采用俯卧位,因为肢体的重力有助于股骨头复位,这样也便于骨折片的复位,经 Koher-Langenbeck 入路,用拉力螺钉和一块重建钢板沿坐骨、髋臼后面到髂骨外侧面固定。如骨折块向上延伸进入髋臼顶,可行转子截骨以增加显露。手术暴露骨折时,应注意保护骨折片血供,术中切勿将后壁骨折块从后关节囊上剥离,以防发生后壁缺血性坏死。如 CT 扫描提示关节内存在骨折片,应设法取出。Goulet 等建议加用弹性钢板以加强粉碎性骨折的稳定性。这些钢板是用 1/3 管形钢板制作的,在其最后的孔眼处切割或折断,残端弯成鱼叉状,以把持难以用螺钉固定的骨折块。弹性钢板应略微过度塑形,如此在重建钢板放在弹性钢板上固定时,能牢固维持所把持骨块的位置。我们发现此手术方法对多块骨折和很靠近髋臼缘的骨折非常有用。

对于髋臼边缘关节软骨面嵌压需引起特别注意,髋臼边缘关节软骨面嵌压是指髋臼边缘的部分关节面及软骨下骨由于其下方骨小梁的压缩骨折所致的移位,术前 X 片检查往往不能发现,术前 CT 检查及其三维重建可明确提示该类骨折,术中常发现后壁复位后股骨头和髋臼的不匹配,对于该类骨折术中以股骨头为模具将嵌压关节软骨面撬起进行复位,遗留的空间以松质骨填塞作为支撑,术后予以牵引治疗 6 周。

尽管后壁骨折是最易复位的骨折类型,但文献报告的骨折后远期结果却不尽相同。伴随的髋关节脱位易造成的股骨头缺血性坏死、边缘嵌压、粉碎性骨折和股骨头骨软骨损伤都会对这些骨折的预后产生不良影响。

单纯后柱骨折比较少见,常伴有股骨头后脱位,更常见的情况是后柱骨折伴后壁骨折,后柱骨折块因受到骶结节韧带和骶棘韧带的牵拉常常发生内旋,股骨头移位也造成骨折块向后、向内移位。术中屈曲膝关节,后伸髋关节,以保护坐骨神经,同时减少股二头肌、半腱肌、半膜肌的张力,有助于髋臼后柱的复位。常规采用 Koher-Langenbeck 入路,根据需要决定是否行转子截骨。除纠正移位外,还必须同时矫正旋转畸形:在使用复位钳复位骨折时,用 Shanz 螺钉打入坐骨以控制旋转。典型的固定是 1 枚拉力螺钉,辅以 1 块沿后柱放置的塑形重建钢板。复位程度可以通过髋臼后表面和股骨头相匹配的关节软骨来评估。对于四边形区检查技术,这需要切断骶棘韧带暴露坐骨大、小切迹,以示指伸入骨盆内检查四边形区的复位程度。对于后柱骨折伴后壁骨折,首先复位后柱骨折,沿后柱缘置放 1 块短重建钢板,用另 1 块钢板固定后壁骨折,用穿过这块钢板的螺钉维持后柱骨折块的旋转复位。

2. 前壁和前柱骨折

对于此类骨折患者采用仰卧位。前柱骨折可分为高位前柱骨折或低位前柱骨折,前者累及髂嵴前部或髂前上棘,可导致头臼匹配不良,往往需要手术治疗;而后者仅累及髂前下棘或耻骨上支骨折向上延伸,不引起明显的头臼匹配不良,非手术治疗常常能取得较好的疗效。需行手术治疗的骨折可经髂腹股沟或髂股入路,以支撑钢板固定。前柱骨折可采用类似入路,沿骨盆缘用 1 块塑形重建钢板固定。在髂耻转子水平,髋臼内壁薄,一般不宜在该部位放置螺钉。经髂骨翼高位裂开的前柱骨折还需沿髂嵴固定。

3. 横行骨折

这类骨折尽管看起来简单,但也存在一系列的困难,治疗的关键在于选择合适的入路,如果骨折块主要的旋转和移位方向在前方,尤其是骨折线前高后低的横形骨折,应该采用髂腹股沟入路,经后入路复位主要向前方移位的骨折非常困难。对骨折块主要的旋转和移位方向在后方,建议采用经 Koher-Langenbeck 后入路。横过臼顶的骨折或发生在髋臼窝上方的骨折预后最差,准确复位十分重要。臼顶旁骨折,是指发生于髋臼窝与关节面交界处的骨折,通常也需要复位,而髋臼顶下的骨折,常可采用非手术治疗。

横行骨折复位采用后方入路,以 Farabeuf 钳复位骨折时,用固定于坐骨的 Schanz 螺钉控制旋转。通过牵引肢体,并经坐骨大切迹触摸四边形骨面的复位情况,可直接评价关节内的复位。后方入路固定方法是沿后柱放置支撑钢板,前方固定采用 1 枚 6.5mm 空心拉力螺钉从髋臼上方插入前柱。拧入前方拉力螺钉时,需小心谨慎,避开附近的髂血管。经髂腹股沟入路,可通过不同的方法进行复位。前柱采用 1 块重建钢板沿骨盆缘固定,后柱以至少用 1~2 枚拉力螺钉固定。对于复杂的横行骨折可采用联合手术入路。术中应行髂骨斜位和闭孔斜位检查,确保骨折复位及螺钉位置满意。

对于横行骨折伴后壁骨折,后壁骨折通过 Koher-Langenbeck 入路后方显露,术中行转子截骨可增加显露,尤其是后壁骨折块大且用来判断复位的完整的后柱皮质面很小或甚至没有时。前柱骨折可经髂腹股沟入路复位,因而对于横行骨折伴后壁骨折通常需行联合入路,根据骨折的特点和所用的入路而选用不同的固定方法(图 10 - 11)。

4. "T"形和前柱-后半横行骨折

"T"形骨折是较难处理的一类骨折,非手术治疗这种骨折疗效不佳,而手术治疗又很难达到解剖复位,由于髋臼"T"形骨折可被认为是由相对独立的前柱骨折和一个相对独立的后柱骨折所构成,术前 CT 扫描及其三维重建对选择合适的手术入路及其内固定方式十分必要。对轻微后移位的"T"形骨折类似于前柱-后半位横行骨折,后者通过仅有轻微的后方移位,可通过髂腹股沟入路治疗这两型骨折。沿骨盆缘放置塑型钢板固定,将拉力螺钉拧入后柱,如果"T"形骨折有明显的后方移位和轻微的前方移位,单纯后入路可能足以显露,通常置入前柱的

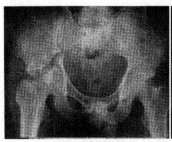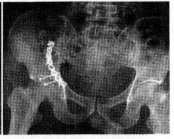

A. 术前 X 线片　　　　　B. 术后 X 线片

图 10 - 11　横行骨折伴后壁骨折固定

拉力螺钉。如果骨折的前后两部分均有明显移位，通常需采用可延伸的或联合入路。有时，在这类骨折和其他骨折类型中，出现一个分离、移位和粉碎的内壁骨块。如果该骨块很靠近端而影响稳定性，可在前柱钢板下安放 1 块弯曲 100°～110°的弹性钢板，维持此骨折块的复位。

5. 双柱骨折

双柱骨折为髋臼全部关节面累及骨折，又称"浮动髋"，这种骨折的主要特征是在前柱上有一裂隙，这条裂隙在冠状面上与其下方的髂骨分离。这种骨折常常在关节外，在闭孔斜位片上呈现"马刺征"。从骨折线形态看是"T"形骨折，只不过是横形骨折线高于髋臼顶而已，因而这类骨折有时被描述为经过髋臼上方的"T"形骨折。令人感到惊奇的是，在 CT 和三维重建片上看，许多双柱骨折的股骨头与髋臼匹配良好，也就是髋臼的二次匹配，如果头臼匹配良好，可以采取保守治疗，老年患者更应该如此，保守治疗有希望获得较好的临床效果。骨折的粉碎程度各异，治疗可能极为复杂和困难。双柱骨折的术前计划非常重要，通常在手术前将髋臼骨折模型复制到骨盆标本上，便于制定合适的手术入路和内固定方式。许多双柱骨折可通过髂腹股沟前入路治疗，但对于累及骶髂关节的骨折，明显的后壁骨折，或需在直视下复位的关节内粉碎骨折，则需采用后侧或可延伸的入路显露。一般而言，复位从骨折的最近端开始，逐渐向关节方向进行。每个小骨折块均需解剖复位，因为骨折上方的髂骨略有错位，在关节水平就会放大。有些人提议前后联合入路，以减少扩大入路的并发症。固定方式根据骨折类型和所用入路而定（图 10 - 12）。

6. 如何避免螺钉进入髋关节

螺钉进入髋关节可能会损伤关节软骨，术中骨科医师对螺钉长度和方向的把握，是防止这种并发症的关键。同时也需要影像增强器检查以防止螺钉进入关节腔或盆腔。Anglen 和 DiPasquale 对髋臼螺钉固定进行临床和实验研究，认为术中活动髋关节并进行听诊，可以准确判断螺钉是否进入关节腔。Ebraheim 等强调行髋臼骨折螺钉固定时，骨科医生应熟悉髋臼的解剖变异，同时包括骨盆前后位像、入口位像、髂骨斜位像和闭孔斜位像在内的透视影像应非常好，一般以术中 C 臂机透视下进行。总而言之，在患者离开手术室之前，临床和影像学检查要确认所有螺钉都没有进入关节内。术后 CT 扫描及其三维重建对判断螺钉是否进入关节腔十分有用，且临床广泛使用的钛合金螺钉比不锈钢螺钉 X 线伪影少。

7. 人工关节置换

但对于新鲜髋臼骨折是否需要一期行全髋关节成形术仍有争议，但普遍认为 45 岁以上并发股骨头、股骨颈骨折、骨折严重粉碎并发髋臼或股骨头软骨广泛毁损，预计复位内固定后创

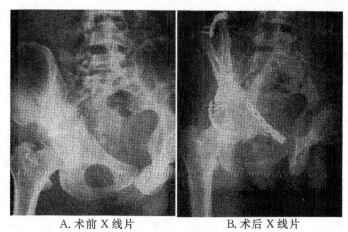

A. 术前 X 线片　　　　　　　　B. 术后 X 线片

图 10 - 12 双柱骨折

伤性关节炎仍不可避免者,骨折前存在严重的 OA、骨质极度疏松、并发严重内科疾病者应早期行全髋关节成形术。

(六)术后处理

术后应用闭式吸引引流,抗生素使用 48~72 小时,术后第 2~3 天开始髋部被动活动。患者是否能够早期拄拐杖部分负重下地活动取决于患者自身情况以及手术后内固定的稳定性。最好在水肿消退,伤口初步愈合后,才开始步行,髋关节和下肢的被动活动,可由理疗师指导下进行或使用 C 型臂机。患者疼痛减轻后,全身和局部情况允许,可部分负重 15kg,并行完整步态和足跟-足尖行走运动,部分负重要持续 8~12 周,12 周后根据 X 线片情况决定是否完全负重走。经 Koher-Langenbeck 和可延长切口显露后,外展肌群的康复非常必要。深静脉栓塞和异位骨化的预防参见并发症部分。

手术完成后,对骨折复位及内固定位置的判断常规需行闭孔斜位片、髂骨斜位片和前后位片检查,术后 CT 扫描及其三维重建对判断骨折复位情况和螺钉是否进入关节十分有用。

髋臼骨折复位程度将明显影响临床疗效,髋臼骨折复位的评定以前后位和 45°髂骨、闭孔斜位 X 片上关节面的最大移位来判断。①解剖复位指最大移位 0~1mm;②满意复位指最大移位 1~3mm;③不满意复位是指最大移位>3mm。

第四节　髋臼骨折并发症及防治

1.早期休克及并发内脏损伤

移位髋臼骨折是骨盆骨折的一种,常伴有胸腹、骨盆和盆腔脏器的复合伤。密切观察患者神志、血压、呼吸、心率、尿量及全身状况,对判断早期休克、脂肪栓塞及并发尿道、膀胱和直肠损伤有重要意义。

2.感染

髋臼骨折术后感染与并发伤、手术入路、应用抗生素、皮肤坏死和血肿等多种因素有关。对于髋臼骨折并发腹部脏器损伤,特别是膀胱、尿道和直肠等损伤,将明显增加术后的感染机会。髋臼手术时间长、创伤大、周围软组织广泛剥离,术后感染发生率高。髋臼骨折常并发局部软组织严重损伤,有时皮下脂肪从深筋膜撕脱下来,形成明显凹陷,并在深筋膜与皮下组织间积存渗液、血肿和液化坏死的脂肪,当这种损伤位于大转子之上时称"Morel-Lavalle 损伤",可以使几层软组织缺血或失去血供,是一种严重损伤,术后感染发生率相当高,对于该类损伤术前或术中必须清理皮下积血、积液和坏死组织,术后放置引流管。对于已经发生的感染与一般感染处理相同,要求早期扩创、清理坏死组织、引流彻底。

3.神经损伤

髋臼骨折易并发坐骨神经损伤,在股骨头脱位和髋臼后壁骨折中发生率较高,坐骨神经的预后主要与以下因素有关:①损伤类型及损伤程度。神经挫伤、神经内血肿瘀斑者恢复差;神经嵌夹在骨断端和股骨头之间或骨折片压迫者,手术解除压迫一般能取得满意结果;神经被骨断端穿透或切割伤者,手术后常可获得部分的功能恢复;神经根性撕脱者治疗效果差;并发胫腓神经同时损伤者,胫神经损伤预后好,腓神经损伤预后差。②手术时间。早期手术,复位固定骨折,探查松解神经,早期功能锻炼,可促进坐骨神经的功能恢复。医源性损伤与手术入路和神经牵拉有关,术中应保持膝关节屈曲和髋关节过伸,减少坐骨神经牵拉,以降低坐骨神经的损伤率。一旦发生坐骨神经损伤,应使用踝-足支具,伤侧有望部分或全部恢复。Kocher-Langenbeck 手术入路可能影响坐骨神经的腓侧支,广泛牵拉臀中肌可造成臀上神经损伤,臀大肌向内分离太多可损伤臀下神经,术后步态明显跛行。前方髂腹股沟手术入路可损伤股神经和股外侧皮神经,在分离不同的腔隙时应注意保护。

4.血管损伤

髋臼骨折片移位造成股血管损伤、臀上血管损伤和 Corona Mortise 血管损伤。髂腹股沟手术入路损伤前方股动、静脉和 Corona Mortise 血管,国内报道 Corona Mortise 血管损伤发生率高达 60%,只是临床上没有引起足够的认识,该血管断裂,断端回缩至闭膜管,造成难以控制的大出血。髋臼后方入路可损伤臀上血管。臀上血管断裂可回缩至盆腔使止血相当困难。后侧入路还可能损伤旋股内侧动脉的外侧骨骺动脉,从而造成股骨头缺血性坏死。

5.深静脉血栓形成

髋臼骨折造成软组织损伤,血液呈高凝状态,患肢制动血流缓慢,以及创伤造成血管损伤,这三者结合造成深静脉血栓形成。Stannard 等发现,随着患者年龄增加及伤后时间推移,深静脉血栓的发生率明显增高,间歇性下肢微动气压泵治疗可明显减少深静脉血栓形成。Tile 建议对所有髋臼骨折患者预防性抗凝治疗,尤其对年龄大于 60 岁、过度肥胖或既往有深静脉血栓史的高危患者更应如此。

6.压疮

长期平卧容易导致患者发生压疮,对于一侧髋臼骨折的患者,由一人托住患肢踝部,作对抗牵引状,保持身体处于同一转轴,向健侧翻身,两腿中间夹一软枕,检查尾骶部并用含红花的酒精按摩,每 2 小时 1 次。对于两侧均有骨折的患者,应协助抬臀,指导双手垫托臀部,避免大幅度翻身,以防加重骨折移位。并保持皮肤干燥,每天温水擦浴,擦爽身粉,以减少汗液刺激。

7.创伤性关节炎(TOA)

髋臼骨折术后 TOA 的发生率较高,复位不良是继发 TOA 的主要因素。可能导致 TOA 的因素有骨折复位不良、股骨头软骨损伤、内固定物进入关节内及并发股骨头脱位等。其中复位不良是 TOA 发生的主要原因。Letournel 报告的一组髋臼骨折手术治疗病例中,TOA 发生率为 17％。有资料表明切开复位内固定并不能重建髋臼的天然特性。①暴力在造成髋臼骨折的同时也造成了严重的软骨损伤。但是，股骨头软骨损伤在术前的 X 线平片甚至 CT 扫描片上很难发现，所以，在术前对预后进行判断时应考虑这一未知因素。许多骨折类型相同，但临床结果差别很大可能与这一原因有关。②软骨下骨作为软骨的基础，在遭受巨大暴力损伤后会影响软骨的正常修复机制，而软骨下骨自身修复所形成的凹凸不平的硬化表面也直接削弱了软骨的适应能力。③非解剖复位遗留的骨折移位＞3mm、台阶移位＞1mm 便可影响髋关节的接触面积和局部的接触压力。Malkani 的研究表明台阶状移位 1mm，关节接触压将增加 20％；移位 2mm，接触压即增加 50％。这种髋关节对应关系改变，头臼吻合机制的紊乱需要关节软骨的代偿，超过此代偿能力即不可避免地继发 TOA。对于 TOA 的治疗目的是消除疼痛、延缓软骨退变、减轻炎症、恢复或保留关节功能。对于髋臼骨折术后已发生 TOA 者行全髋关节成形术应是理想的治疗方法。

8. 异位骨化

异位骨化是指关节周围骨化或关节周围新骨形成，严重影响患者的髋关节功能；据 Moed 等报道 100 例髋臼骨折，异位骨化的发生率高达 34.0％。异位骨化的发生与以下因素有关：①不同的手术入路；②广泛软组织损伤；③手术骨膜剥离范围，特别是髂骨外面的剥离；④伤后延期手术。扩大髂股入路与 Kocher-Langenbeck 切口的异位发生率较高，改良的扩大髂股入路虽然减少了对外展肌的影响，但未能降低术后异位骨化的发生率。而髂腹股沟手术入路则几乎不发生异位骨化。McLaren 报告，吲哚美辛对于降低髋臼骨折术后异位骨化的发生很有效；Letournel 等指出，小剂量放疗对于降低异位骨化的发生率也有效，但有许多学者反对使用放疗，因为放疗对人体（尤其是年轻人）的长期影响结果尚未知。关于异位骨化的手术治疗，目前尚有争论，但由于异位骨化而引起严重功能障碍者则需考虑手术治疗。

9. 股骨头坏死

股骨头坏死是严重影响临床结果的并发症，多发生在并发有股骨头脱位的髋臼骨折中。股骨头坏死可能与以下因素有关：关节囊内环行血供障碍；关节囊切开复位影响血供；后侧手术入路损伤起自旋股内动脉的外侧骨骺动脉，以及手术广泛剥离髋臼后壁等。Letournel 等报告，髋臼骨折后股骨头坏死率为 7.5％，并强调对于并发后脱位的髋臼骨折，首先对脱位进行闭合复位，如果闭合复位失败，则是急诊手术的适应证。

10. 关节僵硬

虽然复位和固定均满意，但临床功能差，主要是早期对术后处理比较保守，许多患者术后 8～10 周才开始功能锻炼，最终导致活动受限。所以，髋臼骨折强调早期功能锻炼很重要。

第五节　陈旧性髋臼骨折的治疗

髋臼骨折手术显露、复位及内固定较困难，而伤后 3 周以上的陈旧性髋臼骨折因血肿机化，肌肉、肌腱、韧带等软组织挛缩和粘连，骨折端吸收，骨痂形成等使手术复位操作相当困难，手术疗效不及新鲜骨折。

一、切开复位内固定术

陈旧性髋臼骨折手术难度大,应由丰富手术经验的医师主刀,术前应做详细周密的计划,做前后位、闭孔斜位、髂骨斜位 X 线片和 CT 及其三维重建等检查,必要时行 CTA(CT 血管造影)检查,判断骨折端与血管情况,考虑复位策略及内固定方案。

陈旧性髋臼骨折手术治疗的目的:

(1)尽可能恢复髋臼的解剖结构以恢复关节的稳定性,最终最大程度恢复关节功能。

(2)为二期的全髋关节置换术准备骨架以便于安装髋臼假体。手术时,应综合考虑患者的年龄、一般条件、身体素质、手术野周围的软组织条件,并对手术难度作充分的评估。对骨折时间超过 3 个月的患者,应慎行切开复位内固定术。对关节功能预后明显不好的年轻患者,只要股骨头条件良好,没有磨损就应该积极手术治疗,而对保守治疗预后较好的患者,可考虑非手术治疗。

一次手术失败者是否再次行切开复位内固定术,Mao 等研究表明,伤后 3 周内二次手术的复位率为 74%,3~12 周患者复位良好率为 52%,超过 12 周后良好率仅为 36%,随着伤后时间的延长,复位良好率明显下降。对于伤后 3 周内手术失败的患者可由经验丰富的医生主刀再次切开复位内固定,超过 3 周的陈旧性髋臼骨折应选择全髋关节置换术。

二、全髋关节置换术

手术指征:①年龄在 60 岁以上,尤其伴有严重内科疾病的,可以考虑立即行髋关节置换术。②关节内粉碎性骨折、股骨头软骨全层撕脱以及股骨头严重压缩性骨折。③出现明显的关节退变,症状严重的患者。④延误 3 个月以上的髋臼骨折。

髋臼骨折即使进行了初期的骨折内固定技术,髋臼骨质缺损仍然常见,如内固定物不影响髋臼打磨及假体置入且取出又困难,建议不予取出。对于影响假体置入的内固定物,建议予以取出,对于髋臼骨量缺损时进行髋关节置换术,建议使用翻修技术,争取恢复髋臼前后柱及臼顶的骨覆盖,通常采用自体股骨头植骨和髂骨,必要时可使用异体骨植骨。

髋臼骨折患者行全髋关节置换术后的髋臼假体松动率是骨性关节炎全髋关节置换者的 4~5 倍,而初次髋臼骨折手术时经植骨修复骨缺损者髋臼假体松动率较未修复者少。Weber 等认为年轻患者活动量大、负重较大等使髋臼假体松动率较老年患者高,虽然研究发现非骨水泥型髋臼假体的松动率较骨水泥型低,但由于随访时间不同,尚不能得知是否有统计学差别。然而,考虑日后翻修,一般对小于 60 岁的患者尽量选用非骨水泥型全髋;对于大于 60 岁患者可根据髋臼的质量,选择骨水泥型假体。

第六节　髋关节脱位

髋关节由髋臼和股骨头构成,是典型的杵臼关节,髋臼周围有纤维软骨构成髋臼盂唇,增加髋臼深度,股骨头软骨面约占球形的 2/3。髋关节周围有坚强的韧带和强壮的肌群,有很好的稳定性以适应其支持体重和行走功能,因此,髋关节脱位多为高能量损伤造成。按照股骨头脱位后的方向可以把髋关节脱位分为前脱位、后脱位和中心性脱位,以后脱位最常见。

一、髋关节后脱位

(一)概述

后脱位占髋关节脱位的 85%～90%，多由间接暴力引起，当髋关节屈曲 90°时，内收内旋股骨干，使股骨颈前缘与髋臼前缘形成杠杆支点，当股骨干继续内收内旋时，股骨头受杠杆作用离开髋臼，造成后脱位，或外力作用于膝部沿股骨干方向向后，或外力作用于骨盆由后向前，亦可使股骨头向后脱位，有时并发髋臼后缘或股骨头骨折。

(二)诊断

1.病史要点

患者往往有明显的外伤史，如高空坠落、车祸等，有些患者能够回忆受伤时髋关节处于屈曲位，受伤后患者感髋部疼痛，不能活动。

2.查体要点

(1)髋关节处于屈曲、内收、内旋弹性固定位，下肢有短缩畸形，大粗隆向后上脱位可达 Nelaton 线之上，患侧臀部可以触及股骨头。

(2)注意检查坐骨神经功能。

3.辅助检查

(1)常规检查：拍摄受伤侧髋关节的正侧位 X 线片，明确髋关节脱位的类型和有无髋臼后壁或股骨头骨折。

(2)特殊检查：术前对怀疑有髋臼或股骨头骨折的患者行 CT 检查可以对骨折情况明确诊断，判断是否需要手术固定骨折，复位后关节不匹配者 CT 检查可以发现是否有碎骨片残留于关节内。

4.分类

常用的是 Thompson 和 Epstein 分类：

Ⅰ型：脱位伴有或不伴有微小骨折。

Ⅱ型：脱位伴有髋臼后缘的单个大骨块。

Ⅲ型：脱位伴有髋臼后缘的粉碎骨折，有或没有大碎片。

Ⅳ型：脱位伴有髋臼底骨折。

Ⅴ型：脱位伴有股骨头骨折。

对于Ⅴ型骨折脱位，Pipkin 又分为 4 个亚型(图 10 - 13)：

Ⅰ型：髋关节后脱位伴股骨头中央凹尾端的骨折。

Ⅱ型：髋关节后脱位伴股骨头中央凹头端的骨折。

Ⅲ型：Ⅰ型或Ⅱ型后脱位伴股骨颈骨折。

Ⅳ型：Ⅰ型或Ⅱ型后脱位伴有髋臼骨折。

5.诊断标准

(1)患者多有明显外伤史，髋关节多在屈曲位受伤。

(2)查体髋关节处于屈曲、内收、内旋弹性固定位，下肢有短缩畸形。

(3)X 线显示股骨头脱出于髋关节后方，CT 可以明确有无并发骨折及骨折的详细情况。

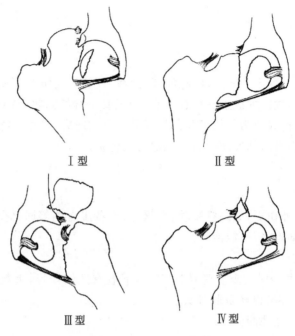

Ⅰ型　　　　　　　　　Ⅱ型

Ⅲ型　　　　　　　　　Ⅳ型

图 10-13　Pipkin 分型

(三)治疗

1.保守治疗

所有类型的新鲜髋关节后脱位患者不论是否并发骨折,均应麻醉下急诊手法复位,脱位时间越长,发生股骨头缺血坏死和创伤性关节炎的可能性越大。复位方法有 Allis 法、Stimson 法和 Bigelow 法,下文以 Thompson 和 Epstein 分类介绍治疗方法。

(1)Ⅰ型脱位:复位后再拍摄 X 线片,观察髋关节间隙是否与正常侧一致,若关节间隙变宽,提示翻转的髋臼缘或骨软骨块残留于关节内,行 CT 检查明确诊断后手术清除关节内碎块。许多结构阻碍复位,如梨状肌、闭孔内肌、上下膈肌、股骨头脱出后关节囊的"纽孔样"嵌顿等,若复位不成功避免反复复位,应及时切开复位。

复位之前,应检查患者有无坐骨神经损伤,复位后亦应对坐骨神经的功能进行记录。复位成功后患者皮肤牵引 3～4 周后,扶拐杖下地,2～3 个月不负重,以免缺血的股骨头塌陷,1 年内定期复查注意有无股骨头坏死。

(2)Ⅱ～Ⅳ型脱位:应争取在 12 小时内复位,若复位成功,临时骨牵引,伴有的骨折可延迟 5～10 天再行手术治疗,对于手法复位不成功的患者要及时切开复位。

(3)Ⅴ型脱位:Pipkin Ⅰ型或Ⅱ型损伤闭合复位往往成功,复位后复查 X 线片和 CT 证实为同心圆复位,股骨头骨折解剖复位,继续骨牵引 6 周。无法闭合复位或非同心圆复位,应行手术治疗,Pipkin Ⅲ型或Ⅳ型损伤往往需要手术治疗。

2.手术治疗

(1)Ⅰ型脱位:手法复位不成功或非同心圆复位需切开复位,通常采用髋关节后方入路,通过关节囊的撕裂处显露髋臼,清理里面的血块和碎片,清除所有阻挡物后复位关节,术中注意保护坐骨神经。

（2）Ⅱ～Ⅳ型患者：手法复位不成功的患者要及时切开复位。手法复位成功者，骨折可延迟5～10天再行手术治疗，期间摄X线片和CT检查，进一步明确骨折情况，对于Ⅱ型脱位后壁骨折大于1/2和Ⅲ型、Ⅳ型脱位的骨折参照髋臼骨折的手术方法。

（3）Ⅴ型脱位：PipkinⅠ型或Ⅱ型损伤无法闭合复位、复位后大的股骨头骨块位于关节外或不是同心圆复位，应行手术治疗。术中清除小骨折块，大的骨折块采用拉力螺钉或可吸收螺钉固定，再复位骨折。PipkinⅢ型脱位的治疗尚有争议，年轻患者多采用切开复位、股骨颈骨折内固定、带血管骨移植，老年人建议行人工髋关节置换，PipkinⅣ型脱位年轻患者多采用切开复位髋臼复位内固定和股骨头骨折复位内固定，老年人行人工髋关节置换。

（四）预后评价

髋关节后脱位后，如果没有发生股骨头缺血坏死和创伤性关节炎，预后通常良好。早期轻柔的复位以缩短股骨头血供受损的时间，是防止股骨头缺血坏死的重要措施，髋关节脱位后股骨头缺血坏死率在10%～20%，创伤性关节炎的发生率约在25%。髋关节脱位后可发生异位骨化，特别是必须实行手术复位时，发生率约在3%，幸运的是，异位骨化通常不会致残。

（五）最新进展

目前，随着人工全髋关节置换术的大量开展，全髋关节置换术后的髋关节脱位也日益增多，如何治疗这类特殊的髋关节脱位是摆在骨科医生面前的难题。Forsythe等比较了初次置换的人工全髋关节脱位闭合复位成功后与没有脱位的人工全髋的功能，虽然在WOMAC或SF-12功能评价中没有明显差别，但未脱位组的生活评分和满意度高于脱位组。人工全髋关节初次脱位后大多数学者主张非手术治疗，在良好的麻醉肌松下轻柔地复位，需要注意的是经历了全髋关节置换的患者大多有骨质疏松，牵引复位时特别要防止股骨骨折。如果全髋关节经历了2～3次以上的脱位，很可能存在关节不稳定的因素，要通过详细体检、X线片、CT等检查仔细分析原因，这时多需要手术治疗。Khan等试图通过分析以往文献选择是手术复位还是闭合复位治疗全髋关节置换术后的髋关节脱位，但发现这些文献中的研究缺乏随机对照原则，作者提倡一个多中心的随机对照研究以保证大样本量，获得可信的研究结果。

二、髋关节前脱位

（一）概述

前脱位不常见，占创伤性髋关节脱位的10%～12%。髋关节前脱位的原因以外力杠杆作用为主，当患髋因外力强力外展时，大粗隆顶端与髋臼上缘相接触，患肢再继续外旋，迫使股骨头从前下方薄弱的关节囊脱出，造成股骨头向前下方脱出。

（二）诊断

1.病史要点

患者髋关节受伤时多处于外展外旋位，当受到外伤后髋部疼痛，呈外展外旋屈曲位弹性固定，不能活动。

2.查体要点

（1）髋关节处于外展外旋屈曲弹性固定位，在闭孔或腹股沟附近可以触及股骨头，髋关节功能丧失，被动活动引起肌肉痉挛和疼痛。

（2）注意检查股神经功能和股动脉搏动。

3.辅助检查

(1)常规检查:拍摄受伤侧髋关节的正侧位 X 线片,明确髋关节脱位的类型。

(2)特殊检查:对怀疑有髋臼前壁或股骨头骨折的患者应行 CT 检查。

4.分类

Epstein 根据股骨头脱位后的位置分为闭孔型和耻骨型。

5.诊断标准

(1)患者多有明显外伤史,髋关节多在外展外旋位受伤。

(2)查体髋关节处于屈曲、外展、外旋弹性固定位。

(3)X 线显示股骨头脱出于髋关节前下方,CT 可以明确有无并发骨折及骨折的详细情况。

(三)治疗

1.保守治疗

前脱位多可以通过手法复位成功,适当地纵向牵引大腿,用帆布吊带向侧前方牵拉大腿近端,同时向髋臼推股骨头即可复位。

2.手术治疗

当有股直肌、髂腰肌、关节囊嵌入阻碍复位时,可以通过 Smith-Peterson 入路行切开复位。

(四)预后评价

髋关节前脱位并发骨折较少,故预后较好。

第十一章　下肢损伤

第一节　股骨颈骨折

一、概述

股骨颈骨折常发生于老年人,随着我国人口老龄化,其发病率日渐增高,以女性较多。造成老年人发生骨折的因素有以下几个方面:①由骨质疏松引起的骨强度的下降;②老年人髋部肌群退变,反应迟钝,不能有效地抵消髋部的有害应力;③损伤暴力,老年人的骨质疏松,所以只需很小的扭转暴力,就能引起骨折,而中青年患者,需要较大的暴力,才会引起骨折。

股骨颈骨折后约有 15% 发生骨折不愈合,20%～30% 发生股骨头缺血坏死,这是由它的血供特点决定的。成人股骨头的血供有 3 个来源:股圆韧带内的小凹动脉,它只供应股骨头少量血液,局限于股骨头的凹窝部;股骨干的滋养动脉升支,对股骨颈血液供应很少;旋股内、外侧动脉的分支是股骨颈的主要血液供应来源。旋股内外侧动脉来自股深动脉,在股骨颈基底部关节囊滑膜反折处形成一个动脉环,并分四支进入股骨头,即骺外侧动脉(上支持带动脉)、干骺端上动脉、干骺端下动脉(下支持带动脉)和骺内侧动脉,骺外侧动脉供应股骨头外侧 2/3～3/4 区域,干骺端下动脉供应股骨头内下 1/4～1/2 区域。股骨颈骨折后,股骨头的血供受到严重影响。实验发现,头下骨折,股骨头血供下降 83%,颈中型骨折,股骨头血供下降 52%,因此,股骨颈骨折后容易造成骨折不愈合和股骨头缺血坏死,这使得它的治疗遗留许多尚未解决的难题。

二、诊断

1. 病史要点

所有股骨颈骨折患者都有外伤病史,骨折多由外旋暴力引起,不同患者引起骨折的暴力程度不同,对于中青年患者,需要较大的暴力造成骨折,而对于伴有骨质疏松的老年患者,只需要较小的暴力就会引起骨折,随着暴力程度的不同,产生不同的移位。

骨折后患者局部疼痛,行走困难,但有一部分患者,在刚承受暴力而骨折时,断端会表现为嵌插型,或者无移位的骨折,骨折线接近水平位,此时,患者虽有疼痛,仍能行走,若不能及时诊断患者继续行走,暴力持续下去,"嵌插"就变成"分离",骨折线也变成接近垂直位,产生移位。因此,对于伤后仍能行走的患者,不能认为不会发生股骨颈骨折,如果不给予恰当的治疗,所谓"嵌插"骨折可以变成有移位的骨折。

2. 查体要点

(1)畸形:伤侧下肢呈 45°～60° 的外旋畸形。

（2）疼痛：患髋有压痛，有轴向叩击痛。

（3）功能障碍：下肢不能活动，行走困难。

（4）患肢缩短，Bryant 三角底边缩短，股骨大粗隆顶端在 Nelaton 线之上（图 11-1），Kaplan点移至脐下，且偏向健侧。

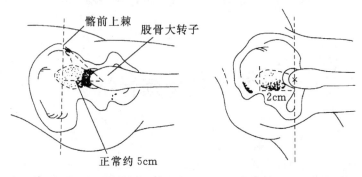

图 11-1　Bryant 三角和 Nelaton 线

3.辅助检查

（1）常规检查：常规拍摄髋关节的正侧位 X 线片，观察股骨颈骨折的详细情况并指导分类，需要注意的是有些无移位的骨折在伤后立即拍摄的 X 线片上看不见骨折线，容易漏诊。对于临床上怀疑有股骨颈骨折而 X 线片暂时未见骨折线者，可立即行 CT、MRI 检查或仍按嵌插骨折处理，等待 1～2 周后再摄片，因骨折部位骨质吸收，骨折线可以显示出来。

（2）特殊检查：对于隐匿难以确诊的股骨颈骨折，早期诊断可以采用 CT、MRI 检查，CT 检查时要注意采用薄层扫描，并行冠状面的二维重建，以免漏诊；MRI 检查对于早期的隐匿骨折显示较好，敏感性优于骨扫描，扫描时在脂肪抑制像上能清晰看到骨折后水肿的骨折线。

4.分类

（1）按骨折线的部位：①股骨头下型骨折；②经股骨颈骨折；③基底骨折。头下型骨折，由于旋股内、外侧动脉的分支受伤最重，因而影响股骨头的血液供应也最大；基底骨折，由于两骨折段的血液供应的影响最小，故骨折较易愈合。

（2）按移位程度（Garden 分型）：这是目前临床常用的分型方法。包括：①不完全骨折（GardenⅠ型）；②无移位的完全骨折（GardenⅡ型）；③部分移位的完全骨折（GardenⅢ型）；④完全移位的完全骨折（GardenⅣ型）（图 11-2）。

（3）按骨折线方向：①内收型骨折；②外展型骨折。内收骨折是指远端骨折线与两髂嵴联线所形成的角度（Pauwels 角）大于 50°，属不稳定骨折；外展骨折是指此角小于 30°，属于稳定骨折，但如果处理不当，或继续扭转，可变为不稳定骨折。目前，这种分类方法对临床治疗指导作用有限，已较少采用。

5.诊断标准

（1）患者多有外伤史。

（2）查体局部疼痛，多有下肢外旋畸形和活动受限。

（3）X 线片显示骨折。

（4）对难以确诊的患者采用 CT 或 MRI 检查。

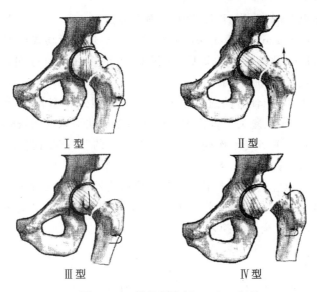

Ⅰ型   Ⅱ型

Ⅲ型   Ⅳ型

图 11-2 股骨颈骨折 Garden 分型

6.鉴别诊断

(1)股骨转子间骨折:有髋部外伤病史,局部疼痛,外旋畸形明显,多大于 60°,甚至达到 90°,但单纯根据外旋畸形判断骨折不够准确,需摄 X 线片明确诊断。

(2)股骨颈病理性骨折:只需要很小的暴力就能引起骨折,有的患者有肿瘤病史,拍摄 X 线片提示局部骨质异常,对怀疑病理性骨折而 X 线显示不清者,行 CT 扫描。

(3)髋关节骨折脱位:髋关节骨折脱位有明显的脱位特征,髋关节处于屈曲、内收、内旋弹性固定位或外展外旋屈曲弹性固定位,X 线片可明确诊断。

三、治疗

1.保守治疗

由于股骨颈骨折保守治疗存在卧床时间长,并发症多,骨折容易移位等问题,目前,多主张手术治疗。保守治疗适用于个别年龄过大、体质差,有严重的器质性病变,无法耐受手术者,可采用皮牵引,保持下肢于中立位。1 个月疼痛缓解后,骨折虽未愈合,但仍能扶腋杖下地活动。

2.手术治疗

目前,大多数的股骨颈骨折需要手术治疗。

(1)治疗原则:对所有 Garden Ⅰ型或Ⅱ型骨折,采用内固定治疗,小于 60 岁患者的 Garden Ⅲ型或Ⅳ型骨折,采用复位内固定加肌骨瓣移植术,对于 60 岁以上患者有明显移位的 Garden Ⅲ型或Ⅳ型骨折,全身情况能够耐受手术者,建议行人工髋关节置换术;陈旧性股骨颈骨折不愈合者,建议行人工髋关节置换术。

(2)手术方法:手术方法很多,较常用的是在 X 线辅助下手术。

1)三枚空心加压拉力螺钉固定:对于 Garden Ⅰ型、Ⅱ型骨折及小于 60 岁患者的 Garden Ⅲ型或Ⅳ型骨折,AO 的空心加压螺钉固定成为治疗的标准手术。它具有操作方便、固定牢靠的优点,通常采用三枚空心加压拉力螺钉,固定时注意使螺钉在股骨颈内呈倒等腰三角形旋入并使螺纹越过骨折线,以发挥拉力螺钉的加压作用和负重时骨折断端间的动力加压作用,螺钉尖端距离股骨头软骨面下以 5mm 为宜,以防发生切割作用。

2)动力髋螺钉系统(dynamic hip screw,DHS)或与此类似的滑动式钉板固定装置:此类内固定钢板多适用于靠近股骨颈基底部的骨折,使用 DHS 时多在主钉近端的股骨颈内再拧入一枚螺钉,以增强抗旋转能力,固定牢靠。

3)人工髋关节置换术:对于骨折明显移位的 Garden Ⅲ型或 Ⅳ型骨折,年龄大于 60 岁,全身情况能够耐受手术者,行人工髋关节置换术可以使患者早期下床活动,避免内固定失败后再次手术的风险。对于原有骨关节炎等疾病导致髋关节疼痛的股骨颈骨折患者,目前,也推荐采用人工髋关节置换术。人工髋关节置换术又分为人工全髋和人工股骨双动头置换两种术式。对于老年患者选用人工全髋置换还是人工股骨头置换需要根据患者的预期寿命、活动范围、身体状况和骨质质量综合判断。有学者主张对于大于 75 岁以上患者可以选择人工双动头置换术,75 岁以下患者宜选择人工全髋置换术。

四、预后评价

股骨颈骨折的主要并发症是骨折不愈合和股骨头缺血性坏死,在无移位的病例组中,不愈合甚少见;但在有移位的股骨颈骨折中,有 20%～30% 发生不愈合,此外,骨折不愈合还与年龄、骨折部位、复位程度等相关,骨折不愈合的总发生率为 15%。

股骨头缺血性坏死主要与骨折部位和移位程度相关,骨折部位越高、移位越明显发生率越高。股骨头缺血坏死后常继发创伤性髋关节炎,导致关节疼痛、跛行、功能障碍。

五、研究进展

股骨颈骨折是老年人常见的一种骨折,股骨颈骨折后,股骨头的血液供应可严重受损,骨折后股骨头坏死与否主要与其残存血供和代偿能力有关。因此,股骨颈骨折应早期复位及内固定手术,以利于使扭曲受压与痉挛的血管尽早恢复。复位要求对位良好,复位优良者发生股骨头缺血坏死的概率明显小于复位不良者。选择内固定物时应以对血供损伤小、固定牢固类型为佳。对于多数患者我们推荐早期闭合复位,透视下 3 枚加压空心螺钉内固定。

对于老年人移位的股骨颈骨折采用内固定还是人工髋关节置换还存在一些争议。最近的研究倾向于对这类患者实行人工髋关节置换术。Rogmark 等在对 14 项随机对照研究(2289 例患者)的荟萃分析显示,对于 70～80 岁有移位的股骨颈骨折患者一期行人工髋关节置换术优于内固定术,相对于内固定治疗关节置换术的并发症少,关节置换可以获得较好的功能,减少患者痛苦。

第二节　股骨干骨折

一、概述

股骨干骨折系指小粗隆下 2～5cm 至股骨髁上 2～5cm 的股骨骨折,占全身骨折的 6%,男性多于女性,比例约为 2.8 : 1。10 岁以下儿童多见,约占总数的 1/2。股骨干骨折多由强大暴力所造成,主要是直接外力,如汽车撞击、重物砸压、碾压或火器伤等,骨折多为粉碎、蝶形或近似横形,故骨折断端移位明显,软组织损伤也较严重。因间接外力致伤者如高处坠落、机器绞伤所发生的骨折多为斜形或螺旋形。旋转性暴力所引起的骨折多见于儿童,可发生斜形、螺旋形或青枝骨折。骨折发生的部位以股骨干中下 1/3 交界处为最多,上 1/3 或下 1/3 次之。骨折端因受暴力作用的方向,肌群的收缩,下肢本身重力的牵拉和不适当的搬运与手法整复,可能发生各种不同的移位。

　　股骨上 1/3 骨折后,近端受髂腰肌、臀中肌、臀小肌和髋关节外旋诸肌的牵拉而屈曲、外旋和外展,而远端则受内收肌的牵拉而向上、向后、向内移位,导致向外成角和缩短畸形;股骨中 1/3 骨折后,其畸形主要是按暴力的撞击方向而成角,远端又因受内收肌的牵拉而向外成角;股骨下 1/3 骨折端受腓肠肌的牵拉而向后倾倒,远侧骨折端可压迫或刺激腘动脉、腘静脉和坐骨神经(图 11 - 3)。

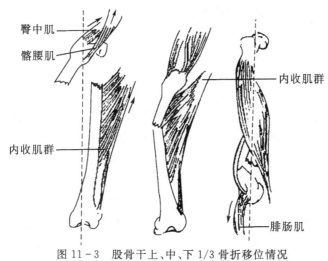

图 11 - 3　股骨干上、中、下 1/3 骨折移位情况

二、诊断

1.病史要点

　　多数伤者均有较严重的外伤史,并发多发伤、内脏伤及休克者较常见。注意骨折的同时不能忘记其他部位的损伤,尤其注意基本生命体征的变化。股骨骨折部疼痛比较剧烈,可见大腿的成角、短缩畸形,常有骨折断端的异常活动。股骨干骨折可并发坐骨神经、股动脉损伤,有时可同时存在股骨远端骨折、股骨颈骨折、转子间骨折以及髋关节脱位。

2.查体要点

　　患者不愿移动患肢,股骨骨折部压痛、肿胀、畸形、骨擦音、肢体短缩及功能障碍非常显著,有的局部可出现大血肿、皮肤剥脱、开放伤及出血。全身系统检查必不可少,髋部、背部、骨盆部的疼痛往往提示这些部位的并发伤。单纯股骨干骨折失血一般为 600～800ml,患者存在低血容量性休克时应排除其他部位出血的可能。在患肢临时固定前应检查膝关节,膝关节肿胀、压痛提示膝关节韧带损伤或骨折。神经功能支配和血管情况在伤后应立即检查,注意伤肢有无神经和血管的损伤。

3.辅助检查

　　(1)常规检查:股骨正侧位 X 线片可显示骨折部位、类型和移位方向,且投照范围应包括骨折远近侧关节,这有助于治疗方案的制定,注意摄股骨近端 X 线片,股骨颈骨折或转子间骨折有 30% 的漏诊率,疑有膝关节周围损伤的加摄膝关节正侧位 X 线片。

(2)特殊检查:对于轻微外力引起的骨折,可予 CT 扫描,以排除病理性骨折可能。对伤肢怀疑有血管损伤,应行 B 型超声检查或血管造影。疑有髋关节和膝关节并发伤的患者,必要时 CT 和 MRI 检查,明确有无关节及韧带损伤,有坐骨神经症状者行神经电生理检查。

4.诊断标准

(1)患者有明确的外伤史。

(2)大腿局部疼痛比较剧烈,可见大腿的成角、短缩畸形,骨折断端常有异常活动。

(3)正侧位 X 线片示显示骨折部位、类型和移位方向。

(4)怀疑有血管损伤,应行 B 型超声检查或血管造影。

(5)坐骨神经损伤者行神经电生理检查。

三、治疗

1.保守治疗

股骨骨折,如有并发伤,必须优先处理,如贻误诊断或处理不当,常造成患者死亡。由于股骨骨折常有周围软组织严重挫伤,如急救输送时未妥善固定,骨折端反复活动刺伤软组织(肌肉、神经、血管),特别是股动、静脉,腘动、静脉的破裂可引起大出血,因此,观察和治疗休克是治疗股骨骨折重要的一环,不可忽略。股骨干骨折因周围有强大的肌肉牵拉,手法复位后用石膏或小夹板外固定均不能维持骨折对位。因此,股骨干完全骨折不论何种类型,皆为不稳定性骨折,必须用持续牵引,维持一段时间后再用外固定。常用牵引方法有以下几种。

(1)悬吊牵引法(图 11-4):用于 4~5 岁以内儿童,将双下肢用皮肤牵引向上悬吊,牵引重量 1~2kg,要保持臀部离开床面,利用体重作对抗牵引。3~4 周经摄 X 线片有骨痂形成后,去掉牵引,开始在床上活动患肢,5~6 周后负重。对儿童股骨干骨折要求对线良好,对位要求达功能复位即可,不强求解剖复位,如成角不超过 10°,重叠不超过 2cm,以后功能一般不受影响。在牵引时,除保持臀部离开床面外,并应注意观察足部的血液循环及包扎的松紧程度,及时调整,以防足趾缺血坏死。

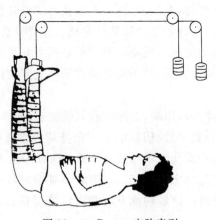

图 11-4 Bryant 皮肤牵引

(2)滑动皮肤牵引法(Russell 牵引法):适用于 5~12 岁儿童(图 11-5)。在膝下放软枕使膝部屈曲,用宽布带在膝关节后方向上牵引,同时,小腿行皮肤牵引,使两个方向的合力与股骨干纵轴成一直线,合力的牵引力为牵引重力的两倍,有时亦可将患肢放在托马斯架及 Pearson 连接架上,进行滑动牵引。牵引前可行手法复位,或利用牵引复位。

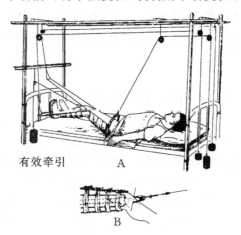

有效牵引 A

B

图 11-5 滑动皮肤牵引法(Russell 法)
A. 装置;B. 示意图

(3)平衡牵引法:用于青少年及成人股骨干骨折(图 11-6),在胫骨结节处穿针,如有伤口可在股骨髁部穿针,患肢安放在托马斯架上做平衡牵引,有复位及固定两种作用。可先手法复位小夹板维持,然后维持重量持续牵引(维持重量为体重 1/10),或直接用牵引复位(复位重量为体重 1/7)复位后改为维持重量。根据骨折移位情况决定肢体位置:上 1/3 骨折应屈髋40°~50°,外展约 20°,适当屈曲膝关节;中 1/3 骨折屈髋屈膝约 20°,并按成角情况调整外展角度;下 1/3 骨折时,膝部屈曲 60°~80°,以便腓肠肌松弛,纠正远侧骨端向后移位。牵引后 24~48 小时要摄床边 X 线片,了解骨折对位情况,同时,每日多次测量患侧肢体长度,并加以记录,以资参考。要根据 X 线片及患侧肢体长度测量情况,及时调整肢体位置、牵引重量和角度,要防止牵引不够或过度牵引,在牵引时还应注意观察穿针部位有无感染,注意肢体保温,教会患者锻炼躯体、上肢、患肢关节和肌肉的方法。

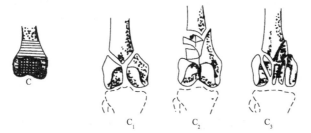

C

C₁   C₂   C₃

图 11-6 股骨干骨折平衡牵引疗法

使用平衡牵引,患者较舒适,牵引期间能活动髋、膝和踝关节,擦澡和大小便较方便,一般牵引 4~6 周,经摄 X 线片有骨痂形成后,可改用髋人字石膏固定 4~8 周。在牵引中可同时应用小夹板固定,纠正成角,去除牵引后也可用小夹板外固定,但要经常复查以防骨折移位或成角。

2.手术方法

(1)手术时机和适应证：手术时间一般选择伤后的 3～7 天，便于及早发现术前并发症，尤其脂肪栓塞综合征的发生。但有研究发现伤后 10～14 天手术的患者骨折愈合快。近年来由于外科技术提高和医疗器械的改善，手术适应证有所放宽。具体的手术适应证有：①牵引失败；②软组织嵌入骨折端；③并发重要神经、血管损伤，需手术探查者，可同时行开放复位内固定；④骨折畸形愈合或不愈合者。

(2)常用手术方法。

1)股骨上 1/3 或中上 1/3 骨折：多采用顺行股骨髓内钉固定，交锁髓内钉适用于股骨干小转子以下至膝关节 9cm 以上的各种类型闭合骨折，包括严重长节段粉碎性骨折、三段或以上的多节段骨折。此法具有术后不用外固定及早期下床活动的优点。我科设计的鱼口状髓内钉兼有动力加压和静力加压的作用，临床应用中取得了较好的疗效。过去用开放式打入髓内针的方法，近十年来已广泛使用 C 形臂 X 线透视，仅在穿钉处做小切口，不显露骨折端闭合穿钉。闭合法较开放损伤小，出血少，不破坏骨折端的血供，有利于骨折愈合。

2)股骨中下 1/3 骨折：传统方法是采用 8～10 孔接骨板固定及髋人字石膏固定。目前，多采用加压钢板、锁定加压钢板(LCP)以及逆行股骨髓内钉固定。加压土钢板有多种类型，20 世纪 60 年代开始应用加压器的加压钢板固定，其后出现动力加压钢板(DCP)、LCP 等。逆行交锁髓内钉应选择距膝关节间隙 20cm 以内的股骨髁上及髁间骨折，还可用于股骨干并发股骨颈骨折、多发骨折以及并发同侧胫腓骨和胫骨平台骨折。

3)陈旧性骨折畸形愈合或不愈合的治疗：开放复位，选用适当的内固定，并应常规植骨以利骨折愈合。

四、预后评价

股骨干骨折大部分愈合良好，骨折延迟愈合或骨不连发生率低，愈合后多数患者功能恢复正常。

五、研究进展

20 世纪末期，Krettek 等提出了微创接骨板(MIPO)技术，避免直接暴露骨折部位，保留骨折周围组织，为加快骨折愈合创造了条件。经皮插入钢板内固定手术属于关节外骨折的微创(MIPO)技术，利用骨折间接复位技术，在骨折两端切一小口，从肌下插入钢板并经皮拧入锁定螺钉，由于跨过骨折部位的接骨板相对较长，螺钉固定的密集程度明显较低，与接骨板接触未被螺钉穿过的骨干相对较长，因而，每单位面积上分配的应力相应减少；同样，没有螺钉固定的接骨板也相对较长，避免了接骨板应力集中。此外，MIPO 技术所达到的是一种弹性固定，骨折块间一定程度的微动促进了骨折的愈合。患者创伤小、恢复快，并可早期功能锻炼，有效地避免了膝关节僵直，虽不能早期负重，仍是一种满意的治疗方法。LC-LCP 主要用于小转子 6cm 以下至髁上 6cm 以上的股骨干骨折，而 LISS 的适应证与逆行髓内钉非常的接近，同时，LISS 和 LC-LCP 的锁定螺钉已将骨质承载的力量转移到接骨板上，锁定固定螺钉可通过双皮质和锁定螺钉之间非平行固定的方法，改善了骨质疏松骨折的受力和负荷，因此，它们对骨质疏松性骨折治疗方面表现出良好的特性。近年来国外的研究表明 LISS 和 LCP 对开放性粉碎性骨折具有良好的内支架支撑作用，同时，由于螺钉固定处远离骨折端，不干扰骨折端血供，临床内固定感染率显著下降。此外,对于青少年患者采用 LC-LCP 治疗股骨干骨折也可取得良好的疗效,并且避免了对患者骨骺的损伤。

第三节　股骨远端骨折

一、概述

股骨远端骨折所指范围,尚无明确规定,一般认为膝关节上 7～9cm 内或股骨远侧 1/3 的骨折。本节讨论重点为股骨髁上骨折和股骨髁间骨折,股骨远端骨折占所有股骨骨折的 6%。大多数是高能量损伤的年轻人和骨质疏松的老年人,可同时并发其他部位损伤。股骨远端皮质薄、髓腔大,呈松质骨样复杂的三维解剖结构,其解剖轴与重力轴之间、与下端关节面之间存在着生理性夹角,约 6°。股骨干远端为股骨髁,外侧髁比内侧髁宽大,内侧髁较狭窄,其所处的位置较低。股骨两髁关节面于前方联合,形成一矢状位凹陷,即髁面,当膝伸直时,以容纳髌骨。在股骨两髁间有一深凹,为髁间窝,膝交叉韧带经过其中间,前交叉韧带附着于外髁内侧后部,而后交叉韧带附着于股骨内髁外侧的前部。附着在股骨远端上的肌腱、韧带和关节囊组成了一个复杂的应力传导系统,维持着膝关节的功能和稳定。股骨髁解剖上的薄弱点在髁间窝,三角形的髌骨如同楔子指向髁间窝,易将两髁分开,股骨远端骨折及其软组织损伤将破坏这一结构和系统,若治疗不当将造成膝关节畸形和伸屈功能障碍以及其他并发症。

二、诊断

1.病史要点

股骨远端骨折常发生于年轻人和老年妇女。在青年人中,这类骨折为高能量损伤所致,多见于车祸、机器伤和高处坠落等事故,常为开放性和粉碎性骨折,波及膝关节,严重影响下肢的负重和膝关节功能;而老年人由于骨质疏松,在跌倒时膝关节处于屈曲位而致股骨远端骨折,年轻患者常并发其他部位的损伤,严重者可并发休克。在接诊中应仔细诊查,有无重要脏器以及其他肢体损伤,尤其注意同侧股骨颈骨折、股骨转子间骨折、胫腓骨骨折以及膝关节周围的损伤。股骨髁周围有关节囊、韧带、肌肉及肌腱附着,骨折块受这些组织的牵拉不易复位,复位后难以维持。股骨远端后方有腘动脉及坐骨神经,严重骨折时,可造成其损伤。因此,对于怀疑并发神经血管损伤的患者需进一步详细检查。

2.查体要点

伤后主要表现为大腿远端肿胀、疼痛,大腿短缩、向后成角畸形。波及关节时,关节腔明显积血,浮髌试验阳性,前后交叉韧带损伤时,抽屉试验可阳性。

3.辅助检查

(1)常规检查:股骨远端常规前后位和侧位 X 线片,观察股骨远端骨折的情况并指导分类。摄片时最好适当予以下肢牵引,纠正股骨下端成角、短缩和旋转移位,有助于看清骨折情况。多排螺旋 CT 扫描和二维、三维图像重建能明确骨折的详细情况,对手术方案的制定很有帮助。膝关节 MRI 可以确定关节、韧带及半月板损伤。

(2)特殊检查:怀疑血管损伤,多普勒超声检查必不可少,对超声检查后仍然不能明确或开放性损伤的患者可行血管造影;怀疑有神经损伤的患者行神经电生理检查。

4.诊断标准

(1)患肢有明显外伤史。

(2)膝上出现明显肿胀,股骨髁增宽,可见成角、短缩和旋转畸形。做膝关节主动及被动活动时,可听到骨擦音。

(3)可出现肢体远端血管和神经损伤体征。血管损伤后膝以下皮温下降,肤色苍白,足背动脉搏动减弱或消失,神经损伤后小腿感觉减退或消失,踝关节不能主动背伸等。

(4)X线片观察骨折范围及移位,必要时CT扫描和MRI检查,明确骨折和韧带损伤的详细情况。

5.分型

目前多使用Muller分型,依据骨折部位及程度分为3类9型,有利于确定骨折治疗及判定其预后(图11-7)。

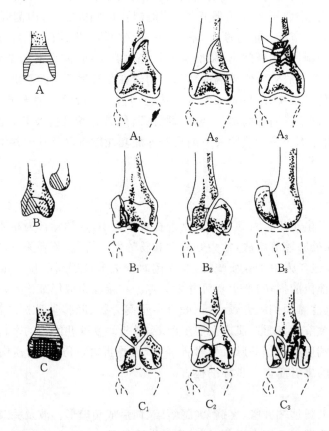

图11-7 Muller股骨远端骨折分型

A型:累及远端股骨干伴有不同程度粉碎骨折;B型:为髁部骨折;B$_1$型:外髁矢状劈裂骨折;B$_2$型:内髁矢状劈裂骨折;B$_3$型:冠状面骨折;C型:为髁间T形及Y形骨折;C$_1$型:为非粉碎性骨折;C$_2$型:股骨干粉碎骨折并发两个主要的关节骨折块;C$_3$型:关节内粉碎骨折

6.鉴别诊断

股骨远端病理性骨折:轻微外力引起的骨折,既往有肿瘤、骨髓炎等病史,X线片发现骨折局部存在骨质破坏,CT或MRI可见骨质破坏的详细情况以及有无软组织受累。

三、治疗

1.保守治疗

对于无明显移位的 MullerA 型骨折或儿童的股骨远段青枝骨折,可长腿石膏固定在屈曲20°位,6周后开始逐渐功能锻炼。

2.手术治疗

(1)手术适应证:任何移位的关节内骨折,并发血管损伤的骨折,同侧存在胫骨干或胫骨平台骨折,双侧股骨骨折,多发性骨折,病理性骨折,同时,有膝关节韧带断裂,不稳定的关节外骨折。由于股骨远端骨折邻近膝关节,坚强固定,早期功能锻炼有助于减少下肢骨折并发症的发生,最大限度地恢复膝关节的功能。目前观点认为,除非嵌顿的无移位关节外股骨远端骨折或不能耐受手术的患者外,都应采取手术治疗,才能最大限度降低膝关节的病损程度。

(2)手术方法。

1)95°角钢板固定(图11-8):宽大的钢板可提供较好的固定,并能抵抗弯曲及扭转应力,适用于股骨髁上骨折,缺点是操作不易,由于它的弯柄部与钢板连为一体,角度固定,插入后就不能改变位置,且插入髁的方向难以掌握,易造成髁部内外翻畸形。此外,钉板的打入可引起髁间骨折的分离。

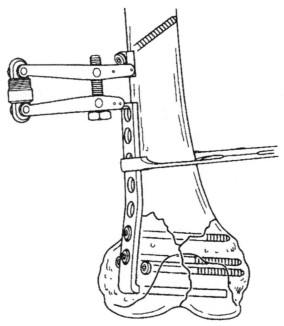

图11-8　95°角钢板固定示意图

2)双加压"L"形钢板:主要是在95°角钢板的横板内加一螺孔,可放入螺栓,对股骨髁间和胫骨平台起横向加压作用,对国人较小的骨骼来说,减少了附加拉力螺钉的风险。

3)AO动力髁螺钉(DCS):应用AO动力髁螺钉在技术上比角钢板更容易,因为钢板与螺钉是单独部件,可在矢状面上调整。另外,螺钉插入松质骨允许骨折端轻微活动,刺激骨痂生长,但对于严重骨质疏松的患者,建议先将骨水泥注入钉道以加强稳定性。

4)GSH 逆行带锁髓内钉固定:逆行髓内钉固定,比钢板获得更接近生物学的固定,是均分负荷型,且手术时间短、出血少、周围软组织保护好,可早期行 CPM 功能锻炼。缺点是关节入口可引起髌股关节炎及膝关节僵直,骨折部位感染则可导致化脓性关节炎,髓内钉的尖端易产生应力集中致骨折,对于延伸至峡部的骨折、髁关节面严重粉碎者,要慎重使用。

5)股骨下端解剖钢板:这种钢板主要优点在于贴合髁部解剖形态的钢板远端多孔设计,便于在髁间粉碎性骨折时,多方向、多点和多枚拉力螺钉的固定选择,手术易于操作。手术暴露广、创伤大是其缺点。

6)股骨下端 LISS 钢板:LISS 钢板是符合微创外科原则的一种新型内固定系统,其形状与骨的解剖轮廓一致。一般在不暴露骨折区域的情况下,经皮插入钢板并完成锁定螺钉的固定。LISS 的稳定性依赖于螺钉与钢板组合锁定后的成角稳定性,其特有的锁定固定有利于股骨远端骨折复位后更好地维持固定。

7)外固定支架加有限内固定:对于开放性骨折污染严重时,常首选外固定支架加有限内固定。由于只有外固定支架钢针和少数螺钉与骨骼接触,所以骨折感染率低,感染时亦可得到有效控制,具有手术操作快、软组织剥离少和方便换药等优点。缺点是针道渗出和术前与术后感染,股四头肌粘连导致膝关节活动受限。

四、预后评价

股骨远端骨折愈合后多并发膝关节活动障碍、僵硬、成角畸形、创伤性关节炎等,骨折延迟愈合或骨不连的发生率低。

五、研究进展

因股骨远端骨折靠近膝关节,易损伤股中间肌及股前滑动机构,极易发生膝关节的活动障碍和僵硬。手术中尽量避免干扰膝关节,应用坚强内固定,如 GSH 逆行交锁髓内钉和 LISS 钢板,早期镇痛下进行膝关节的功能锻炼,有助于膝关节功能的恢复。

第四节　髌骨脱位

一、概述

髌骨的稳定性依靠内、外侧力量的动力性平衡,当外伤或先天、后天性疾患使平衡受到破坏时,髌骨可偏离正常位置,发生脱位或半脱位。髌骨脱位可分为内、外方向,临床以外侧移位最常见,而且常易复发,称为复发性脱位。

创伤性髌骨脱位多为外侧脱位,常由膝关节伸直位急剧外旋小腿引起,也可由直接撞击髌骨引起,多可自动复位,未自动复位者常弹性固定于半屈曲位,被动伸膝用手推挤髌骨外缘常可复位。复发性髌骨脱位可继发于急性外伤之后,但有 1/3 左右的患者无明确外伤史。文献列举下列改变可能单独或联合构成髌骨脱位或半脱位的病因:高位髌骨,股骨外髁发育不良,膝外翻,股内侧肌萎缩,股外侧肌肥大,髌外侧支持结构挛缩,髌内侧支持结构减弱或松弛,膝关节普遍性松弛,髌韧带止点偏外,膝反张,胫骨外旋,股骨内旋或股骨颈前倾,髌骨先天性异常。

二、诊断

1.病史要点

髌骨急性脱位,膝关节常可有明显肿胀,脱位后当膝关节呈伸直位时极易自行复位。对于复发性脱位和半脱位患者,膝痛是较常见的症状,但疼痛较轻,多有膝关节不稳定的各种感受,如乏力、支撑不住、突然活动不灵和摩擦等。

2.查体要点

髌骨急性脱位,髌骨内侧有瘀斑,压痛明显,将髌骨向外推移时有松动感,屈膝时(通常在麻醉下)发现髌骨向外移位,即可明确诊断。

复发性脱位和半脱位患者,检查可发现髌股关节及髌骨内侧压痛,肿胀。髌骨位置异常是一个重要体征。伸直膝关节时,一般不表现髌骨侧方移位,但在屈膝位常可观察到受累髌骨的位置偏外,严重者可完全滑到股骨外髁的外侧。检查时可发现髌骨向外侧移动的幅度明显大于对侧。在肌肉松弛条件下,检查者将髌骨向外侧推,并徐徐屈膝,至 30°左右时髌骨被推向半脱位或接近于脱位状态,此时,常可引起患者不适和恐惧,害怕脱位复发而加以阻止,并试图伸膝使髌骨回到正常位置,股四头肌特别是股内侧肌萎缩。

临床检查中,Q 角的测量具有诊断和治疗意义,Q 角是股四头肌牵拉轴与髌韧带长轴在髌骨中点的交角,临床上以髂前上棘至髌骨中点连线和胫骨结节至髌骨中点连线的交角表示。在男性正常为 8°~10°,女性为 10°~20°,Q 角增大,股四头肌收缩将使髌骨向外侧脱位。

3.辅助检查

X 线片对诊断有很大帮助,可以显示髌骨的形态和位置是否正常,Insall 发现髌骨与髌韧带长度之比约为 1∶1,测量两者在侧位片上的长度比若小于 1,则考虑高位髌骨的可能。

轴位 X 线片可显示髌骨和滑车发育不良,髌股关节面不相适和髌骨移位,轴位片上最常见的病征是髌骨向外侧偏斜及半脱位。Laurin 等发现仰卧屈膝 20°~30°时拍摄髌骨轴位片,可显示股骨髁间线与髌骨外侧关节面两缘的联线之间形成一外侧髌股角,正常此角向外侧张开,髌骨半脱位时此角消失或向内侧张开。复位后应拍侧位、轴位 X 线片,除观察是否完全复位外,还应观察髌骨及股骨髁的发育形态及有无骨软骨碎片残留在关节内。

MRI 检查可以了解髌骨内侧支持带损伤情况、髌股关节软骨损伤情况等。

4.分类

按髌骨脱位方向分为外侧脱位和内侧脱位,内侧脱位极为少见。

5.诊断标准

(1)患者外伤后感觉髌骨向外滑脱,当膝关节呈伸直位时极易自行复位。复发性脱位有反复脱位病史。

(2)查体髌骨内侧有瘀斑,压痛明显,将髌骨向外推移时有松动感。屈膝时可发现髌骨向外移位,可有 Q 角异常。

(3)轴位 X 线片可显示髌骨和滑车发育不良,髌股关节面不相适和髌骨移位。最常见的病征是髌骨向外侧偏斜及半脱位。

三、治疗

1.保守治疗

髌骨脱位不难整复,麻醉下膝关节伸直位,松弛股四头肌,用手将髌骨向内侧推回原位。经常复发的病例,患者多可学会自行整复。复位后石膏固定3周,及时进行功能锻炼,如股四头肌练习、膝关节屈伸活动等。

2.手术治疗

如患者有解剖学不稳定倾向,如向外推髌骨活动度过大,髌骨内侧支持带损伤、远端股内侧肌发育不良、股骨外髁低及高位髌骨、膝外翻角增大等应手术治疗,同时清除关节内骨软骨碎片,修补撕裂的髌内侧支持结构及股内侧肌,术后长腿石膏固定3~4周。

治疗髌骨复发性脱位和半脱位的手术方法甚多,可以概括为两类。一类是着眼于改善股四头肌的功能或稳定髌骨,适用于髌股关节尚无显著变性者;另一类是切除髌骨,重建股四头肌结构,适用于髌股关节有严重变性的病例。没有一种手术能保证治愈所有患者,必须查明致病原因,根据具体情况选择适当的手术方法。当一种手术不足以解决问题时,应采用综合手术,即几种手术同时应用。

(1)膝外侧松解术:这是最简单和应用最广的手术,可单独或综合应用。切开外侧翼状韧带和关节囊,向上分离股外侧肌下部纤维,直至髌骨回到正常位置。膝外侧松解术也可结合关节镜检查施行,膝外侧松解术对髌骨移位较轻的病例可单独使用,病情较复杂者可结合其他手术进行。Chen等报告单独采用本手术治疗髌骨不稳症,优良疗效达86%。

(2)内侧关节囊缩紧术:当膝关节前内侧关节囊结构松弛,股四头肌力线正常,髌股关节面无明显变性时,缩紧内侧关节囊有一定效果。有主张对撕裂的膝内侧软组织,包括股四头肌的内侧扩张部,均给予手术修复。术后用长腿石膏固定4~6周,在修复软组织愈合后,开始膝关节的功能锻炼。

(3)髌腱止点移位术:有多种手术方式,适用于髌股关节发育异常、Q角过大、上述软组织手术仍不能矫正者。

四、预后评价

创伤性髌骨脱位如没有髌股关节发育异常,经保守治疗或手术治疗后预后良好。髌骨脱位反复发作可导致关节松弛和不稳,并可引起发育障碍、关节内游离体和变性关节炎等并发症。由于复发性脱位常继发于急性外伤性髌骨脱位,有些作者主张在急性脱位时手术修复损伤的内侧支持带以防复发。

五、研究进展

急性创伤性髌骨脱位通常采用闭合复位的方法。对于何时需要手术治疗仍存在争议。Cash和Hughston总结103例急性脱位病例后发现,没有并发解剖学不稳定倾向者,非手术治疗优良率为75%;并发解剖学不稳定倾向者非手术治疗优良率为52%,而手术治疗的优良率则达91%。这一结果说明,对于有先天性脱位倾向的患者应紧急修复受伤的内侧结构。

第五节 髌骨骨折

一、概述

髌骨是人体中最大的籽骨,它是膝关节的一个组成部分。切除髌骨后,在伸膝活动中可使股四头肌肌力减少 30％左右。因此,髌骨能起到保护膝关节、增强股四头肌肌力的作用,除不能复位的粉碎性骨折外,应尽量保留髌骨。

髌骨骨折为直接暴力或间接暴力所致。直接暴力多因外力直接打击在髌骨上,如撞伤、踢伤等,骨折多为粉碎性,其髌前腱膜、股四头肌及髌两侧腱膜和关节囊多保持完好,骨折移位较小。间接暴力,多由于股四头肌猛力收缩,所形成的牵拉性损伤,如突然滑倒时,膝关节半屈曲位,股四头肌骤然收缩,牵拉髌骨向上,髌韧带固定髌骨下部,而股骨髁部向前顶压髌骨形成支点,三种力量同时作用造成髌骨骨折。间接暴力多造成髌骨横形骨折,移位大,髌前筋膜及两侧扩张部撕裂严重。

二、诊断

1.病史要点

有明显外伤史,多为跌倒后膝部着地,亦可是外力直接打击在髌骨上,如撞伤、踢伤等。局部疼痛,不能活动、行走。

2.查体要点

骨折后膝关节腔积血,髌前皮下淤血、肿胀,严重者可有皮肤张力性水疱。髌骨局部有压痛,移位的骨折,可触及骨折线间的空隙,膝关节不能活动,屈伸活动明显受限。陈旧性骨折有移位者,因失去股四头肌作用,伸膝无力,走路缓慢,并可有关节活动障碍。

3.辅助检查

多数病例摄髌骨正侧位 X 线片即可证实。对可疑髌骨纵形或边缘骨折,须拍髌骨轴位片。对于诊断有疑问,或骨折不明显者可行 CT 检查进一步证实。

4.分类

(1)无移位的髌骨骨折。

(2)有移位的髌骨骨折

1)髌骨横形骨折。

2)髌骨粉碎性骨折。

3)髌骨下极粉碎性骨折。

4)髌骨上极粉碎性骨折。

5)髌骨纵形骨折。

5.诊断标准

(1)患者多有明显外伤史。

(2)查体局部疼痛、肿胀,可有皮下瘀斑、水疱,膝关节活动受限。

(3)X 线显示骨折。

(4)对难以确诊的患者采用 CT 检查。

三、治疗

髌骨骨折是关节内骨折,对新鲜髌骨骨折的治疗,应最大限度地恢复关节面的平整,恢复原关节面的形态,力争使骨折解剖复位,关节面平滑,给予坚强内固定,修补断裂的肌腱腱膜和破裂的关节囊。早期活动膝关节,防止创伤性关节炎的发生、恢复膝关节的功能。

1.保守治疗

石膏托或管型固定适用于无移位的髌骨骨折,可抽出关节积血,适当加压包扎,用长腿石膏托或管型固定患肢于伸直位 4～6 周。在此期间,练习股四头肌收缩,去除石膏托后练习膝关节伸屈活动。

2.手术治疗

对于有移位的髌骨骨折应行切开复位内固定。内固定方法有多种,对于髌骨横形骨折应尽可能采用张力带固定。此法优点是固定牢固,不需外固定,可以早期活动膝关节(图 11 - 9)。对于髌骨粉碎性骨折可采用髌骨环扎术,术后需加石膏外固定。记忆合金髌骨爪形固定器,可用以固定髌骨横形骨折及粉碎性骨折,术后无需外固定,膝关节亦可较早活动。

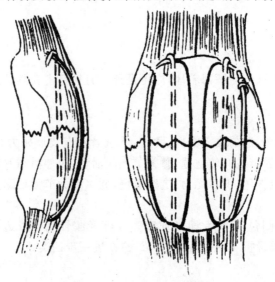

图 11－9　髌骨骨折张力带固定

髌骨部分切除术适用于髌骨下极或上极粉碎性骨折。切除较小骨块或骨折粉碎部分,将髌韧带附着于髌骨上段,或将股四头肌附着于髌骨下段骨块,术后长腿石膏伸直位固定 3 周,去石膏后不负重练习关节活动,6 周后扶拐逐渐负重行走,并加强关节活动度及股四头肌肌力锻炼。此法可保全髌骨作用,韧带附着于髌骨,愈合快,股四头肌功能得以恢复,无骨折愈合后关节面不平滑问题。只要准确按上法处理,术后及时做关节活动及股四头肌锻炼,可以达到关节活动好、股四头肌肌力恢复好的治疗目的。且因关节面平滑,不致因骨折引起髌股关节炎。

髌骨全切除适用于严重粉碎性骨折无法复位固定者,髌骨全切除将不可避免地影响伸膝功能,应尽可能避免。将碎骨全部切除,同时直接缝合股四头肌腱与髌韧带,修复关节囊,术后用石膏固定膝于伸直位 3～4 周,逐渐锻炼股四头肌及步行功能。

四、预后评价

大多愈合良好,鲜有骨折不愈者,部分患者可能遗留创伤性关节炎。髌骨骨折是关节内骨折,在治疗中应尽量使关节面恢复平整,减少髌股关节炎的发生。影响髌骨骨折预后的因素有二:①髌骨关节面复位不佳,不平滑,环形固定或"U"形钢丝固定不够坚强,在活动中不易保持关节面平滑,如固定偏前部,则可使关节面骨折张开,愈合后易发生髌股关节炎;②内固定不坚强者,尚需一定时间外固定,若骨折愈合较慢,则外固定时间需长达6周以上,关节内可发生粘连,妨碍关节活动。因此,髌骨骨折的治疗原则应当是,关节面复位平滑,内固定适当有力,早活动关节。

五、研究进展

髌骨骨折的治疗方法有多种,有各种钢丝固定技术(包括张力带钢丝)、螺钉固定、部分髌骨切除、全髌骨切除等。克氏针张力带钢丝固定仍是最经典的治疗方法,固定确实可靠,可以早期进行功能训练。Weber等用实验方法对环扎钢丝、张力带钢丝、Magunson钢丝、克氏针张力带钢丝所提供的骨折固定牢固强度进行比较,发现最牢固的固定方式是克氏针张力带钢丝固定。空心螺钉加张力带钢丝固定曾作为一种新的固定方式出现,但生物力学测试表明这一固定方式并无特别优点。对于髌骨切除存在较大争议,因此,如果切实可行的话,应尽可能保留髌骨,至少保留近端或远端1/3。

第六节 半月板损伤

一、概述

半月板曾被认为是肌肉退化后的残留物,没有任何功能。但近几十年的研究认为,半月板是膝关节生物力学诸环节中的一个重要部分,可以肯定,一侧或两侧半月板的部分或全部缺失通常会导致后期的关节退变。

半月板位于膝关节内股骨髁与胫骨髁之间,呈新月形,光滑而有光泽,质韧而有弹性。膝关节内侧半月板较大,呈"C"形,前角薄而尖,附着于髁间前区,与前交叉韧带的附着部相连续;后角较厚,附着于髁间后区,位于外侧半月板后角附着点与后交叉韧带之间。外侧半月板近似"O"形,较内侧半月板小,体部较厚,前后角附着点距离较近。半月板覆盖胫骨平台关节面的2/3,半月板外侧缘厚,内侧缘薄,呈楔形结构,充填于曲面不完全吻合的膝关节中间,大大增加了关节的接触面。外侧半月板可见发育异常,呈盘状,易于损伤。半月板外周10%～25%的区域有血供,来自膝动脉的内、外中间支,动脉分支发出毛细血管,并形成关节丛和滑膜的毛细血管丛。根据血供情况,半月板分为3区,Ⅰ区:红-红区,膝关节半月板边缘(滑膜缘)1～3mm的范围,血供来自内外侧膝上及膝下动脉,有丰富的血液供应,称半月板血运区,完全具有愈合潜力;Ⅱ区:红-白区,半月板红-红区内侧3～5mm的范围,位于血运区边缘,由半月板红-红区毛细血管的终末支供应血液,有愈合潜力;Ⅲ区:白-白区,半月板内侧部分(含红-白区内侧),为半月板非血运区,营养完全由滑液供应,愈合能力较差。半月板主要功能为:①加强膝关节的协调性;②完成一侧下肢的载荷传递;③加强并维持关节稳定;④吸收膝关节的震荡;⑤润滑膝关节;⑥减少膝关节接触应力;⑦防止膝关节过伸与过屈。

半月板损伤是常见的运动性损伤,青、壮年发病率最高。青、壮年膝关节半月板弹性较好,缓冲震荡力强,外伤多造成半月板的撕裂;而老年人的半月板弹性较差,外伤多造成半月板磨损性撕裂。半月板损伤的机制主要是在膝关节伸屈过程中,突然出现旋转或内、外翻运动,使半月板在承受垂直压力的情况下伴突然的侧方拉力和研磨压力,造成半月板损伤;膝关节受力时的体位,异常外力的方向和大小,造成半月板不同部位的损伤。

二、诊断

1.病史要点

患者多有在膝关节屈曲位突然旋转受伤,伤后立即出现疼痛,可伴有膝关节肿胀,但休息后症状能缓解。如未采取适当的制动治疗,膝关节肿胀、疼痛可持续数周。但有些患者没有明显的扭伤史,特别是老年患者,有些患者膝关节肿痛不明显,多诉有膝关节弹响或交锁,交锁时膝关节出现疼痛,常需晃动关节才能解除交锁。膝关节疼痛是半月板损伤的典型表现,另一个典型表现则是"打软腿",即患者膝关节活动时,突然感到肌肉无力,不能控制关节,表现为要跪倒的姿势。

2.查体要点

(1)关节间隙压痛:关节间隙半月板位置的局限性压痛是重要体征。

(2)McMurray征(旋转挤压试验)阳性患者平卧位,检查者一手握足跟,使膝关节达到最大屈曲位,然后外旋外展小腿,将膝关节伸直,同法再内旋内收小腿并渐伸直膝关节,如果出现疼痛或者弹响为阳性。

(3)股四头肌萎缩。

(4)单腿下蹲试验阳性。

(5)过伸过屈试验阳性。

3.辅助检查

(1)常规检查:常规摄膝关节正侧位 X 线片,髌骨切线位片对鉴别诊断有参考价值。MRI是诊断膝关节半月板损伤的可靠影像技术,具有敏感性高,假阳性、假阴性率低,不需介入关节等优点。

(2)特殊检查:膝关节造影只有在特殊情况下运用,目前,临床上已很少运用。CT 扫描对半月板损伤的诊断意义不大。

对于临床上高度怀疑半月板损伤,但体检及 MRI 不能排除或半月板手术后仍遗留疼痛不适时,可考虑关节镜检查。

4.分类(O'anor FLF 分类法)

(1)纵裂:指半月板裂口与半月板纵轴平行的撕裂。

(2)水平裂:半月板裂口与半月板表面相平行的撕裂。

(3)斜裂:由内侧游离缘斜行走向半月板体部的全层撕裂。

(4)活瓣状裂:有一部分非全层的斜裂形成舌状,或在股骨面上,或在胫骨面上,或向前反折或向后反折形成活瓣状撕裂。

(5)横裂:是指裂口的方向与半月板纵轴相垂直,呈放射状,从游离缘裂向滑膜缘。

(6)复合裂:指上述两种以上撕裂同时存在的一种损伤类型。

(7)退行性变性撕裂:这种撕裂表现为明显的不规则性,往往见于老年骨关节炎的患者。

5.诊断标准

(1)患者多有膝关节扭伤史,有时有"嵌顿史"或"打软腿"。

(2)局部关节间隙有压痛,股四头肌萎缩。

(3)特殊检查试验阳性,McMurray 征阳性,单腿下蹲试验阳性,过伸过屈试验阳性。

(4)X 线未见异常,MRI 可以提示半月板损伤。

6.鉴别诊断

(1)髌股关节炎:有时有外伤史,膝关节有广泛压痛,有"打软腿"病史,X 线及 MRI 显示髌骨软骨有损伤。

(2)滑膜嵌顿综合征:有外伤史,膝关节间隙有压痛,McMurray 征阳性,但 MRI 未见明显半月板损伤。

三、治疗

1.保守治疗

对于半月板损伤,如果损伤区域在红-红区或红-白区,患者因对手术有顾虑,可采取保守治疗,以休息、适当的功能锻炼为主,部分负重,1 个月后逐渐负重。由于关节镜技术的发展,关节镜手术后治疗效果好,对患者创伤小,恢复快,故目前多主张进行关节镜手术治疗。

2.手术治疗

(1)治疗原则:尽可能保留稳定的半月板组织,尽可能进行半月板修补,对修补困难,可进行半月板部分切除或半月板全部切除。

(2)手术方式。

1)半月板切除手术:传统方法对半月板损伤采用膝关节切开,半月板全切除,对膝关节创伤大,恢复慢,日后出现骨关节炎可能性大,目前已弃用,被关节镜手术所替代。

2)关节镜手术:关节镜手术包括半月板缝合、部分修整、半月板全切,对半月板周缘血运区直径 3mm 范围内的垂直纵向撕裂,红-白区的某些撕裂伤,可在关节镜下进行缝合修复;对半月板局限性撕裂,半月板周缘组织结构稳定的纵裂、斜裂、横裂和活瓣样撕裂,可采用半月板部分切除;对于大的纵行撕裂不适于缝合、多发性半月损伤、缺乏稳定的近边缘的半月板损伤、大的斜裂可采用半月板全切术。

四、预后评价

半月板损伤的主要并发症是关节内缝合的半月板不愈合,保留的半月板组织的不稳定和医源性创伤性关节炎。因此,只要严格的掌握保留、缝合半月板的手术指征,熟练掌握关节镜技术,减少术中损伤,术后绝大多数患者可以获得很好的治疗效果,可以获得一个无痛、无关节功能障碍的膝关节。

五、研究进展

尽管关节镜技术的发展,已使半月板损伤的治疗获得了满意疗效,但长期的治疗效果仍有疑问,特别是半月板切除术后患者骨关节炎的发生率明显增高。因此,如何恢复半月板的功能是大家所关注的。近年来在关节镜下半月板修复技术已有很大提高,可吸收性半月板固定钉修整半月板损伤已广泛运用于临床,极大减少了手术中对膝关节的损伤。对于无法进行半月板修复的患者,已开始运用同种异体半月板移植术,胶原半月板支架诱导半月板再生技术,但由于存在一些问题还没有解决,故还未在临床上应用,但这是一个方向。

参考文献

[1]冯华,姜春岩.关节镜微创术[M].北京:人民卫生出版社,2010.

[2]田伟,王满宜.积水潭骨折[M].2版.北京:人民卫生出版社,2013.

[3]鲁玉来,刘玉杰,周东生.骨科微创治疗技术[M].北京:人民军医出版社,2010.

[4]刘玉杰,等.实用关节镜手术学[M].2版,北京:人民军医出版社,2011.

[5]敖英芳.关节镜外科学[M].北京:北京大学医学出版社,2012.

[6]罗亚秀,崔宗权,周宝珠,等.髋部骨折术后深静脉血栓形成的综合预防措施[J].当代医学,2011,17(32):161-162.

[7]严纯.股骨粗隆间骨折 PFNA 内固定联合唑来膦酸治疗效果观察[J].吉林医学,2014(19):4338-4339.

[8]苏新磊,张桂莲.外固定架治疗桡骨远端不稳定型骨折[J].吉林医学,2014(19):4197-4199.

[9]马辉,付强主译.脊柱内镜外科学[M].上海:上海科学技术出版社,2014.

[10]查国春,孙俊英,田家祥,等.髌骨软骨退变分级对保留髌骨型全膝关节置换术疗效的影响[J].中华骨科杂志,2013,33(3):226-233.

[11]蒋保国.严重创伤救治规范[M].北京:北京大学医学出版社,2015.

[12]张伟涛,尚国伟,刘宏建,等.综合治疗骨质疏松性椎体压缩性骨折的临床研究[J].中华实验外科杂志,2013,30(3):633-635.

[13]赵定麟.现代骨科手术学[M].上海:世界图书出版公司,2012.

[14]杨扬震,林允雄.骨与关节创[M].上海:上海科学技术出版社,2013.

[15]孙婕,刘又文,何建军,等.实用微创骨科学[M].北京:北京科学技术出版社,2012.

[16]戴国锋.急诊骨科学[M].北京:人民军医出版社,2012.

[17]吕厚山.膝关节外科学[M].北京:人民卫生出版社,2010.

[18]赵定麟,陈德玉,赵杰.现代骨科学[M].北京:科学出版社,2014.

[19]郝定均,王岩,田伟.脊柱创伤外科治疗学[M].北京:人民卫生出版社,2011.

[20]俞光荣,赵有光,夏江,等.踝关节骨折合并三角韧带完全断裂的手术治疗[J].中华创伤骨科杂志,2013,15(3):188-192.

[21]陈义泉,袁太珍.临床骨关节病学[M].北京:科学技术文献出版社,2010.

[22]权良刚.青壮年股骨颈骨折的内固定治疗概况[J].当代医学,2011,17(3):26-28.

[23]徐之扬,朱玉春,周伟,等.多排螺旋CT的MPR和VR在胫骨平台骨折诊断中的应用价值[J].吉林医学,2014(19):4165-4167.

[24]汤丽娜,林峰,姚阳.注射盐酸帕洛诺司琼预防骨肉瘤大剂量化疗引起胃肠道反应的疗效观察[J].中国肿瘤临床,2013(3):168-170,177.